I0112485

# EL
# NERVIO VAGO
## SU PODER SANADOR

DESCARGA
**GRATIS**
CON ESTE
CÓDIGO
en la web www.editorialsirio.com/descargas

PMNDES08

TE ENVIAREMOS UNAS PÁGINAS DE
LECTURA MUY INTERESANTES

Promoción no permanente. La descarga de material
de lectura sólo estará disponible si se suscriben a
nuestro boletín de noticias. La baja del mismo puede
hacerse en cualquier momento.

4ª edición: noviembre 2024

Título original: ACCESSING THE HEALING POWER OF THE VAGUS NERVE
Traducido del inglés por Loto Perrella
Diseño de portada: Editorial Sirio, S.A.
Diseño y maquetación de interior: Toñi F. Castellón

© de la edición original
2017 Stanley Rosenberg

© de la presente edición
EDITORIAL SIRIO, S.A.
C/ Rosa de los Vientos, 64
Pol. Ind. El Viso
29006-Málaga
España

www.editorialsirio.com
sirio@editorialsirio.com

I.S.B.N.: 978-84-17399-09-2
Depósito Legal: MA-502-2019

Impreso en Imagraf Impresores, S. A.
c/ Nabucco, 14 D - Pol. Alameda
29006 - Málaga

Impreso en España

Puedes seguirnos en Facebook, X, YouTube e Instagram.

*Cualquier forma de reproducción, distribución, comunicación pública o transformación*
*de esta obra solo puede ser realizada con la autorización de sus titulares, salvo excepción*
*prevista por la ley. Dirijase a CEDRO (Centro Español de Derechos Reprográficos,*
*www.cedro.org) si necesita fotocopiar o escanear algún fragmento de esta obra.*

PEFC Certificado

Este producto
procede de bosques
gestionados de forma
sostenible

PEFC/14-38-00369    www.pefc.es

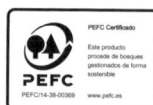

Stanley Rosenberg

# EL
# NERVIO VAGO
## SU PODER SANADOR

*Técnicas para tratar la depresión, la ansiedad,
los traumas y otros problemas*

**S**

EDITORIAL
SIRIO

*A Linda Thorborg*

# ÍNDICE

# PRÓLOGO

DEL DOCTOR STEPHEN W. PORGES

onocí a Stanley en junio de 2002, con ocasión de una charla que di en la United States Association for Body Psychotherapy Conference (Asociación Estadounidense para la Conferencia de Psicoterapia Corporal), en Baltimore. La tarde anterior a mi charla recibí un mensaje de Jim Oschman en el que me preguntaba si él y Stanley podían asistir. Jim me dijo que me gustaría conocer a Stanley y saber de su trabajo. Después de mi charla, Stanley me explicó su deseo de identificar mediciones objetivas, tales como la variabilidad del ritmo cardiaco, que se pudieran utilizar para llevar a cabo investigaciones con el fin de validar el trabajo clínico que estaba haciendo.

Yo tenía curiosidad y quería saber más sobre su trabajo, sus planteamientos y por qué estaba interesado en la medición del funcionamiento vagal. Le dije que tenía espondilolistesis, una afección en la que una vértebra se desliza hacia delante sobre el hueso de debajo. Él, sin darle importancia, me contestó: «Lo puedo arreglar». Le pregunté cuánto tiempo pensaba que podía tardar y me contestó que ¡entre diez y quince segundos! Llegados a este punto, yo estaba tratando de imaginar qué podía hacer entre diez y quince segundos. Había pensado, considerando su formación en Rolfing y técnicas craneosacrales, que su tratamiento requeriría varias sesiones. Teniendo en cuenta mi historial con un especialista ortopédico, me despertaba curiosidad saber si una terapia somática podría ser efectiva. La idea de que pudiera rehabilitarme en pocos segundos quedaba fuera de mis parámetros.

Mi diagnóstico se basaba en un deslizamiento en la parte baja de la columna donde se juntan las vértebras lumbares y sacrales. Ese deslizamiento me causaba dolor de espalda y probablemente un deterioro progresivo que me haría acabar en un quirófano. Me lo había diagnosticado un cirujano ortopédico, que me había inculcado el miedo a una operación para motivarme respecto a la fisioterapia. Después de terminarla, fui a un médico del deporte que me prescribió un aparato ortopédico para la espalda para limitar la movilidad. Recibí instrucciones contradictorias por parte de esta serie de profesionales de la salud: los médicos me animaban a inmovilizar la parte baja de la espalda, mientras que los fisioterapeutas me animaban a moverme y trabajar la flexibilidad. Cuando conocí a Stanley, no sabía cómo tratar mi afección para reducir los síntomas al mínimo y evitar la cirugía.

Cuando se ofreció generosamente a «arreglarlo», acepté la oportunidad. Me hizo poner a gatas y relajarme, manteniendo la columna relativamente horizontal. Luego, utilizando los dedos de ambas manos en direcciones opuestas, movió el tejido situado sobre las vértebras que se habían desplazado. Con esta manipulación, las vértebras se colocaron en su sitio inmediatamente y sin ningún esfuerzo. Durante quince años he utilizado una variante de su procedimiento para permanecer sin dolor.

Enseguida comprendí lo que estaba haciendo. La manipulación física que movió suavemente los niveles superiores del tejido hizo que el cuerpo se relajara. Esa relajación fue suficiente para reorganizar la distribución neural muscular que soporta la columna, lo cual permitió que la vértebra volviera a su sitio con suavidad. Stanley transmitió de esta manera señales de seguridad al sistema neuromuscular que le permitieron pasar de un estado defensivo de contracción, en el cual intentaba proteger la vulnerabilidad de la parte baja de la columna, a un estado de seguridad en el cual un toque suave iba a permitirle encontrar su posición natural funcional.

El sistema de Stanley confirmó que una metáfora de la seguridad se manifiesta en todo el cuerpo y no solo en el sistema de participación social a través de los músculos de la cara y de la cabeza, o en las vísceras a través de los caminos vagales ventrales. En todos los aspectos de la anatomía humana, la seguridad se expresa por la regulación a la baja y la constricción de la defensa. Cuando la seguridad está presente, las estructuras pueden volver a tonificarse para dar apoyo a la salud, al crecimiento y a la recuperación. Desde un punto de vista funcional, el trabajo de Stanley se basa en su comprensión implícita de que cuando el sistema nervioso se manifiesta en un estado de seguridad, el toque es bienvenido, y se puede utilizar para alinear las estructuras corporales y para mejorar al máximo el funcionamiento del sistema nervioso autónomo.

En nuestro primer encuentro quedaron patentes la esencia y la genialidad de Stanley. Puso en evidencia su deseo apasionado de aliviar el dolor y el sufrimiento, así como un enfoque igualmente apasionado para generar estados de seguridad por medio de una corregulación suave. Y además puso en evidencia su comprensión intuitiva de los sistemas integrados del cuerpo.

Hace quince años que Stanley y yo somos buenos amigos. En múltiples visitas hemos hablado sobre cómo sus manipulaciones movilizan el estado autónomo para facilitar la salud, el crecimiento y la recuperación. Como este libro explica, él ha integrado brillantemente características de la teoría polivagal con características de la terapia craneosacral y otras terapias corporales. Para ello, ha extraído ingeniosamente el principio principal de la teoría polivagal:

las estructuras corporales reciben bien el toque y la manipulación cuando están en un estado de seguridad.

De acuerdo con la teoría polivagal, el cuerpo, incluida la regulación neural de los músculos esqueléticos, funciona de manera diferente cuando se siente a salvo. En un estado de seguridad, los caminos vagales ventrales coordinan el sistema nervioso autónomo. En este estado, las características defensivas del sistema nervioso autónomo están constreñidas, y el cuerpo da la bienvenida no solo a las conductas de participación social consistentes en vocalizaciones prosódicas y expresiones faciales, sino también al contacto. Detrás de los éxitos clínicos de Stanley está su habilidad para conectar y corregular al cliente por medio de las interacciones entre sus sistemas de participación social, y su capacidad para transmitir indicaciones de confianza e interés que desencadenan los atributos beneficiosos del circuito vagal ventral, lo cual promueve el estado de seguridad en todo el cuerpo.

Stanley no es un terapeuta tradicional formado en una disciplina. Su formación cruza fronteras entre disciplinas y su enfoque es más coherente con la tradición del sanador. Los sanadores ayudan al cuerpo a curarse él mismo, y Stanley desempeña este papel. Él corregula a sus clientes; los pone en condiciones de sanar por medio de sus propios mecanismos corporales. Su interés en la teoría polivagal viene de su comprensión implícita de que cuando los estados de seguridad son evidentes en las estructuras del organismo este está en disposición de servir como plataforma de sanación.

*El nervio vago, su poder sanador* es la expresión personal de la intuición de Stanley y la demostración del papel que los caminos vagales desempeñan en el proceso sanador por medio de técnicas que calman el cuerpo y le permiten aceptar el contacto. Al comprender intuitivamente este proceso integrador, Stanley ha desarrollado un sistema de manipulaciones que favorecen un estado de seguridad, lo cual permite que el cuerpo vuelva a armonizar el sistema nervioso, la consecuencia de lo cual es que la conducta, la salud mental y la homeostasis fisiológica se ven potenciadas al máximo. Como científico, no entiendo el mundo como un terapeuta. Como terapeuta, Stanley no entiende el mundo como un científico. Sin embargo, su don consiste en su habilidad para organizar implícitamente información recibida de la ciencia y aplicarla terapéuticamente de una manera intuitiva, instintiva y beneficiosa. Las aportaciones de Stanley como terapeuta creativo son únicas dentro del complejo entorno de la salud. Afortunadamente, sus potentes intuiciones, metáforas y modelos de tratamiento están bellamente expuestos y conservados en el libro que tienes en tus manos.

DR. STEPHEN W. PORGES
Distinguido científico universitario en el Kinsey Institute y la
Universidad de Indiana y profesor de Psiquiatría en la
Universidad de Carolina del Norte

# PRÓLOGO

DEL DOCTOR BENJAMIN SHIELD

Hay momentos en la historia en que la necesidad se ve respondida con creces. Hemos sido bendecidos con uno de esos momentos raros. El libro de Stanley Rosenberg *El nervio vago: su poder sanador* da al lector las herramientas que le permitirán comprender algunas de las enfermedades más complejas y tratarlas.

Stanley representa esta nueva ola de pensamiento con la base de su casi medio siglo de experiencia clínica, formaciones y enseñanzas. Su libro nos ofrece una nueva concepción de la génesis de ciertas afecciones físicas y emocionales, y la razón por la cual a menudo no han sido tratadas con éxito con los métodos convencionales y herramientas efectivas para resolverlas.

Nuestro bienestar depende de que contemos con un sistema nervioso funcional y adaptable. En el centro de nuestra adaptabilidad, especialmente al estrés, se halla el nervio vago. Este nervio craneal está integrado en toda nuestra matriz física y neurológica. El nervio vago está en el centro de todos los aspectos de nuestra vida. Puede tanto proporcionarnos una relajación profunda como ofrecernos una respuesta inmediata a las situaciones de vida o muerte. Puede ser la causa de incontables trastornos y la solución a ellos. Además, el nervio vago nos puede proporcionar la necesaria conexión personal profunda con los demás y con el entorno.

He tenido el privilegio de conocer a Stanley durante más de treinta y cinco años. He estudiado con él, aprendido de él y yo mismo he enseñado en el Rosenberg Institute. No conozco a ningún otro practicante más cualificado para aunar todos los elementos esenciales que se presentan en este libro.

En *El nervio vago: su poder sanador* desvela los misterios de los trastornos crónicos. Se han publicado muchas obras que explican estas afecciones, pero ninguna profundiza con tanto éxito en la base subyacente de cómo se desarrollan y por qué.

*El nervio vago: su poder sanador* es un libro que tienes que leer tanto si eres terapeuta o paciente como si eres un lector que quiere saber más sobre sí mismo y los demás. Tenemos una deuda de gratitud con Stanley Rosenberg por haber vertido sus décadas de conocimiento en un trabajo fascinante e inolvidable.

Dr. Benjamin Shield
Autor de *Healers on Healing, For the Love of God, Handbook for the Soul* y *Handbook for the Heart*

# AGRADECIMIENTOS

Gracias a Stephen Porges, que formuló la teoría polivagal; sus enseñanzas y escritos me abrieron un mundo de revelaciones y me permitieron ayudar a mucha gente en mi clínica y enseñar a otros facultativos. Ha sido un amigo durante más de una década y una inspiración para que yo concibiera y escribiera este libro. También revisó un primer borrador de este manuscrito y me ayudó a aclarar puntos importantes.

Gracias a Alain Gehin, mi amigo, mentor y primer maestro de osteopatía y terapia craneosacral durante más de veinticinco años. También hago extensiva mi gratitud al profesor Pat Coughlin, de la Geisinger Commonwealth School of Medicine (anteriormente conocida como Commonwealth Medical College), que ha sido mi principal profesor de Anatomía y Fisiología y que me ayudó a revisar las referencias anatómicas de este texto. Linda Thorborg ha sido una inspiración en el desarrollo de muchos aspectos de mis técnicas manuales y ha coimpartido conmigo cursos para aprender a respirar de forma óptima.

Gracias a Kathy Glass, mi editora de desarrollo, que se hizo cargo de mis notas caóticas y les dio forma en este libro. He vivido en Dinamarca y he hablado danés durante treinta y cinco años, y mi inglés, especialmente el lenguaje escrito, se ha resentido de ello. Mirando atrás, veo que Kathy asumió la tarea casi imposible de ayudarme a formular mis pensamientos, y la llevó a cabo con estilo. Benjamin Shield y Jacqueline Lapidus también me ayudaron a corregir los primeros borradores.

Gracias también a Mary Buckley, Erin Wiegand y Nina Pick, editores de North Atlantic Books, que me ayudaron a darle la forma definitiva a mi manuscrito.

Gracias a algunos de mis otros profesores, incluidos Jim Oschman, que escribió el libro *Medicina energética*; Tom Myers, autor del libro *Anatomy Trains*; mis cuatro profesores de taichí y *chi kung* John Chung Li, Ed Young, el profesor Cheng Man-Ching y Hans Finne; mi profesor de *mindfulness* y meditación *vipassana* Joseph Goldstein; mis profesores de Rolfing® Peter Melchior, Peter Schwind, Michael Salveson y Louis Schultz, y Timothy Dunphy, Ann Parks y mis otros profesores de sanación, masaje y otras terapias corporales a lo largo de los años.

Gracias también a mis colegas del Stanley Rosenberg Institute, así como a todos mis estudiantes, mis pacientes y mis muchos amigos a lo largo de los años, especialmente Ira Brind, Benjamin Shield, Anne y Philip Neess, Lise Pagh, Charlotte Soe, Mohammed Al Mallah, Gordon Enevoldson, DeeDee Schmidt Petersen, Trine Rosenberg y Donna Smith. Gracias a Filip Rankenberg y a mis otros colegas de Manuvision.

También gracias a *sri sri* Ravi Shankar por su interés en nuestra modalidad de terapia craneosacral y por su apoyo durante años.

Gracias a mis hijos Annatrine, Erik y Tau; a mis nietos; a mi madre y a mi padre; y a mis hermanos Jack, Allen y Arnold.

# Prefacio

Soy Stanley Rosenberg, un terapeuta corporal nacido en Estados Unidos que vive en Dinamarca. Este libro propone una nueva aproximación a la sanación, basada en mis experiencias como terapeuta corporal que trabaja dentro del marco de una comprensión completamente nueva del funcionamiento del sistema nervioso autónomo: la teoría polivagal, desarrollada por el doctor Stephen Porges.

El sistema nervioso autónomo no solo regula el funcionamiento de nuestros órganos viscerales (estómago, pulmones, corazón, hígado, etc.), sino que también está estrechamente relacionado con nuestro estado emocional, el cual influye directamente en nuestra conducta. Esto hace que para nuestra salud emocional y física, y para nuestro bienestar, sea imprescindible el correcto funcionamiento de nuestro sistema nervioso autónomo. El enfoque polivagal del doctor Porges me ha permitido conseguir resultados positivos en problemas de salud tales como la enfermedad pulmonar obstructiva crónica (EPOC), las jaquecas y el autismo, por nombrar solo unos pocos.

He estado aplicando varios tipos de terapia corporal durante más de cuarenta y cinco años. Mi carrera está muy lejos de lo que cursé en el Swarthmore College, en el que me gradué en 1962, después de especializarme en Literatura Inglesa, Filosofía e Historia y participar en un programa intensivo para estudiantes con honores. Cuando participo en las reuniones de antiguos alumnos, descubro que la mayor parte de mis amigos se convirtieron en profesores de instituto, médicos, abogados, psicólogos y otro tipo de profesionales. Yo soy el único terapeuta corporal entre los doscientos cincuenta estudiantes de mi clase.

## ENTRE BASTIDORES: LA FILOSOFÍA DE ACTUAR

En mis tiempos en Swarthmore empecé a interesarme por el teatro, en especial por el teatro japonés. Esto me llevó a participar en un programa de diplomatura en teatro en la Universidad de Hawái, donde poníamos en escena obras japonesas, chinas, indias y tailandesas. Pasados dos años dejé las arenosas playas de Honolulu y me trasladé a las calles atestadas, sucias y ruidosas del *Lower East Side* de Manhattan, junto con otros jóvenes aspirantes a actores de teatro.

Ocasionalmente ayudaba a Ellen Stewart, productora de La MaMa, un pequeño teatro de carácter informal y muy experimental de Off-Off-Broadway* en el que aspirantes a actores y directores ponían en escena obras nuevas de autores de teatro prometedores pero todavía por descubrir. No sé si fue debido a mi destino, mi buena suerte o mi olfato para encontrar gente adecuada con la cual trabajar, pero tuve la bendición de que Ellen me tomara bajo su protección. Después de recorrer Europa con ella y una pequeña compañía, insistió en que visitara el Odin Theater, un pequeño teatro experimental en Dinamarca.

---

\* Tanto el Off como el Off-Off nacieron a finales de los 50 como una reacción contra el teatro más comercial de Broadway. Desde la calle 42 hasta el Lower East Side y en Brooklyn podemos encontrar un tipo de teatro que tiende a ser más arriesgado

Por recomendación de Ellen acabé siendo asistente de Eugenio Barba, el director del Odin Theater. Barba quería que los actores crearan algo nuevo en cada detalle de su actuación. En una ocasión, él y sus actores estuvieron dos días ensayando una pequeña escena –probando variaciones de escenificación, movimientos corporales expresivos y patrones insólitos de expresión vocal– cuya duración acabaría siendo de solo noventa segundos cuando finalmente estuvo terminada e incorporada a la obra.

Barba se había formado durante tres años como director asistente en un teatro polaco dirigido por Jerzy Grotowski, famoso por montar algunas de las representaciones teatrales más sorprendentes del mundo en ese momento. Grotowski era al mismo tiempo un director de teatro innovador y un teórico de las conexiones entre los procesos mentales, físicos y emocionales. Sus actores exploraban los aspectos físicos y emocionales en situaciones extremas de la vida de sus personajes. Se movían en un mundo que se hallaba a mitad de camino entre la realidad y la fantasía; exploraban estados próximos a los sueños inducidos por experiencias traumáticas.

Después de tres años como asistente de Grotowski, Barba había pasado también un año en la India estudiando el teatro de danza clásica *kathakali*, que utiliza formas extraordinarias de expresión estilizada, que incluye máscaras, trajes, maquillaje y el uso frecuente del mimo. Para conseguir el alto grado de flexibilidad y control muscular requeridos para los movimientos corporales y juegos de pies necesarios para este arte, los bailarines de *kathakali* siguen un intenso curso de entrenamiento. Para ayudarlos a enfrentarse a estas exigencias y alcanzar la necesaria flexibilidad, reciben sesiones de masaje corporal.

Todas estas experiencias influyeron en Barba y el Odin Theatre. La formación en interpretación que yo recibí allí tenía sus orígenes en el trabajo de Grotowski, e incluía acrobacia, yoga e improvisación de movimientos libres. Permanecí en el teatro de Barba todo un año, y participé en el entrenamiento diario de la voz, el movimiento y la expresión emocional.

Grotowski había escrito en su «Declaración de principios»: «Entonces, la cuestión principal es que el actor no debe intentar adquirir ningún tipo de receta o crearse una especie de "caja de trucos". Aquí no se trata de coleccionar todo tipo de medios de expresión».[1] Mi contacto con esta filosofía en el Odin Theater modeló mi modo de enfocar todo lo que hice posteriormente el resto de mi vida, incluidos el aprendizaje y la exploración de la terapia corporal.

En el entrenamiento de la voz, por ejemplo, no cantábamos una canción con una melodía y un texto escritos por otros. No intentábamos imitar nada que hubiéramos escuchado de otros, sino explorar el mundo de los sonidos que generábamos en nuestra propia imaginación, unos sonidos que nunca antes habíamos oído provenientes de otras personas. Podían pasar horas, días o incluso a veces una semana o más antes de que sintiera que había conseguido repetir el sonido exacto que había imaginado, y no había nadie más que pudiera juzgar si había conseguido el sonido «correcto» o no. Una vez emitido ese sonido, nunca volvía a repetirlo. Pasaba al siguiente que aparecía en mi imaginación y trabajaba para expresarlo.

Este mismo planteamiento se ha manifestado en mi enfoque del trabajo corporal. Alain Gehin, mi primer profesor y mentor en la terapia craneosacral, masaje visceral y técnicas osteopáticas, una vez dijo algo muy parecido a lo que yo había aprendido en el Odin Theater: «Aprendes técnicas para comprender los principios. Cuando comprendas los principios, crearás tus propias técnicas». También insistía continuamente en un principio: «Comprueba, trata y luego comprueba otra vez».

## TAICHÍ

La terapia corporal fue una consecuencia natural de mi trabajo en la formación actoral. Como profesor y director, sacaba a los actores de sus zonas de confort y más allá de sus limitaciones habituales en cuanto al movimiento y la expresión vocal. Por ejemplo, trabajábamos con el mimo y la acrobacia. Por el camino encontré un librito sobre el masaje *shiatsu* y lo añadí como parte de nuestro entrenamiento para ayudar al cuerpo a moverse mejor.

Mientras exploraba el mundo del teatro experimental en la ciudad de Nueva York, también aprendí taichí de Ed Young, un estudiante y traductor del profesor Cheng Man-Ching, uno de los grandes maestros de taichí del siglo XX. El taichí no tiene comparación como fuente de conocimiento de los modos naturales de mover el cuerpo. La práctica diaria del taichí es el kung-fu del conocimiento de uno mismo, parecido a los tipos de meditación más profundos de otras tradiciones.

Los movimientos del taichí son continuos, en espiral y «suaves» en comparación con los estilos «duros» de autodefensa, como el kárate, donde los movimientos son en línea recta, rápidos y con unos puntos de inicio y final definidos. La finalidad del taichí como arte marcial no es ser más fuerte y rápido que el adversario, sino utilizar la propia conciencia corporal, flexibilidad y sentido kinestésico para descubrir dónde están tensos los adversarios, y luego «ayudarlos» a utilizar su propia fuerza contra sí mismos.

El ideal del taichí es «utilizar una fuerza de cuatro onzas para desviar mil libras» (es decir, una fuerza de cien gramos para desviar cuatrocientos cincuenta kilos). Este concepto se ha convertido en parte integrante de mi terapia corporal. Algunas personas que hacen masaje y terapias corporales presionan fuertemente el cuerpo del cliente con la intención de profundizar. Por el contrario, yo intento hallar el centro exacto de la tensión y el ángulo exacto en el cual apretar y aumentar la tensión, y luego utilizar la cantidad mínima de fuerza necesaria para que el cuerpo llegue a relajarse por sí solo. A menudo no aplico más que unos pocos gramos de presión.

## EL *ROLFING* Y OTROS HALLAZGOS

Después de pasar cinco años en Nueva York, regresé a Dinamarca para enseñar actuación en la National Theater School ('escuela nacional de teatro') durante un año. Ser extranjero e intentar abrirse camino en el mundo del teatro danés sin tener ningún apoyo se reveló mucho más duro de lo que había pensado. Así que decidí dejar mi trabajo en el teatro y ganarme el sustento enseñando taichí y dando sesiones de terapia corporal.

En Dinamarca todos me hablaban del Rolfing®, una técnica de terapia manual creada por Ida Rolf[2] que en aquel momento tenía la reputación de ser el patrón oro de la terapia corporal. (El Rolfing es un tipo de «integración estructural», que es el nombre genérico que se da a una variante del masaje del tejido conectivo que tiene como finalidad ayudar a los clientes a mejorar la postura, la respiración y el movimiento).

La idea de trabajar desde una intención interior, como habíamos hecho en nuestro entrenamiento vocal en el Odin Theater, apareció en mis conversaciones con Siegfried Libich, un técnico alemán de Rolfing. Cuando habló de «trabajar con intención» como un elemento importante de las enseñanzas de Ida Rolf, decidí hacer una serie de diez sesiones de Rolfing con él. El efecto de esas sesiones sobre mí fue tan profundo que decidí aprender el sistema. Así me convertí en uno de los tres primeros técnicos de Rolfing de Dinamarca, y a estas alturas llevo aplicando esta técnica durante más de treinta años.

En el teatro, los actores habitualmente asumen las tensiones físicas de sus personajes, pero en el Rolfing trabajamos para descargar las características físicas típicas y los patrones emocionales habituales que limitan a nuestros clientes, restringen sus movimientos y les causan dolor e incomodidad. Concentramos la acción en equilibrar las tensiones de los tejidos conectivos antes que en «relajar los músculos», que es el planteamiento habitual en la terapia corporal. El resultado es que pueden moverse de maneras nuevas y tener mayor flexibilidad emocional. Pueden liberarse de los clichés que limitaban su libertad de expresión y avanzar hacia una versión de sí mismos más creativa y auténtica.

Los técnicos de Rolfing no trabajan únicamente con sus manos; también aprenden a leer el cuerpo. El análisis del movimiento y las posturas constituye una parte importante de la formación que otras modalidades de terapia corporal todavía no han empezado a enseñar. El planteamiento es: «¿Dónde está desequilibrado el cuerpo? ¿Dónde se interrumpe el flujo en un movimiento? ¿Qué hay que hacer para reconducirlo?».

Después de pasar unos cuantos años haciendo Rolfing, empecé a escuchar a otros técnicos que hablaban de la terapia craneosacral como un nuevo hito en la terapia corporal. Me dediqué entonces a estudiar también esta, así como otros tipos de técnicas osteopáticas, incluidos el masaje visceral y la manipulación de las articulaciones. Durante los siguientes veinticinco años seguí aprendiendo de los mejores maestros que pude encontrar; estuve recibiendo clases y formaciones avanzadas por lo menos treinta días cada año.

En Dinamarca pude desarrollar mis habilidades como terapeuta corporal lentamente, a lo largo de más de cuatro décadas y media. Actualmente tengo setenta y tantos años, y creo que mi vida se ha movido más lentamente aquí en Dinamarca que si hubiera seguido un camino parecido haciendo terapia corporal en Estados Unidos, donde las oportunidades financieras son mayores y más atractivas, de manera que muchos terapeutas de éxito van más allá de su práctica y se pasan a otras actividades más lucrativas. También estoy convencido de que las terapias se ponen de moda y quedan desfasadas más rápidamente en Estados Unidos que en Dinamarca. He tenido la suerte de poder seguir mi propio camino a mi ritmo. Alain Gehin, mi maestro de terapia craneosacral, decía que convertirse en un terapeuta corporal experimentado no consistía tanto en «saber sobre» algo de manera intelectual como en «aprender cómo hacer algo con las manos». Afirmaba que un terapeuta corporal primero consigue lo que los franceses llaman *savoir faire* —la «destreza»— después de efectuar diez mil sesiones. A pesar de mis raíces estadounidenses, tengo la imagen de mí mismo de haber sido un aprendiz para convertirme en un artesano europeo del viejo mundo. He tenido tiempo de estudiar, practicar y desarrollar mis habilidades. He disfrutado del lujo de poder continuar alcanzando niveles mayores de refinamiento, sensibilidad y creatividad con mis manos.

Todos estos ingredientes se encontraban revueltos cuando conocí a Stephen Porges, y me sentí deslumbrado por su nueva interpretación de cómo funciona el sistema nervioso autónomo, asunto que explicaré más adelante en este libro.

# EL SISTEMA NERVIOSO AUTÓNOMO

*Se dice que un descubrimiento es un accidente*
*que coincide con una mente preparada.*

**Albert Szent-Györgyi,**
bioquímico húngaro (1893-1986) que ganó el Premio Nobel por
su descubrimiento de la vitamina C en 1937[1]

*Por más tiempo que conduzcas, nunca llegarás*
*adonde quieres ir si no tienes el mapa correcto.*

**Stanley Rosenberg**

Durante más de treinta años practiqué varios tipos de terapias corporales, pero finalmente me di cuenta de que estaba utilizando el mapa equivocado. Cuando conocí la teoría polivagal de Stephen Porges, sus ideas ampliaron mi comprensión acerca de cómo funciona el sistema nervioso autónomo, e inmediatamente tuve un mapa mejor.

El sistema nervioso autónomo constituye una parte integral del sistema nervioso humano que controla y regula la actividad de los órganos viscerales: el corazón, los pulmones, el hígado, la vesícula, el estómago, los intestinos, los riñones y los órganos sexuales. Determinados problemas en cualquiera de estos órganos pueden estar causados por un desequilibrio del sistema nervioso autónomo.

Antes de que apareciera la teoría polivagal, se daba por hecho que el sistema nervioso autónomo funcionaba en dos estados: el estrés y la relajación. La respuesta de estrés es un mecanismo de supervivencia que se activa cuando nos sentimos amenazados y que moviliza nuestro cuerpo a prepararse para luchar o huir.* Así, en un estado de estrés nuestros músculos están tensos, lo cual nos permite movernos más rápidamente o tener más fuerza. Los órganos viscerales trabajan para sostener este esfuerzo extraordinario que lleva a cabo nuestro sistema muscular.

Después de vencer en la lucha y neutralizar la amenaza, o cuando nos hemos alejado lo suficiente para no estar ya en peligro, la respuesta de relajación entra en acción. Permanecemos en este estado relajado hasta que aparece una nueva amenaza. En la concepción antigua del sistema nervioso autónomo, la relajación se caracterizaba por un estado de «descansa y digiere», o de «aliméntate y procrea». Este estado se atribuía a la actividad del nervio vago, también conocido como el décimo nervio craneal, que, como todos los nervios craneales, parte del cerebro o el bulbo raquídeo. En esta antigua interpretación, aceptada universalmente, nuestro sistema nervioso autónomo oscilaba entre los estados de estrés y de relajación.

Sin embargo, los problemas surgen cuando nos quedamos bloqueados en un estado de estrés incluso cuando la amenaza o el peligro han pasado, quizá porque nuestro trabajo o estilo de vida es continuamente estresante. Durante muchas décadas, el estrés crónico ha sido considerado como un problema de salud; se ha dedicado una cantidad enorme de investigación científica a comprender los efectos dañinos del estrés de larga duración.

---

* Hay otro aspecto y definición médica del estrés que hace referencia a forzar nuestros músculos u órganos con el entrenamiento deportivo y otros regímenes físicos, tales como el ayuno. Se ha dicho que cierto nivel de este tipo de estrés es bueno para el organismo.

Los intentos de tratar y gestionar el estrés crónico han dado lugar a un amplio movimiento por parte de los profesionales de la salud, que escribieron (y siguen escribiendo) un gran número de artículos populares para el público en general en periódicos, revistas, libros y blogs. La industria farmacéutica empezó también a producir una amplia gama de remedios antiestrés que le han reportado jugosos beneficios, al dispararse el consumo de estos medicamentos. Pero, a pesar de todos estos recursos, mucha gente sigue pensando que no se la ha ayudado suficientemente. El estrés sigue estando muy presente. Muchos piensan que nuestra sociedad es cada día más estresante y que, como resultado, los individuos están más estresados.

Quizá el problema radique en que hemos estado utilizando el mapa equivocado. Con el viejo concepto del sistema nervioso autónomo, todavía no hemos sido capaces de encontrar métodos realmente efectivos para gestionar el estrés.

Como casi todos los que trabajan en el mundo de la medicina y en la escena de las terapias alternativas, yo compartía las ideas existentes sobre el modo en que, según pensaba, funcionaba el sistema nervioso autónomo. En mi práctica clínica diaria aplicaba mis conocimientos sobre el viejo modelo de estrés/relajación de este sistema. El hecho de que mis tratamientos funcionaran me servía de confirmación de que esta nueva concepción era correcta.

Me complacía transmitir lo que había aprendido a los estudiantes que querían adquirir las diversas habilidades en terapia corporal que yo había estado utilizando con éxito. En todos mis cursos de terapia corporal enseñaba el viejo modelo del funcionamiento del sistema nervioso autónomo. Como mis clases se llenaban, fundé una escuela, el Stanley Rosenberg Institute, en Silkeborg (Dinamarca). En 1993 invité a algunos de los terapeutas a quienes había formado a que dieran algunos de los cursos introductorios, para poderme concentrar en la enseñanza de los cursos más avanzados. Con el tiempo otros profesores se hicieron cargo también de los cursos más avanzados.

La especialidad de nuestra escuela era la terapia craneosacral, que tiene su origen en el trabajo de William Garner Sutherland (1873-1954), un osteópata estadounidense fundador de la osteopatía en el campo craneal. (En Estados Unidos, los osteópatas son licenciados; tienen la misma formación básica y los mismos privilegios que los médicos). Mientras examinaba huesos craneales secos en un laboratorio anatómico, Sutherland descubrió que podía hacer coincidir los bordes en diente de sierra de dos huesos craneales adyacentes, pero observó también la posibilidad de un ligero movimiento entre esos dos huesos. En aquel tiempo la creencia era que si algo existía en la naturaleza tenía que haber una razón para ello. Sutherland consideró que el movimiento de los huesos facilitaba la circulación del líquido cefalorraquídeo, y creó técnicas dentro de lo que se ha convertido en la *terapia craneosacral*.

## EL MOVIMIENTO DE LOS HUESOS CRANEALES

Los huesos craneales se mantienen juntos gracias a un sistema de membranas elásticas que permiten un ligero movimiento entre los distintos huesos. Cuando Sutherland palpaba cuidadosamente los huesos del cráneo de sus pacientes, podía percibir un ligero movimiento entre ellos.

Se dio cuenta de que el movimiento entre los huesos del cráneo era reducido en muchos de sus pacientes que tenían afecciones causadas por el sistema nervioso. Al liberar algunas de esas tensiones, observó que el ligero movimiento de los huesos aumentaba. Esto le permitió ayudar a varios de sus pacientes con problemas de salud muy diversos, que no habían obtenido beneficio alguno con los tratamientos médicos o quirúrgicos habituales.

Mientras que los médicos tienden a prescribir fármacos para tratar el estrés y otras afecciones, el enfoque craneosacral es una terapia manual que se ha demostrado especialmente efectiva para mejorar el funcionamiento del sistema nervioso. Puede reducir el estrés crónico, rebajar tensiones del sistema muscular y aportar un mejor equilibrio al sistema hormonal (endocrino). Sutherland desarrolló técnicas terapéuticas en tres aspectos: liberar la tensión de las membranas, liberar las restricciones entre los huesos craneales y mejorar el flujo del líquido cefalorraquídeo.

## LA BARRERA ENTRE EL CEREBRO Y EL RESTO DEL CUERPO

Existe una estructura física compuesta de células epiteliales que envuelven el cerebro y la médula espinal. Estas células forman lo que se llama la *barrera hematoencefálica*.

La sangre no circula directamente hasta las neuronas del cerebro y de la médula espinal. Por el contrario, los tejidos de estas estructuras están rodeados de un líquido cefalorraquídeo incoloro, que circula para aportar la nutrición necesaria a las células del cerebro y de la médula y para llevarse los productos del metabolismo celular antes de regresar a la sangre.

El líquido cefalorraquídeo se encuentra en pequeñas cantidades en la sangre distribuido por todo el cuerpo, pero es más fino que el resto de la sangre. No contiene glóbulos rojos ni blancos, y contiene menos impurezas.

En el cerebro, el líquido cefalorraquídeo es filtrado fuera de la sangre y circula a través del cráneo por los espacios que rodean el cerebro y la médula. Tras efectuar su recorrido por la zona, regresa a las venas yugulares, donde se une a la sangre que vuelve al corazón desde el resto del cuerpo. Luego es impulsado de nuevo por el corazón y refrescado por los pulmones y los riñones.

La aportación de sangre al bulbo raquídeo y a los nervios que parten de él es crucial para el buen funcionamiento de los cinco nervios craneales, necesario para el estado de la participación social, que incluye la rama ventral del nervio vago.

Eliminar las restricciones a esta aportación de sangre es básico para mejorar con éxito el funcionamiento de la rama ventral del nervio vago y los otros cuatro nervios necesarios para socializar. Algunos de los modos mejores de conseguirlo se hallan en el ámbito de la osteopatía craneosacral.

Durante décadas, la formación craneosacral la impartían exclusivamente médicos osteópatas, que limitaban el acceso a sus cursos a osteópatas diplomados y a estudiantes matriculados en escuelas médicas osteopáticas. Sin embargo, algunas de las disciplinas manuales acabaron enseñándose a médicos no osteópatas y a estudiantes. Como muchas de esas técnicas eran tan efectivas, se desarrolló un gran mercado entre los practicantes de las terapias alternativas y complementarias.

Un osteópata estadounidense, John Upledger, rompió con la tradición y empezó a enseñar las técnicas craneosacrales a no osteópatas. Gran parte de su trabajo estaba enfocado en reducir la tensión en las membranas. Fundó el Upledger Institute, donde hice el primer curso de terapia craneosacral en 1983. Actualmente, la terapia craneosacral se ha hecho popular entre los terapeutas alternativos de todo el mundo.

En 1995, después de haber estado trabajando con éxito con lo que había aprendido en el Upledger Institute, pasé a estudiar con Alain Gehin, un osteópata francés especializado en la terapia craneosacral biomecánica que se concentraba en liberar la tensión del tejido conectivo que abarcaba los huesos craneales adyacentes, que de esa manera se podían mover más libremente.*

Pocos años después asistí a cursos introductorios en la terapia craneosacral biomecánica, que se centra en aumentar la circulación del líquido cefalorraquídeo. Los tres planteamientos tienen la misma finalidad que sostenía Sutherland: mejorar el funcionamiento del sistema craneosacral.

---

* El libro definitivo de Alain Gehin sobre su técnica se titula *The Atlas of Manipulative Techniques for the Cranium and the Face* (Seattle: Eastland Press, traducción inglesa, 1985). En este libro Gehin enseña más de ciento cincuenta técnicas biomecánicas y describe cuáles elegir cuando se intenta mejorar la función de los nervios craneales individuales.

## MI PRÁCTICA CLÍNICA

En mi propia consulta prefería la terapia craneosacral bio-mecánica, que me recordaba mi trabajo con el Rolfing. Esta terapia es específica. Me ayudó a encontrar los lugares exactos de las juntas craneales que habían de ser liberadas y me facilitó más de ciento cincuenta técnicas para soltar estas tensiones. Este potente enfoque a menudo restablece de manera efectiva el buen funcionamiento de los nervios craneales en un breve periodo de tiempo.

En mi clínica, además de tratar a los clientes con la terapia craneosacral, daba sesiones individuales de Rolfing, el cual equilibra la miofascia (*myo* significa 'músculo'; *fascia* hace referencia al tejido conectivo). También ofrecía sesiones de masaje visceral para mejorar el funcionamiento de los sistemas digestivo y respiratorio. Mientras trabajaba con técnicas de estas diversas modalidades, observaba los cambios en el sistema nervioso del cliente en cuanto al estrés y a la relajación en el curso del tratamiento manual.

Mi trabajo con los pacientes tenía un éxito extraordinario. Con el paso del tiempo aumentaba el número de personas que querían aprender mis técnicas, y el Stanley Rosenberg Institute creció hasta emplear a doce profesores que trabajaban a tiempo parcial. Los cursos se impartían en danés. Solo en Dinamarca preparamos a varios cientos de estudiantes en varios años. Estos terapeutas, a su vez, trataban a miles de pacientes. Mi reputación se extendió más allá de las fronteras de Dinamarca y enseñé también en varios otros países.

En nuestro currículo tenía un papel primordial la idea de la función doble (estrés y relajación) del sistema nervioso autónomo. Enseñaba este tema en mis clases de terapia craneosacral, masaje visceral y liberación del tejido conectivo. Junto con el neurólogo estadounidense doctor Ronald Lawrence incluso escribí un libro, *Pain Relief with Osteomassage* [Alivio del dolor con osteomasaje],[2] sobre el alivio del dolor y el tratamiento manual, a partir de esta interpretación del sistema nervioso autónomo.

Cuando asistí por primera vez a una conferencia de Stephen Porges en la que habló sobre la teoría polivagal, en Baltimore en 2001, yo ya había estado trabajando con éxito con terapias orientadas al cuerpo durante casi treinta y cinco años. Sin embargo, la teoría de Porges coincidía con mis intereses y me daba una visión completamente nueva sobre el sistema nervioso autónomo. Esto, a su vez, me ofrecía un modo nuevo y más eficaz de ayudar a mis clientes.

La teoría polivagal de Porges significó un avance revolucionario en mi comprensión del sistema nervioso autónomo. Según esta teoría, cinco nervios craneales (NC) han de funcionar correctamente para alcanzar el estado deseado de participación social. Estos cinco nervios son los NC V, VII, IX, X y XI, y todos tienen su origen en el bulbo raquídeo.

Antes de escuchar la charla de Porges, había estudiado anatomía con el profesor Patrick Coughlin, que nos enseñó sobre cada uno de los doce nervios craneales, incluido el nervio vago (NC X), y sobre cómo evaluar su funcionamiento. También había aprendido técnicas manuales biomecánicas específicas de mi profesor craneosacral Alain Gehin para mejorar el funcionamiento de los doce nervios craneales. En definitiva, estaba bien preparado para absorber los conocimientos ofrecidos por la teoría polivagal. Adapté las técnicas que había aprendido para abordar con éxito un amplio abanico de enfermedades desde este nuevo paradigma.

Creo que casi cualquier persona puede aplicar beneficiosamente la información y los ejercicios contenidos en este libro, desde los principiantes hasta los terapeutas craneosacrales experimentados, para mejorar el funcionamiento de los nervios craneales en sí mismos y en sus pacientes, y para obtener alivio de muchos síntomas, afecciones y problemas de salud desagradables, especialmente aquellos que han tenido un diagnóstico y una curación difíciles.

## LA NEUROLOGÍA DE LA PARTICIPACIÓN SOCIAL

Los nervios espinales nacen en el cerebro, constituyen una parte de la médula espinal, salen de la médula entre dos vértebras adyacentes y luego van a distintas zonas del organismo. Un nervio espinal es un nervio mixto, que transporta señales motoras, sensoriales y autónomas entre la médula y las zonas correspondientes del cuerpo.

Algunas de las fibras de los nervios espinales se entretejen para crear la cadena simpática, que sigue a lo largo de la columna desde la vértebra T1 hasta la L2 (la T1 es la primera vértebra torácica y la L2 es la segunda vértebra lumbar). Esta cadena lleva el peso de la actividad de los órganos y músculos internos cuando la respuesta de «lucha o huida» se activa en la persona a causa de una amenaza de peligro.

Los nervios craneales, excepto el I (olfativo) y el II (óptico), parten del bulbo raquídeo, situado en la base del cerebro (ver las ilustraciones «Cerebro» y «Nervios craneales», en el apéndice). Luego se dirigen hacia varias estructuras tanto del cráneo como del resto del cuerpo. Algunos nervios craneales, por ejemplo, inervan los músculos de la expresión facial, mientras que otros van al corazón, a los pulmones, al estómago y a otros órganos implicados en la digestión. Algunos nervios craneales van a los músculos que mueven los ojos, mientras que otros conectan con las células de la nariz para facilitar el sentido del olfato.

Según la teoría polivagal, cuando una persona se siente segura —no amenazada o en peligro— y, además, su cuerpo está sano y funciona bien, puede disfrutar de un estado fisiológico que respalda las conductas de participación social espontánea. Desde el punto de vista neurológico, la participación social es un estado basado en la actividad de cinco nervios craneales: el segmento ventral del nervio vago (NC X) y vías dentro de los NC V, VII, IX y XI.

Cuando estos cinco nervios funcionan juntos de manera correcta, su actividad respalda un estado que permite la interacción social, la comunicación y conductas autocalmantes apropiadas. Cuando participamos socialmente, podemos experimentar sensaciones de amor y amistad. Y cuando miembros individuales de un grupo pueden reunirse y cooperar con otros, mejoran las posibilidades de cada uno de sobrevivir.

Otros valores inherentes se derivan de la participación social: nos unimos entre nosotros, desarrollamos amistades y disfrutamos de las relaciones sexuales íntimas; nos comunicamos, hablamos unos con otros, nos preocupamos por los demás, trabajamos juntos, criamos a nuestras familias, contamos historias, hacemos deporte y cantamos, bailamos y nos divertimos. Disfrutamos sentados alrededor de una mesa compartiendo una comida o una bebida con amigos y seres queridos. La participación social se manifiesta cuando un padre o una madre lleva a su hijo a dormir, se tiende a su lado y le lee un libro o le cuenta una historia hasta que se duerme, o en el momento íntimo que experimentan dos amantes acostados muy juntos después de haber hecho el amor. Estas son algunas de las experiencias importantes que nos hacen ser humanos.

La interacción social no está reservada a nuestra relación con otras personas. Amamos a nuestras mascotas, las alimentamos y damos paseos con nuestros perros. A menudo les hablamos, y estamos seguros de que entienden lo que les decimos. Cuando nos corresponden con manifestaciones de afecto, nos sentimos felices. Casi todos reconocemos estas actividades, experiencias y cualidades que surgen del estado de participación social. Sin embargo, estos tipos de actividades e interacciones no están descritos ni explicados en el viejo modelo del sistema nervioso autónomo.

El hecho de estar con otros de manera positiva no solo se ve facilitado por el circuito de participación social del sistema nervioso autónomo; las experiencias positivas con otros también nos ayudan a regular este sistema nervioso. Cuando estamos junto con otras personas que participan en la sociedad, nos sentimos mejor. Por otra parte, cuando no tenemos suficiente interacción social con los demás, es fácil que nos sintamos estresados, deprimidos, asociales o incluso antisociales.

Esta nueva comprensión de las múltiples funciones de los nervios craneales, y en especial su conexión con el estado de participación social, me permitió ayudar a más gente en relación con un abanico de problemas de salud todavía más amplio. Lo único que tenía que hacer era determinar si estos cinco nervios craneales funcionaban bien y, en caso contrario, utilizar una técnica para mejorar su funcionamiento.

Esto me permitió tener todavía más éxito en mi consulta y tratar afecciones intratables, tales como las jaquecas, la depresión, la fibromialgia, la EPOC, el estrés postraumático, la posición avanzada de la cabeza y problemas de cuello y espalda, entre otros.

Este libro es una introducción a la teoría y práctica de la sanación polivagal. Después de describir las estructuras neurológicas básicas, detallaré una lista de algunos de los problemas físicos, psicológicos y sociales causados por las disfunciones de estos cinco nervios craneales.

De acuerdo con la teoría polivagal, el sistema nervioso autónomo tiene otras dos funciones además de las de la rama ventral del nervio vago: la actividad de la rama dorsal del nervio vago y la actividad simpática de la cadena espinal. Esta (*poli-*)naturaleza múltiple del nervio vago es la que da el nombre a la teoría.

Las diferencias entre las funciones de las ramas ventral y dorsal del nervio vago tienen profundas implicaciones para la salud conductual y física y la sanación. A lo largo del libro propongo un nuevo enfoque que incluye ejercicios de autoayuda y técnicas terapéuticas manuales sencillas de aprender y fáciles de aplicar. Confío en que este conocimiento seguirá extendiéndose y permitirá que mucha más gente pueda ayudarse a sí misma y a otros.

## Cómo restablecer la participación social

He escrito este libro para poner al alcance de un amplio número de personas los beneficios de restablecer la función vagal, aunque no tengan experiencia previa con la terapia craneosacral u otros tipos de terapia manual. Los lectores podrán conocer una amplia serie de ejercicios de autoayuda fáciles de aprender y de realizar, y técnicas manuales que deberían permitirles mejorar el funcionamiento de estos cinco nervios en ellos mismos y en otras personas. Para desarrollar estas técnicas he utilizado los principios en los que se basa el trabajo de Alain Gehin.

Los ejercicios y las técnicas restablecen la flexibilidad del funcionamiento del sistema nervioso autónomo. Pueden ayudar a eliminar las consecuencias generales adversas del estrés crónico, que surge de la sobrestimulación de la cadena simpática espinal, y la conducta y el retraimiento depresivos, que surgen de la actividad del circuito vagal dorsal. Los ejercicios no son invasivos y no implican medicina o cirugía. La mejora de la funcionalidad del nervio vago ventral producida por los ejercicios ayuda a regular los órganos viscerales implicados en la respiración, la digestión, la eliminación y la función sexual.

He puesto a prueba los ejercicios con más de un centenar de pacientes en mi clínica antes de introducir las técnicas en grupos supervisados exhaustivamente en mis clases y conferencias. Mi conclusión ha sido que mi nuevo enfoque, en el que he utilizado los ejercicios que presento en este libro, mejorará la salud de la mayor parte de las personas que lo utilicen y su capacidad de participación social. Los efectos positivos pueden prolongarse durante un periodo de tiempo sorprendentemente largo.

Sin embargo, la vida es un desafío y nada es permanente. Si bien nuestra finalidad es ayudar a hacer más resiliente el sistema nervioso autónomo, la participación social no es una condición definitiva. Y tampoco podemos impedir siempre enfrentarnos a circunstancias amenazadoras o a situaciones peligrosas.

El cuerpo, el sistema nervioso y las emociones se adaptan continuamente para ayudarnos a responder a condiciones cambiantes. Si estamos amenazados o frente a un peligro físico o emocional, es apropiado que nuestro sistema nervioso autónomo responda fisiológicamente con un estado temporal de actividad simpática en la cadena espinal o con actividad vagal dorsal. Estos cambios nos ayudan a sobrevivir. En cuanto la amenaza o el peligro reales han pasado, lo mejor es que podamos volver a un estado de participación social. Sin embargo, considerando que nada en el cuerpo dura para siempre, el sistema nervioso puede deslizarse desde un estado de participación social a un estado de actividad de la cadena simpática espinal o del circuito vagal dorsal. En este caso, la repetición de los ejercicios debería restablecer rápidamente la función vagal ventral y dejar a la persona otra vez en un estado socialmente participativo. Puede ser necesario repetir estos ejercicios o técnicas de vez en cuando o con regularidad.

Los efectos positivos son acumulativos. Nuestro sistema nervioso autónomo se vuelve más resiliente cada vez que podemos restablecer el estado de participación social después de la activación de la cadena simpática espinal o la rama dorsal del nervio vago. Se puede hacer utilizando el *ejercicio básico*, una técnica de autoayuda muy sencilla descrita en la segunda parte. Nuestro objetivo a largo plazo es alentar al sistema nervioso autónomo a que regrese de manera natural, por su cuenta, de un estado de estrés (activación simpática espinal) o depresión (actividad del circuito vagal dorsal) a un estado de participación social, en cuanto las condiciones cambien a mejor y volvamos a sentirnos seguros física y emocionalmente.

Las técnicas y ejercicios de la segunda parte ayudan a mejorar el movimiento de la cabeza, el cuello y los hombros, y a corregir algunos de los problemas posturales y funcionales que atribuimos al envejecimiento: la postura hacia delante de la cabeza, la cifosis (joroba de la viuda), la parte inferior de la espalda plana, la capacidad respiratoria reducida, etc. Cada vez que se utilicen las técnicas contenidas en este libro se notará una mejoría.

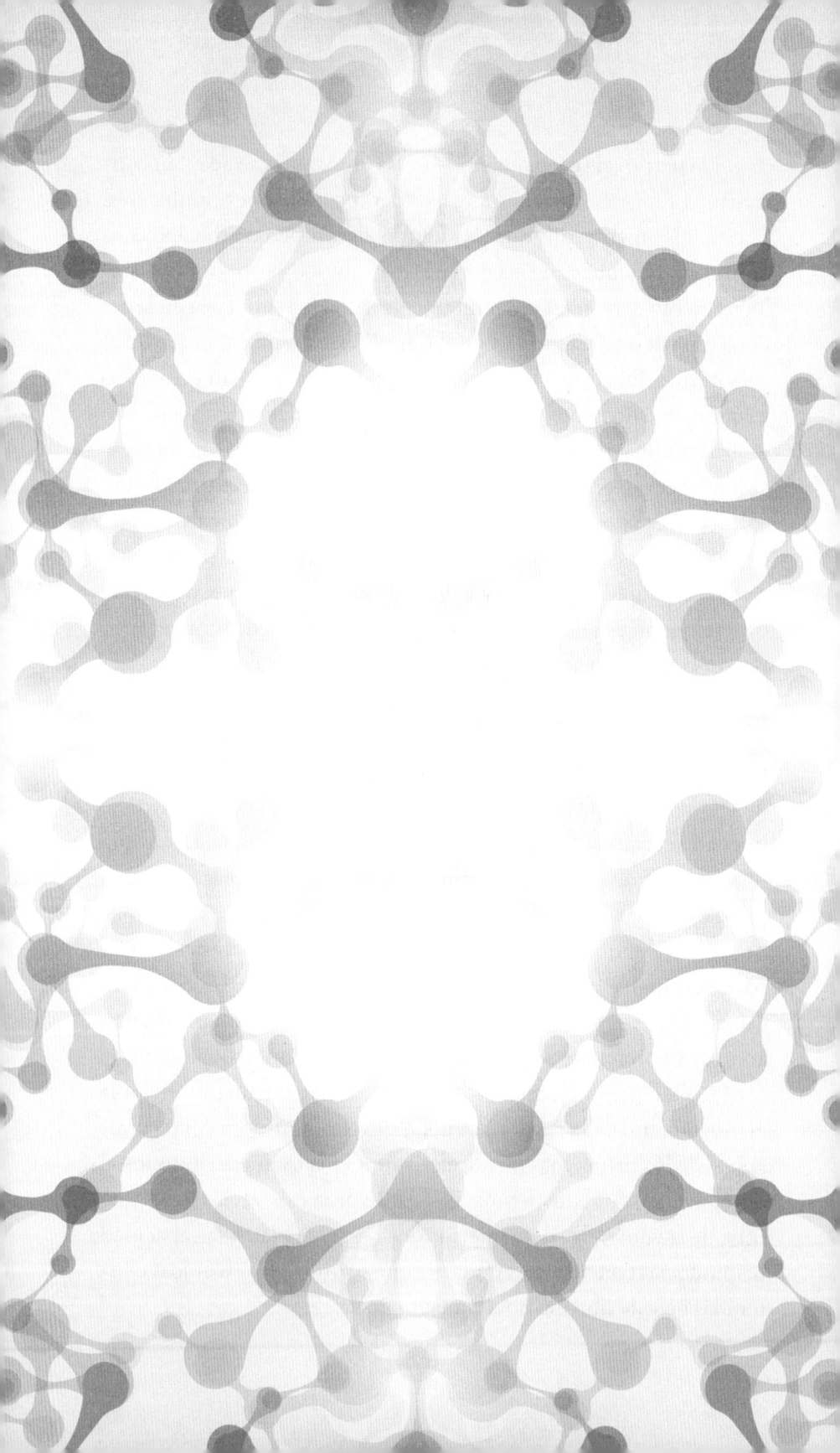

# Primera parte

# HECHOS ANATÓMICOS NUEVOS Y VIEJOS: LA TEORÍA POLIVAGAL

## SUPERAR LOS PROBLEMAS DE SALUD: ¿ESTÁS LUCHANDO CONTRA LAS CABEZAS DE LA HIDRA?

Mucha gente está lidiando con problemas de salud. A menudo sus historias nos recuerdan la lucha descrita en la mitología griega entre Hércules, el más fuerte de los hombres, y el animal acuático llamado *hidra*. Hércules era mitad hombre y mitad dios; su padre era Zeus, dios del cielo y del trueno, que gobernaba sobre los demás dioses del Olimpo. Hércules, el más grande de todos los héroes, fue enviado en una misión para matar a la hidra, un animal acuático parecido a una serpiente con muchas cabezas.

Hércules tenía una espada de oro que le había dado Atenea. En la mitología griega, Atenea, la protectora de la ciudad-estado de Atenas, era la diosa de la sabiduría, la civilización, la guerra justa, la fuerza, la estrategia, las artes femeninas, los oficios, la justicia y la habilidad, y a menudo acompañaba a los héroes en la batalla.

La hidra era una contrincante peligrosa; incluso su aliento era venenoso. Por cada una de las muchas cabezas que Hércules cortaba con su espada, la aparentemente inmortal hidra producía dos nuevas cabezas. Consciente de que no podría vencer a la hidra cortándole las cabezas de una en una, Hércules convocó a su sobrino Yolao para que lo ayudara. Yolao acudió y sugirió que se utilizara una antorcha encendida para quemar los muñones del cuello después de cada decapitación, imposibilitando así que crecieran dos cabezas en el mismo lugar.

Por suerte para Hércules, la hidra tenía un punto débil: una de sus cabezas era mortal. Cuando halló la cabeza mortal de la hidra y la cortó, esta finalmente murió.

La mítica hidra ofrece una metáfora de lo frustrante que es tratar un síntoma solo para ver aparecer otro u otros en su lugar. Como ocurría con las múltiples cabezas de la hidra, hay multitud de problemas de salud que nos están agobiando, y abordar los síntomas de uno en uno con un remedio o una operación para cada uno puede aportar un alivio temporal, pero no necesariamente va a erradicar la causa.

Puede ser que tomemos un comprimido para un problema de salud, otro para otro problema y un tercero para contrarrestar los efectos secundarios de los dos primeros. Incluso puede ser que tomemos múltiples comprimidos diferentes cada día. Pero a menudo los comprimidos solo proporcionan una ayuda temporal, si es que la ofrecen, y en muchas ocasiones hemos de seguir tomándolos durante el resto de nuestras vidas.

Nuestra sociedad se basa principalmente en dos enfoques de la medicina convencional: el bioquímico (los medicamentos) y el quirúrgico. Estas potentes herramientas son valiosas en algunos casos y han ayudado a mucha gente, incluso a mí. Las operaciones quirúrgicas pueden salvar vidas. Pero incluso las mejores operaciones dejan tejido cicatricial, que puede limitar los movimientos al dificultar que capas de músculos y tejido conectivo se deslicen libremente sobre las capas adyacentes.

Además, hay muchos síntomas, afecciones y problemas de salud que no son debilitantes ni amenazan la vida. A menudo, al no disponer de alternativas viables, intentamos tratar estos problemas con el enfoque médico habitual de recetar remedios o recomendar una intervención quirúrgica. Sin embargo, tal vez estas no sean las mejores soluciones. En muchos casos no funcionan con toda la efectividad deseada, y a menudo producen efectos secundarios indeseables.

Como en la lucha contra la hidra, el hecho de acabar con los síntomas a menudo da como resultado que aparezcan más. Por el contrario, para conseguir una salud duradera existe el potencial escasamente aprovechado de comprender cómo funciona el sistema nervioso y enfocar los problemas de salud difíciles de un modo nuevo. Dicho de una forma sencilla: si la rama ventral del nervio vago no funciona, hay que hacerla funcionar. Puesto que el sistema nervioso autónomo regula importantes funciones del cuerpo, tales como la circulación, la respiración, la digestión y la reproducción, se pueden derivar un amplio abanico de consecuencias si el nervio vago y otros nervios craneales no funcionan correctamente.

A continuación ofrezco una lista parcial de problemas comunes que pueden tener su origen en el sistema nervioso autónomo. Estos síntomas afectan a mucha gente. ¿Acaso has experimentado cualquiera de estos síntomas o conoces a gente que los sufre? En caso afirmativo, sigue leyendo, porque el trabajo con los nervios craneales puede aportar alivio.

## Las cabezas de la hidra: problemas comunes relacionados con la disfunción de los nervios craneales

### *Tensiones físicas crónicas*

- Músculos tensos/duros
- Músculos del cuello y de los hombros doloridos
- Migrañas
- Dolor de espalda
- Dientes fuertemente apretados
- Rechinar los dientes por la noche (bruxismo)
- Tensiones oculares o faciales
- Manos y pies fríos
- Sudoración injustificada
- Tensión después de un esfuerzo
- Artritis
- Nerviosismo
- Mareos
- Nudo en la garganta

### *Problemas emocionales*

- Irritabilidad, ira
- Sensación de agotamiento
- Sensación de desesperanza
- Falta de energía
- Tendencia a llorar fácilmente
- Ansiedad general
- Sensación de pesadez
- Periodos largos de depresión
- Pusilanimidad de carácter
- Pesadillas
- Inquietud
- Dificultad para dormir

- Preocupación excesiva
- Dificultad para concentrarse
- Mala memoria
- Frustración
- Soñar despierto y fantasear en exceso

### Problemas cardiacos y pulmonares
- Dolores en el pecho
- Asma
- Hiperventilación
- Respiración insuficiente
- Latidos cardiacos irregulares
- Presión sanguínea alta

### Disfunciones de los órganos viscerales
- Mala digestión
- Estreñimiento
- Irritación del intestino grueso
- Diarrea
- Problemas estomacales
- Hiperacidez, úlcera, ardor de estómago
- Falta de apetito
- Ingesta excesiva

### Problemas del sistema inmunitario
- Gripes frecuentes
- Infecciones menores
- Alergias

### Problemas de conducta
- Accidentes o lesiones frecuentes
- Beber más o fumar más
- Medicación excesiva con o sin receta

- Autismo, trastorno por déficit de atención e hiperactividad (TDAH), síndrome de Asperger

### Relaciones interpersonales
- Desconfianza excesiva o irracional
- Dificultad para llegar a acuerdos
- Pérdida de interés en el sexo

### Problemas mentales
- Preocupación excesiva
- Dificultad para concentrarse
- Dificultad para recordar
- Dificultad para tomar decisiones

### Otros problemas
- Dolores menstruales excesivos
- Problemas de piel

Teniendo en cuenta los desafíos y el estrés a los que nos enfrentamos en nuestras vidas, todos estamos afectados por uno o más de estos síntomas de vez en cuando. A primera vista, parece que la lista contenga problemas que no guardan relación entre sí; podríamos clasificar algunos como *físicos*, otros como *mentales*, otros como *emocionales* y otros más como *conductuales*. Sin embargo, hacer estas distinciones y agrupar los síntomas no ayuda en este contexto, y nos distrae de la observación de que la causa fisiológica subyacente es esencialmente la misma.

Por regla general, la gente tiene más de uno de estos síntomas simultáneamente. El término científico para designar este hecho es *comorbilidad*. Los síntomas pueden desaparecer y volver a aparecer a intervalos irregulares. Si se presentan raramente y no son debilitantes, no representan un problema; sin embargo, si se sufren con frecuencia, o la mayor parte del tiempo, es aconsejable tomar medidas.

Antes que tratar los síntomas individuales como problemas separados, con una pastilla para cada uno, sería preferible encontrar un hilo conductor que los conecte. Quizá se pueda encontrar un tratamiento sencillo y efectivo que pueda mitigar estos abundantes problemas aparentemente inconexos o incluso acabar con ellos. Tal vez podamos encontrar la cabeza mortal de la hidra.

El hilo conductor podría ser bastante sencillo: todos los problemas de la lista se presentan, por lo menos parcialmente, a causa de la actividad vagal dorsal o la activación del sistema nervioso simpático espinal, y se pueden tratar por medio de restablecer el funcionamiento normal de la rama ventral del nervio vago y otros nervios necesarios para la participación social.

La idea de que los nervios craneales juegan un papel en cualquiera de estos problemas es casi universalmente ignorada por la medicina contemporánea. La mayor parte de las personas no saben mucho sobre el bulbo raquídeo, donde tienen su origen estos nervios, ni sobre los nervios craneales mismos.

Creo, y lo he confirmado repetidamente, que si podemos hacer funcionar correctamente los cinco nervios que dan apoyo a la participación social, hay muchas posibilidades de aliviar o eliminar muchos de los síntomas de la lista. Baso este convencimiento en mi propia experiencia clínica a lo largo de varias décadas y en las experiencias de los cientos de terapeutas a quienes he formado en el Stanley Rosenberg Institute.

## Capítulo 1

# CONOCE TU SISTEMA NERVIOSO AUTÓNOMO

El sistema nervioso humano tiene una función primaria: asegurar la supervivencia del cuerpo físico. Este sistema está compuesto por el cerebro, el bulbo raquídeo, los nervios craneales, la columna vertebral, los nervios espinales y los nervios entéricos. Aquí nos centramos en el sistema nervioso autónomo, que está compuesto por elementos del bulbo raquídeo, algunos nervios craneales y determinadas partes de algunos nervios espinales.

## LOS DOCE NERVIOS CRANEALES

Escribir sobre la función de los doce nervios craneales para una variedad de lectores, con diferentes niveles de conocimiento sobre el tema, que van desde el conocimiento nulo hasta el conocimiento exhaustivo, ha sido todo un desafío. ¿Cómo puedo presentar el tema a quienes leen sobre estos nervios por primera vez y al mismo tiempo ayudar a personas que tienen conocimientos al respecto a comprender la función de los nervios craneales de una manera nueva y que les sea útil?

Haré una sencilla descripción de la función de cada uno de los doce nervios craneales pensando en los lectores que no tienen conocimientos sobre el tema. Si ya estás familiarizado con estos nervios, espero presentarte una nueva perspectiva y alguna información menos conocida sobre su función.

Los nervios craneales son distintos de los nervios espinales. Algunos conectan el bulbo raquídeo con órganos y músculos de la cabeza, tales como la nariz, los ojos, las orejas y la lengua. El bulbo raquídeo se extiende desde el cerebro; se halla en la parte inferior de este órgano y constituye el inicio de la médula espinal (ver «Cerebro», «Nervios craneales» y «Médula espinal» en el apéndice). Otros nervios craneales pasan por las pequeñas aberturas del cráneo y llegan a la garganta, la cara, el cuello, el tórax y el abdomen. Cada uno de los doce nervios craneales está presente tanto en el lado derecho como en el izquierdo del cuerpo.

Uno de los nervios craneales se «extiende» por el organismo; baja desde el bulbo raquídeo hacia el pecho y el abdomen para regular muchos de los órganos viscerales. Inerva los músculos de la garganta (faringe y laringe) y los órganos de la respiración (pulmones), la circulación (corazón), la digestión (estómago, hígado, páncreas, duodeno, intestino delgado, colon ascendente y colon transverso) y la eliminación (riñones). Al ser este nervio tan largo y tener tantas ramificaciones, se lo ha llamado nervio *vago*, a partir de la palabra latina *vagus*, que significa 'vagabundo, viajero'.

El nervio vago ayuda a regular una vasta serie de funciones corporales, necesarias para mantener la homeostasis. Mientras que la cadena simpática se extiende desde los nervios espinales y mantiene el estado de estrés y movilización para la supervivencia, varios de los nervios craneales apoyan estados de no estrés. Una de las funciones principales de los nervios craneales es la de facilitar el descanso y la recuperación. También nos capacitan con los sentidos de la vista, el olfato, el gusto y el oído y con el sentido del tacto en la piel de la cara. En los mamíferos, algunos nervios craneales trabajan juntos para facilitar y promover la conducta social.

A cada nervio craneal se le asigna un numeral romano. Por ejemplo, el nervio olfativo se llama también NC I, es decir, *primer nervio craneal*. Si bien los nervios van en pares, normalmente se utiliza el singular, de manera que *NC I* hace referencia, en realidad, a un par de nervios.

La numeración de los nervios craneales tiene que ver con su ubicación. Se extienden desde un semicírculo en cada lado del cerebro. Un anatomista pretérito asignó la denominación NC I al nervio más alto, NC II al siguiente nervio bajando por el semicírculo, etc.

## Las varias funciones de los nervios craneales

Así como las fibras situadas dentro de un tubo a menudo tienen distintas funciones, un nervio craneal también puede tenerlas. Cuando miramos por primera vez los distintos nervios craneales, sus funciones parecen no estar relacionadas. Por ejemplo, uno de los nervios nos ayuda a tragar, otro tensa un músculo que hace rotar el globo ocular hacia la línea media y un tercero contribuye a regular la presión sanguínea.

Sin embargo, a pesar de que habitualmente no se dice en el estudio de la anatomía, los doce nervios craneales tienen una cosa en común: todos están implicados en la búsqueda e ingesta de alimentos. Nos ayudan a encontrarlos, masticarlo, tragarlo y digerirlo, y a eliminar el no digerido como desecho.

Los nervios craneales controlan la secreción de enzimas y ácidos en la boca y en el estómago, la producción de bilis en el hígado y el almacenamiento de esta en la vesícula, y la producción y almacenamiento de enzimas digestivas en el páncreas. Controlan y regulan el movimiento de los alimentos no digeridos durante todo su recorrido desde el estómago hasta el colon transverso. Controlan la descarga de las enzimas de la vesícula y del páncreas en el duodeno en cantidades apropiadas y en el momento oportuno, para digerir los alimentos y separar sus componentes. Después de que las proteínas, los carbohidratos y las grasas han sido suficientemente descompuestos, los nutrientes pueden ser absorbidos a través de las paredes del intestino delgado.

Empezaremos a hablar de los distintos nervios craneales observando en qué medida y de qué manera contribuye al proceso digestivo cada uno de ellos. Luego analizaremos algunas funciones adicionales de los nervios craneales que no están relacionadas con los alimentos, como por ejemplo la regulación de los riñones y la vejiga, el corazón y la respiración, y el sexo y la reproducción.

Si nunca has oído hablar de los nervios craneales, no te preocupes de recordar qué nervios tienen qué funciones. Siempre puedes volver a esta parte y refrescar la memoria con la tabla de la página 60. Lo más útil para ti será que tengas una impresión general de las funciones reguladas por estos nervios, incluido el estado de la participación social. Si has estudiado los doce nervios craneales con anterioridad, lo que sigue te mostrará un enfoque algo diferente para ayudarte a ampliar tu visión.

El nervio olfativo, o NC I, permite nuestro sentido del olfato. En términos evolutivos, fue el primero de los nervios craneales en desarrollarse. El sentido del olfato es vital para los seres humanos y todos los demás mamíferos; es crucial para hallar el alimento y luego decidir si una parte de él es comestible. Los olores producen una respuesta inmediata de atracción o rechazo: ¿se me hace la boca agua cuando me acerco un bocado, o giro la cabeza con repugnancia?

Nuestra respuesta a los olores es potente, primitiva e instintiva, de manera que varios olores tienen un fuerte impacto emocional en nosotros. Es importante para un bebé reconocer el olor de su madre, y que los compañeros sexuales se puedan oler para intensificar su excitación.

Las fibras nerviosas del NC I tienen su origen en los órganos sensoriales de la nariz y cuentan con una vía directa hacia el cerebro anterior. El NC I es el único nervio craneal que transmite señales directamente de los órganos de los sentidos al cerebro sin recurrir a sinapsis intermediarias (una sinapsis es una estructura que permite que una neurona, o célula nerviosa, transmita una señal eléctrica o química a otra célula, neuronal o de otro tipo).

El nervio olfativo es, por tanto, el único nervio craneal que transmite información (olor) directamente al córtex cerebral sin retransmitirla a través de otra parte del sistema nervioso central. Es interesante observar que esta parte de nuestro «cerebro viejo» contribuye a la formación de la memoria, lo cual tiene sentido desde el punto de vista de la supervivencia. Precisamente por eso los olores forman parte de nuestros recuerdos más fuertes y evocadores.

Otros nervios craneales nos permiten la visión. Naturalmente, la vista tiene un papel determinante para ayudarnos a encontrar comida. El nervio óptico, o NC II, también tiene su origen en el cerebro anterior. Transmite las señales de los bastoncillos y conos de la retina del ojo a una sinapsis, y a través de esta a los centros visuales ubicados en el lóbulo posterior (occipital) del córtex cerebral. El cerebro interpreta estos impulsos nerviosos como lo que vemos.

Quizá estemos buscando comida y vemos algo interesante. ¿Podemos reconocerlo a partir de experiencias pasadas? ¿Puede ser eso un alimento? ¿Parece fresco? ¿Está libre de mohos y manchas? Si tiene buen aspecto, quizá decidamos acercarlo a la cara para poder olerlo, y luego tal vez nos lo pongamos en la boca para probarlo.

Mover los ojos en distintas direcciones expande nuestro campo de visión. Los pequeños músculos que mueven los ojos están controlados por tres nervios craneales distintos: el NC III (oculomotor), el IV (troclear) y el VI (abductor). Estos nervios nos permiten girar los ojos arriba, abajo, a la derecha y a la izquierda.

Podemos extender nuestro campo de visión todavía más si utilizamos los músculos del cuello para mover la cabeza. El nervio espinal accesorio, o NC XI, controla el trapecio y el músculo esternocleidomastoideo. Estos dos músculos controlan nuestra cabeza para que podamos mirar arriba, abajo y a los lados, lo que permite que nuestra búsqueda de alimentos incluya el acto de acercar más el bocado para olerlo y, si no huele bien, apartar la cabeza de él.

Sin embargo, la vista y el olor no nos aseguran que algo sea comestible. Damos un paso más y nos lo ponemos en la boca: ¿el sabor es correcto? Para probar adecuadamente un sabor, necesitamos mezclar el alimento con la saliva. La secreción de la saliva está controlada por los nervios NC V (trigémino), NC VII (facial) y NC IX (glosofaríngeo), que inervan las glándulas salivares. La saliva no solo aumenta nuestra capacidad de saborear lo que comemos; también inicia el proceso digestivo al empezar a descomponer los almidones y humedecer los alimentos para que sean más fáciles de tragar.

Para mezclar los alimentos con la saliva utilizamos el nervio NC V (trigémino) para inervar los músculos de la masticación, lo cual nos permite abrir y cerrar la mandíbula y triturar los alimentos con un movimiento de un lado para otro; el NC XII (hipogloso) para mover la lengua y desplazar los alimentos dentro de la boca y acercarlos y alejarlos de los dientes, y el NC VII (facial) para relajar y tensar los músculos de las mejillas; ello nos permite crear una «bolsa» para los alimentos y vaciarla para empujarlos hacia la superficie de trituración de los dientes. Además, ayudamos a mover los alimentos con los músculos de los labios, que también están inervados por el NC VII.

Para percibir realmente el sabor de los alimentos, utilizamos las papilas gustativas, situadas en la lengua, que están conectadas con ramas de los tres nervios craneales: el NC VII (facial), el NC IX (glosofaríngeo) y el NC X (vago). ¿Es correcto el sabor del alimento, o notamos un gusto extraño que podría indicar que es peligroso comer ese bocado? Si el alimento no tiene buen sabor, podemos escupirlo fácilmente antes de tragarlo, y evitar enfermar o intoxicarnos.

Si decidimos tragarlo, la lengua empuja el alimento masticado mezclado con saliva hacia la parte superior del esófago, en la zona posterior de la boca. El esófago es un tubo muscular que transporta los alimentos de la garganta al estómago, y se contrae rítmicamente de la misma manera que lo hacen los intestinos. Tragamos los alimentos con los músculos de la garganta que están inervados por el NC IX, el nervio glosofaríngeo, y los músculos de la lengua inervados por el NC XII, el nervio hipogloso, así como otros músculos inervados por el NC V y el NC VII.

El tercio superior del esófago está inervado por la rama ventral del nervio vago, mientras que el resto del esófago está inervado por la rama dorsal de este nervio.

Si sentimos que algo no está bien en relación con lo que hemos comido en cuanto alcanza el estómago, la vieja rama (dorsal) del nervio vago nos da una nueva oportunidad de regurgitarlo antes de que siga hacia el intestino delgado. El reflejo de la náusea está controlado a ambos extremos del esófago por el nervio glosofaríngeo (NC IX) en la parte superior y el vago (NC X) en la parte inferior. Es fácil ver lo complicado que es realmente el acto de tragar, pues requiere la función coordinada de muchos nervios craneales.

Los nervios craneales ayudan de otros modos en la búsqueda de alimento. Muchos animales localizan una posible presa utilizando su finísimo oído. Muchas fuentes anatómicas consideran que el NC VIII (auditivo)* es el único nervio craneal que permite oír. Sin embargo, en los mamíferos, los nervios trigémino (NC V) y facial (NC VII) también tienen un papel importante en la escucha y comprensión del discurso humano, por medio de regular los músculos del oído medio. Tensando o relajando los niveles de tensión en el

---

\* El NC VIII es el nervio vestibulococlear. Hay dos órganos especializados en el laberinto óseo del hueso temporal. *Coclear* hace referencia al componente auditivo del NC VIII, que transforma el sonido en impulsos eléctricos para el cerebro. *Vestibular* hace referencia a la parte del NC VIII que traduce la información procedente del movimiento de un fluido denso en tres canales semicirculares engastados en el hueso temporal. Cuando cambiamos la posición de la cabeza con respecto a la gravedad, el fluido de estos canales se mueve y presiona unos pelos que estimulan a los nervios para que nos den información sobre la posición y el movimiento de la cabeza.

tímpano, con la ayuda de estos nervios se modifica la intensidad de las frecuencias acústicas que pasan por el tímpano hacia el oído interno. Cuando los niveles de sonido son demasiado fuertes para el delicado mecanismo del oído interno, el músculo estapedio (del estribo) amortigua las vibraciones (para más información sobre el oído, ver el capítulo siete).

| FUNCIONES PRINCIPALES DE LOS NERVIOS CRANEALES | | |
|---|---|---|
| NC I | Nervio olfativo | Olfato; ayuda a localizar el alimento. |
| NC II | Nervio óptico | Visión; permite ver. |
| NC III | Nervio oculo-motor | Mirar; controla algunos músculos del ojo. |
| NC IV | Nervio troclear | Mirar; controla algunos músculos del ojo. |
| NC V | Nervio trigé-mino | Masticar y tragar. Oír; músculo del *tensor tympani*. |
| NC VI | Nervio abduc-tor | Mirar; controla algunos músculos del ojo. |
| NC VII | Nervio facial | Masticar; algunos músculos faciales y secreciones salivares. Oír; músculo estapedio. |
| NC VIII | Nervio auditivo | Oír; traduce ondas sonoras en impulsos nerviosos. |
| NC IX | Nervio glosofa-ríngeo | Tragar. |

| FUNCIONES PRINCIPALES DE LOS NERVIOS CRANEALES | | |
|---|---|---|
| NC X | Nervio vago nuevo | La rama nueva (ventral) del nervio vago inerva y controla el tercio superior del esófago y la mayor parte de los músculos faríngeos, y regula el corazón y los bronquios. |
| | Nervio vago viejo | La rama vieja (dorsal) del nervio vago inerva los dos tercios inferiores del esófago y regula el funcionamiento del estómago, las glándulas digestivas y otros órganos como el hígado y la vesícula, así como el movimiento del alimento a través del intestino (menos en el colon descendente). |
| NC XI | Nervio espinal accesorio | Inerva el trapecio y el músculo esternocleidomastoideo, que a su vez hacen girar la cabeza y expanden el campo visual. |
| NC XII | Nervio hipogloso | Mueve la lengua. |

Además de permitirnos comer, los nervios craneales ejecutan otras funciones. Las ramas viscerales aferentes (sensoriales) de los nervios craneales V, VII, IX, X y XI recogen información de nuestros órganos viscerales: ¿estamos seguros?, ¿amenazados?, ¿en peligro mortal? Nuestro cuerpo ¿se siente sano o hay un desequilibrio, un dolor, una disfunción o una enfermedad? Si estamos seguros y sanos, estos nervios facilitan el estado deseable de participación social.

## DISFUNCIÓN DE LOS NERVIOS CRANEALES Y PARTICIPACIÓN SOCIAL

Consideramos que la conducta humana «normal» es una expresión de valores sociales positivos. Nuestras acciones deberían ser beneficiosas para nuestra supervivencia y bienestar, así como para el bienestar de los demás.

Cuando participamos socialmente, para los demás es fácil comprender nuestra conducta, y lo que hacemos tiene sentido para ellos. La mayoría de nosotros participamos en la sociedad la mayor parte del tiempo. Sin embargo, a veces caemos temporalmente en un estado de activación crónica del sistema de cadena simpática espinal (lucha o huida) o de actividad vagal dorsal (retraimiento, cierre), después del cual, si nuestro sistema nervioso autónomo es resiliente, rápidamente volveremos al estado de participación social.

Por desgracia, algunos de nosotros no participamos socialmente la mayor parte del tiempo. Si nos falta la resiliencia necesaria para volver espontáneamente al estado de participación social, quedamos bloqueados en estados de la cadena simpática o del circuito vagal dorsal. Si nos encontramos en estos estados, a menudo es difícil que la gente pueda comprender nuestros valores, motivaciones y conducta. Nuestros actos parecen irracionales, a menudo van contra nuestros propios intereses y pueden ser destructivos, no solo para nosotros sino también para quienes tenemos alrededor. Si no estamos participando socialmente, la vida se hace difícil no solo para nosotros sino también para los que nos rodean.

Echemos un vistazo a los cinco nervios craneales necesarios para la participación social y al tipo de problemas que pueden presentarse cuando no funcionan correctamente. Estos síntomas proporcionan una pista del motivo por el que alguien no está participando socialmente, y la persona que los tenga puede beneficiarse de un tratamiento del nervio o los nervios afectados.

## Los nervios craneales V y VII

El nervio trigémino, o NC V, tiene varias funciones motoras, incluido el control de los músculos de la masticación que mueven la mandíbula cuando masticamos. El NC V tiene también funciones sensoriales y recibe impulsos procedentes de los nervios sensoriales de la piel de la cara.

El nervio facial, o NC VII, tiene también varias funciones motrices. Controla la tensión y relajación de los músculos de la cara individualmente. Los cambios en el patrón de tensiones de nuestros músculos faciales dan lugar a nuestras expresiones faciales, que no solo comunican distintas emociones sino que también reflejan nuestros estados internos en cuanto a la salud o la enfermedad. Lo ideal sería que los cambios en la expresión facial fueran espontáneos y reflejaran el flujo de las emociones y los pensamientos cambiantes.

¿Es inexpresiva la cara de alguien, le falta animación? Generalmente, esto es indicativo de una disfunción del NC VII. Podemos hacer muecas de manera voluntaria; por ejemplo, sonreír o abrir los ojos de par en par. Pero esto no es lo mismo que las expresiones faciales espontáneas.

Los pequeños cambios espontáneos en la expresión facial (o su ausencia) en la zona transversa que va del ángulo de los ojos hasta el ángulo de los labios pueden revelar si estamos o no participando socialmente, tanto si los demás observan dichos cambios de manera consciente como si lo hacen de manera inconsciente.

Además de estas funciones independientes, los nervios NC V y NC VII tienen funciones interrelacionadas. El NC VII controla los músculos de la cara, y el NC V es un nervio sensorial de la piel de la cara. Cuando cambiamos de expresión facial, esto nos da una idea de lo que pasa. Ambos nervios desempeñan un papel en la escucha y comprensión de lo que se dice y nos permiten tomar parte en una conversación. Esto también es crucial para facilitar la participación social.

El músculo estapedio, el más pequeño del cuerpo, está controlado por el NC VII. Este músculo protege el oído interno de los niveles elevados de ruido, empezando por el volumen de nuestra propia voz. El rugido de un león puede ser ensordecedor; puede aterrorizar a otros animales hasta el punto de paralizarlos. Sin embargo, el león se protege a sí mismo del sonido de su propia voz contrayendo el músculo estapedio un instante antes de rugir, para que no se vea afectado por el fuerte ruido.

Este músculo permite que el bebé oiga más claramente la voz de su madre por medio de reducir el volumen de los sonidos que haya por encima y por debajo de la frecuencia de la voz humana femenina. Si es fácil que los ruidos ambientales nos molesten, puede ser que nuestro músculo estapedio no esté haciendo su trabajo de reducir el volumen de los sonidos de baja frecuencia y que ello dificulte que podamos oír lo que está diciendo alguien en una habitación ruidosa.

La hiperacusia, otro problema del oído, puede ser el resultado de una disfunción del estapedio así como de otro músculo del oído medio, el *tensor tympani*, o músculo tensor del tímpano, inervado por el NC V. A medida que este músculo se contrae aumenta la tensión y disminuye el sonido. Esta es una función útil cuando comemos, al reducirse el nivel del ruido de la masticación (para saber más sobre la hiperacusia y la disfunción del estapedio, consulta el capítulo siete).

Las disfunciones del NC V y del NC VII son bastante frecuentes en los adultos, en quienes a menudo se presentan como efectos colaterales indeseables de las extracciones dentales o de los aparatos dentales. He podido observar en varios de mis clientes sometidos a tratamientos dentales que el proceso pterigoideo del hueso esfenoides y el hueso palatino (uno de los huesecillos faciales) han sido «descoyuntados» entre sí en el paladar duro. Como parte de mi formación en terapia craneosacral biomecánica, aprendí a observar la forma del paladar duro para ver si el hueso palatino se había desplazado lateralmente, y a aplicar una técnica para volver a ponerlo en la posición adecuada.

Algunas de las ramificaciones del NC V y del NC VII se encuentran en esta zona. Una pequeñísima desalineación de los huesos faciales en el punto de encuentro entre el hueso esfenoides y el palatino puede ejercer presión sobre ambos nervios. A veces trato a clientes que han tenido problemas en estos dos nervios después de que les hayan extraído un diente. Cuando comento con dentistas el dolor de muelas y la desalineación de estos dos huesos, la mayor parte de ellos saben exactamente de qué estoy hablando. A menudo me contestan que tienen mucho cuidado de no extraer un diente justo en la base del dolor si no hay señal de infección.

Sin embargo, también encuentro a personas cuyo dentista no aprendió esto, o quizá lo haya olvidado. Una mujer tenía dolor en un diente después de la extracción de otro diente. Su dentista le sacó el segundo diente, pero el dolor no disminuyó. Aparentemente, el dentista no sabía que los nervios de esa unión podían quedar comprimidos por el desplazamiento de estos dos huesos entre sí. Este dentista fue persistente en su intento de ayudar a su paciente a liberarse del dolor. Le sacó otro diente, y luego otro. Cuando vino a verme, casi no le quedaban piezas dentales en la boca, y seguía con el mismo dolor.

En la actualidad, tengo un cliente que empezó a rechinar los dientes por la noche después de que le extrajeran uno. Muchos dentistas no identifican el problema, o quizá no tienen la capacidad de solucionarlo.

En la primera sesión, generalmente les pregunto a mis clientes si les han sacado algún diente o si han llevado un aparato dental. Cualquiera de estos dos factores puede causar una estimulación simpática espinal o un estado vagal dorsal crónicos.

El hueso esfenoides es el que está situado en una posición más central del cráneo. Sus superficies externas componen lo que comúnmente llamamos las sienes. Si un boxeador recibe un golpe en una sien, corre el riesgo de quedar noqueado. Muchos boxeadores lo saben y tratan de golpear al contrario en la sien. Si lo hacen, casi seguramente ganarán por *KO*, es decir, por fuera de combate. Esta es también la razón por la cual los bateadores de béisbol llevan un casco con protección para las sienes, en previsión de que la pelota los pueda golpear en esa zona. La parte más interna del hueso esfenoides tiene una depresión parecida a una silla de montar en la cual se aloja la glándula pituitaria.

Cuando una rama de un nervio craneal se encuentra bajo presión física directa, no solo esa rama sino también otras ramas de ese nervio pueden dejar de funcionar correctamente. Así, una dislocación entre los huesos palatino y esfenoides puede dar como resultado un mal funcionamiento de los nervios de la cara y del oído medio. Esto es suficiente para bloquear todo el sistema nervioso de la participación social.

El NC V va a la piel de la cara, mientras que el NC VII va a los músculos de la cara. Para corregir algunas de estas disfunciones y darse un «estiramiento facial» natural, la segunda parte de este libro contiene una técnica para estimular ambos nervios. Aunque la primera vez que se hace el ejercicio ya se debería notar como mejoría una reducción de las tensiones faciales, sería una buena idea repetirlo ocasionalmente, sobre todo si se ha perdido la sonrisa natural por encontrarse en un estado simpático espinal o vagal dorsal.

Otros dos músculos inervados por el NC V son el pterigoideo medial y el lateral, que nacen del hueso esfenoides y ayudan a abrir y cerrar la mandíbula. Un ligero desplazamiento de este hueso puede causar irregularidades como la sobremordida, la submordida o la mordida cruzada.

## Los nervios craneales IX, X y XI

Una de las dos ramas del décimo nervio craneal (el vago ventral) surge en una estructura llamada *nucleus ambiguus*, situada en el bulbo raquídeo, junto con el NC IX y el NC XI.

La rama dorsal del nervio vago se origina en la base del cuarto ventrículo, ubicado cerca de la parte posterior del bulbo raquídeo. (Un ventrículo no es una estructura física, sino un espacio situado entre los lóbulos del cerebro, lleno de líquido cefalorraquídeo. Existen cuatro de estos ventrículos, que están conectados entre sí a través de pequeños canales).

Ambas ramas del nervio vago, junto con el NC IX y el NC XI y la vena yugular, pasan por el foramen yugular, una pequeña abertura situada en la base del cráneo entre los huesos temporal y occipital.

Las fibras de estos dos nervios craneales se entretejen con las fibras del NC X. Mi profesor de anatomía, Pat Coughlin, nos dijo en clase que en las interpretaciones modernas de la anatomía un número cada vez mayor de docentes consideran el NC IX y el NC X como dos partes del mismo nervio. De la misma manera que las fibras de los nervios se entretejen, su funcionalidad parece estar relacionada en cuanto componentes del sistema nervioso de la participación social.

Para el propósito clínico de poner el sistema nervioso en un estado de participación social, encuentro más sencillo considerar los nervios craneales IX, X y XI como si fueran uno. Cuando un paciente presenta síntomas que indican una disfunción en uno, casi siempre hay una disfunción en los otros dos. Si, después del tratamiento, el paciente muestra una mejoría en la prueba de la función vagal (NC X), los síntomas atribuidos a la disfunción del NC IX y el NC XI habitualmente también desaparecen.

## Más sobre el nervio craneal IX

El noveno nervio craneal es conocido como *nervio glosofaríngeo* (*gloso* hace referencia a la lengua y *faríngeo* a la faringe, la parte posterior alta de la garganta). Este nervio tiene fibras tanto aferentes (sensoriales) como eferentes (motrices). La rama eferente inerva un solo músculo, el estilofaríngeo, que interviene en la deglución.

El noveno nervio craneal recibe información sensorial por parte de las amígdalas, la faringe, el oído medio y el tercio posterior de la lengua. También forma parte del mecanismo que regula la presión sanguínea: tiene ramificaciones aferentes en el seno carotídeo, situado en la base del cuello, cerca de las arterias carótidas, y sus fibras sensoriales controlan la presión sanguínea para influir en el corazón y en el tono de las células musculares de las arterias.

Este nervio también controla los niveles de oxígeno y de dióxido de carbono de la sangre para regular el ritmo respiratorio. Es además responsable de estimular la secreción de la glándula parótida, la gran glándula salival situada delante del oído.

## El NC X (el nervio vago)

El décimo nervio craneal constituye una parte fundamental del sistema nervioso autónomo. Antes de que Stephen Porges presentara su teoría polivagal, se consideraba que el vago funcionaba en un único recorrido neural. Sin embargo, ahora sabemos que las dos ramas de este nervio —la ventral y la dorsal— parten de sitios distintos y tienen funciones muy diferentes. Este libro se ha escrito para aclarar esas diferencias y sus implicaciones.

Una comprensión de los dos recorridos del nervio vago proporciona opciones de tratamiento para una amplia variedad de problemas de salud, que se expondrán más adelante.

## La rama subdiafragmática (dorsal) del vago

La rama dorsal del nervio vago tiene fibras motoras que inervan los órganos viscerales ubicados por debajo del diafragma respiratorio: el estómago, el hígado, el bazo, los riñones, la vesícula, la vejiga urinaria, el intestino delgado, el páncreas, el colon ascendente y el colon transverso. Por consiguiente, esta rama se ha denominado en ocasiones la *rama subdiafragmática del nervio vago*.

Sin embargo, esta descripción es solo parcialmente exacta, ya que algunas fibras que se originan en el núcleo motor dorsal del bulbo raquídeo también afectan al corazón y los pulmones, que se encuentran por encima del diafragma. De la misma manera, si bien el vago ventral provee sobre todo vías motoras a los órganos que están por encima del diafragma, algunas fibras influyen sobre órganos situados por debajo del diafragma. Las tres partes del sistema nervioso autónomo –las ramas dorsal y ventral del nervio vago y la cadena simpática espinal– afectan a las funciones vitales que son la respiración y la circulación de la sangre. Cada uno de los tres circuitos afecta al corazón y los pulmones de maneras distintas.

En el apéndice encontrarás dos dibujos de los órganos viscerales (ver «Vago ventral» y «Vago dorsal»). Uno muestra los que están inervados por el vago ventral y el otro, los que están inervados por el vago dorsal.

## Otras funciones de la rama ventral del nervio vago

La rama ventral del nervio vago tiene su origen en el bulbo raquídeo, situado en la parte superior de la médula espinal, debajo del cerebro (ver «Cerebro» en el apéndice). Estimula la contracción rítmica de los bronquiolos, facilitando así la extracción del oxígeno, aunque la zona del bulbo raquídeo que controla la activación vagal dorsal también puede dar lugar a una contracción crónica de las vías aéreas, lo cual dificulta el paso del aire. (Esto forma parte del mecanismo que se activa en un estado de retraimiento o de *shock*. Este estrechamiento de los bronquiolos también se presenta cuando hay EPOC, bronquitis crónica y asma).

Cuando nos sentimos seguros, la rama ventral del nervio vago respalda el descanso o la actividad tranquila. Hay una fluctuación rítmica de la abertura de las vías aéreas; están moderadamente abiertas durante la inspiración y se cierran moderadamente en la exhalación.

La rama ventral del nervio vago inerva muchos de los pequeños músculos de la garganta, lo cual incluye las cuerdas vocales, la laringe, la faringe y algunos músculos situados detrás de la faringe (el *levator veli palatini* y los músculos uvulares).

## El nervio craneal XI

El undécimo nervio craneal, o *nervio espinal accesorio*, es una de las claves para el bienestar de todo el sistema musculoesquelético. Puesto que inerva el trapecio y el músculo esternocleidomastoideo (ECM), que permiten el movimiento de la cabeza y del cuello, la tensión unilateral de cualquiera de estos músculos hace que los hombros, la columna y todo el cuerpo estén desalineados.

Tanto el músculo trapecio como el esternocleidomastoideo tienen su origen en los huesos del cráneo (el trapecio se adhiere al proceso mastoideo del hueso temporal y el esternocleidomastoideo, al hueso occipital). Juntos constituyen el anillo externo de músculos del cuello, los hombros y la parte superior de la espalda.

Si el undécimo nervio craneal está funcionando mal, el resultado es una falta de tono adecuado en estos músculos. Esto a su vez puede causar problemas agudos o crónicos en los hombros, tortícolis, migrañas y dificultad para girar la cabeza de un lado a otro. (Ver el capítulo cinco para tener más información sobre estos músculos. La segunda parte también contiene un tratamiento para aliviar las migrañas por medio de reducir las tensiones excesivas en estos músculos).

En lugar de limitarse a masajear un trapecio crónicamente tenso o flácido o el ECM, es mejor que el terapeuta primero mejore el funcionamiento del undécimo nervio craneal utilizando el ejercicio básico (ver la segunda parte) y que masajee los músculos después de que el nervio vuelva a funcionar bien.

## EL TRATAMIENTO DE LOS NERVIOS CRANEALES

Para tratar los nervios craneales necesitamos técnicas diferentes de las utilizadas para tratar los nervios espinales. Para tratar la disfunción de los nervios espinales algunos terapeutas llevan a cabo movilizaciones quiroprácticas o de tipo quiropráctico (sacudidas breves de alta velocidad). Un terapeuta corporal puede estirar y fortalecer los músculos del cuello y la espalda para reposicionar las vértebras y reducir así la presión sobre los nervios espinales. Si estas modalidades fallan, a veces recurrimos a la cirugía ortopédica.

Sin embargo, si queremos mejorar manualmente los nervios craneales o restablecer su buen funcionamiento, necesitamos un enfoque diferente. Desde 1920 existe una forma de tratamiento de las disfunciones de los nervios craneales llamada *osteopatía craneal*, *terapia craneosacral* u *osteopatía en el campo craneal*.

En los Estados Unidos, los médicos osteópatas reciben la misma preparación que los médicos de medicina general. Como su contraparte, están autorizados a realizar operaciones quirúrgicas, recetar medicamentos y trabajar en hospitales psiquiátricos. Una diferencia importante entre osteópatas y médicos es que los primeros cuentan con una formación adicional en tratamientos de técnicas manuales.

William Garner Sutherland, médico osteópata (1873-1954), fundó la osteopatía craneal. Su estudiante y colega Harold Magoun (1927-2011) escribió el libro fundamental *Osteopathy in the Cranial Field*[1] [La osteopatía en el campo craneal], publicado por primera vez en 1951 y que todavía hoy es usado por los osteópatas que deciden aprender las técnicas craneales. En él se describen tres enfoques del trabajo craneal. Uno es biomecánico; en él, el terapeuta agarra dos huesos adyacentes del cráneo con el objeto de movilizarlos en las suturas (donde dos o más huesos del cráneo se juntan). Esto puede reducir la presión mecánica sobre los nervios craneales allí donde pasan por las diversas aberturas del cráneo.

El enfoque biomédico exige un estudio detallado de la anatomía craneal además de una gran experiencia en tratamientos manuales para familiarizarse con el trabajo y utilizar las técnicas con eficacia. El osteópata francés Alain Gehin todavía desarrolló más el sistema de las técnicas biomecánicas descritas por Sutherland y Magoun, y lo ha enseñado a estudiantes de muchos países.

Otro enfoque del tratamiento craneal implica el estiramiento de las membranas de tejido blando que hay dentro del cráneo y de la columna. La *dura mater* es un tubo de tejido conectivo que se extiende desde el cráneo hasta el coxis y que contiene el cerebro, la médula espinal y el liquido cefalorraquídeo. El *falx cerebri* y el *tentorium* son láminas de tejido conectivo que mantienen unidos los huesos del cráneo; en conjunto, se conocen como *membranas durales*.

Todas estas estructuras durales se vuelven menos flexibles con la edad, las enfermedades, ciertos tipos de antibióticos y los traumas físicos. Harold Magoun describió estas membranas y cómo liberar la tensión en ellas. Más tarde, su trabajo fue desarrollado por el osteópata John Upledger, y ahora se enseña en todo el mundo por parte del Upledger Institute, situado en Florida. Su enfoque incluye estirar las membranas durales y dejar que se «relajen».

El tercer enfoque es la denominada *terapia craneosacral biodinámica*. Su finalidad es maximizar el movimiento del liquido cefalorraquídeo que circula por el cerebro y la médula, aportando alimento a los tejidos y ayudando a eliminar los productos de desecho metabólicos.

Las técnicas biodinámicas facilitan la liberación aprovechando el flujo del liquido cefalorraquídeo contenido en las membranas durales del cráneo y de la columna. El terapeuta sostiene la cabeza del cliente con un toque extremadamente ligero, combinado con una fina conciencia de los pequeños movimientos sutiles de los huesos craneales.*

---

* La idea de que los huesos craneales se mueven es contraria a casi todas las enseñanzas de anatomía y fisiología. La creencia común es que los huesos se fusionan a distintas edades, los últimos en el resto del cráneo a la edad de treinta y ocho años. Sin embargo, he visto conjuntos de huesos humanos separados en un adulto mayor en un laboratorio de anatomía. Los huesos se habían separado rellenando un cráneo con arroz y sumergiéndolo en un cubo de agua. A medida que el arroz absorbía el agua y se expandía, iba empujando los huesos y separándolos los unos de los otros. Si los huesos hubieran crecido juntos, como se enseña en muchas clases de anatomía, esta separación de los huesos no sería posible en un adulto de esa edad.

## LOS NERVIOS ESPINALES

La mayor parte de las personas han oído hablar de los problemas que surgen a causa de disfunciones de los nervios espinales. Mucha gente sufre de un disco herniado que oprime la médula espinal o de un crecimiento del hueso (estenosis espinal) que puede presionar un nervio espinal y producir dolor, pérdida de sensibilidad o pérdida de la función (por ejemplo, el control de la vejiga). La disfunción de los nervios espinales también puede causar parálisis local (incapacidad de utilizar un músculo específico del esqueleto).

Algunas personas utilizan tratamientos quiroprácticos u osteopáticos para aliviar la compresión del nervio espinal. Los quiroprácticos habitualmente utilizan técnicas basadas en las sacudidas cortas y la alta velocidad con la intención de reposicionar una vértebra, mejorar su alineación y quitar presión al nervio que causa el dolor. Los osteópatas tienen la misma finalidad, pero habitualmente utilizan una manipulación más suave.

Otros tratamientos de la columna populares y «conservadores» son el yoga y los estiramientos, el fortalecimiento de los músculos de la espalda con la calistenia, el entrenamiento con pesas, la terapia física y el masaje destinado a equilibrar el tono de los músculos de la espalda. Si estos métodos no consiguen mantener la columna en condiciones, podemos sentirnos impotentes, desanimados y proclives a escoger tratamientos radicales, como la cirugía.

La cirugía de la espalda es un negocio boyante. Unos quinientos mil estadounidenses se someten a una intervención quirúrgica cada año solo por problemas en la parte baja de la espalda. De acuerdo con la Agency for Healthcare Research and Quality (Agencia para la Investigación y Calidad de la Atención Médica) de Estados Unidos, en este país y solo en 2008 se gastaron más de treinta mil setecientos millones de dólares en procedimientos hospitalarios para el dolor de espalda.[2] Desgraciadamente, la cirugía no siempre aporta alivio. Y los estudios realizados demuestran que la mayor parte de los dolores de espalda desaparecen solos con el tiempo. El hospital de mi ciudad, en Dinamarca, ha dejado de utilizar la cirugía para el dolor de espalda.

Durante décadas, los cirujanos ortopédicos han tratado los problemas de espalda cortando parte del disco abultado, recortando espolones óseos o incluso insertando una placa de metal y tornillos para inmovilizar las vértebras adyacentes. A pesar del uso generalizado de la cirugía, la efectividad de este tipo de operaciones no se ha documentado científicamente. Por el contrario, cada vez hay más investigaciones que muestran que estas operaciones no son efectivas a largo plazo. [3, 4, 5]

Una función importante de los nervios espinales es la de permitir el uso de los brazos, las piernas y el tronco para mover el cuerpo por medio de contraer y relajar varios músculos, así como la de inervar algunos de los órganos viscerales. Los mensajes para los nervios espinales nacen en el cerebro y viajan a través de la médula espinal, un fajo de nervios similar a un tubo que sale del cráneo a través de una gran abertura que hay en la base de este, llamada *foramen magnum* (palabras latinas que significan 'gran agujero').

Después de salir del cráneo, pares de nervios espinales emanan de la médula y pasan a través de los espacios que hay entre vértebras adyacentes para actuar en los músculos, las articulaciones, los ligamentos, los tendones, los órganos internos y la piel. Los seres humanos tienen treinta y tres pares de nervios espinales; un nervio de cada par está destinado al lado derecho del cuerpo y el otro, al lado izquierdo.

Cada par de nervios espinales se corresponde con una parte de la columna vertebral. Hay treinta y tres vértebras en total: siete en el cuello, doce en el tórax, cinco en la región lumbar, cinco en el sacro y cuatro en el coxis. Los nervios espinales, que incluyen tanto nervios motores como sensoriales, llevan señales adelante y atrás entre el cerebro y el resto del cuerpo. Dos excepciones importantes son los músculos trapecio y esternocleidomastoideo, del cuello y los hombros, que están inervados por el undécimo nervio craneal. Las implicaciones de esto se abordan en otras partes de este libro, incluido el capítulo cinco.

Siempre hay más de una rama de un nervio destinada a un músculo determinado. Esto es la garantía de que si un nervio está dañado, el músculo podrá seguir funcionando (aunque de manera menos eficiente) utilizando las señales de los otros nervios disponibles.

Cada nervio espinal afecta también a distintos músculos. A menudo los músculos forman parte de una cadena de movimiento. Por ejemplo, los músculos del hombro, del brazo, del antebrazo, de la muñeca y de los dedos trabajan juntos como una unidad para controlar los movimientos básicos del brazo o de la mano.

Las vías motoras de un nervio indican al músculo que se contraiga. Los nervios sensoriales espinales recogen información del cuerpo y la transmiten al cerebro: transportan sensaciones de dolor, posición de las partes corporales unas en relación con las otras, movimiento, tensión de los músculos o fascias y el sentido del tacto en todo el organismo excepto la cara, que está inervada por los nervios craneales.

Las ramas de los nervios espinales y craneales están tradicionalmente divididas entre funciones motoras y sensoriales, pero esto es una simplificación excesiva. Si observamos más detenidamente los «nervios motores» individuales, veremos que algunas de sus fibras son fibras motoras, pero que también contienen fibras sensoriales que informan al cerebro del estado de tensión de un músculo. Actualmente sabemos que la mayor parte de las fibras de los «nervios motores» son sensoriales en realidad.

Esta combinación de fibras nerviosas sensoriales y motoras proporciona un circuito de información que nos permite utilizar las fibras motoras para tensar un músculo mientras las fibras sensoriales, simultáneamente, envían al cerebro información relacionada con el nivel de tensión cambiante del músculo. Gracias a esto podemos calibrar la tensión del músculo, lo cual constituye un enfoque mucho más potente y efectivo que si el músculo solo se pudiera tensar plenamente o nada en absoluto, como ocurriría si no tuviéramos la información que aportan las fibras sensoriales.

En condiciones normales, los nervios espinales permiten movimientos fáciles, bien coordinados y armoniosos, y los músculos se activan utilizando una mínima cantidad de energía para alcanzar el movimiento deseado. Sin embargo, si el cuerpo está estresado y todos los músculos se hallan más tensos de lo necesario, a menudo se pierde esta coordinación natural, y los movimientos se vuelven descoordinados, torpes o débiles.

## La cadena espinal simpática

Las ramificaciones de los nervios espinales van a estructuras corporales específicas: la piel (dermatomas), los músculos (miotomas), los órganos viscerales (viscerotomas) y los ligamentos, fascias y tejido conectivo (fasciatomas). En lugar de un único nervio espinal que inerva solo un músculo, hay una cierta superposición, de manera que las ramificaciones de varios nervios espinales pueden inervar el mismo músculo. Esto crea un sistema de seguridad, de manera que si una parte del nervio resulta dañada, otras partes pueden seguir contrayendo el mismo músculo y este puede seguir funcionando, aunque de manera menos eficiente.

Algunos de los nervios espinales van a los órganos internos. Por ejemplo, los nervios de las vértebras T1 y T4 (torácicas) van al corazón, los de la T5 y la T8 a los pulmones, el de la T9 al estómago y el de la T10 a los riñones. Otros nervios van a otras estructuras, como la vejiga, los órganos genitales y los intestinos.

Después de salir de la médula espinal, algunas fibras nerviosas torácicas y lumbares superiores espinales (T1-L2) se extienden lateralmente una corta distancia. Mientras que algunas de estas se mantienen en la misma zona, otras se unen con fibras de vértebras situadas por encima y por debajo para formar parte de una cadena simpática. La cadena simpática extiende la longitud de la columna vertebral entre la T1 y la L2 y se conecta a estos nervios espinales. La mayor parte de las fibras simpáticas, que se proyectan a los órganos viscerales y a la cabeza, están acompañadas por arterias hasta sus destinos.

Cuando nos enfrentamos a una amenaza para nuestra supervivencia, hay un aumento de actividad en toda la cadena simpática, que pone en marcha la respuesta de lucha o huida para movilizar los recursos de todo el cuerpo. Esta respuesta es inmediata y total, lo cual es apropiado si estamos amenazados o en peligro. Los músculos se tensan para efectuar los movimientos que sean necesarios para luchar o huir.

Algunos órganos inervados por las fibras nerviosas simpáticas aumentan su nivel de actividad para respaldar esta movilización. Por ejemplo, el corazón late más deprisa para aportar más sangre al sistema muscular. La presión sanguínea aumenta para poder bombear más sangre a los músculos tensos. El hígado libera en la sangre azúcares almacenados para producir energía extra disponible para que los músculos la puedan quemar. La respuesta de estrés, de supervivencia, por parte de la cadena simpática hace que los músculos de las vías respiratorias se abran al máximo; nuestra capacidad respiratoria mejora y absorbemos la máxima cantidad de oxígeno con el fin de estar plenamente movilizados para luchar o huir.

Al mismo tiempo, otros órganos (sobre todo los que están implicados en la digestión) se ralentizan o se paran. Hay una pérdida de apetito, el movimiento de los alimentos en el intestino se ralentiza o se detiene y se podría experimentar una sensación de «mariposas» en el estómago.

En casos de amenaza o desafío, el estado de estrés creado por la respuesta simpática afecta a todo el cuerpo, y puede implicar simultáneamente a todos los músculos a los que puede afectar la cadena simpática. La activación de la cadena espinal simpática en la respuesta de lucha o huida es uno de los tres estados posibles del sistema nervioso autónomo, del cual hablaré con más detalle más adelante.

## EL SISTEMA NERVIOSO ENTÉRICO

El sistema nervioso entérico es una red de nervios que conecta los órganos viscerales. De estos nervios no sabemos casi nada. Al estar tan entretejidos los unos con los otros, con los órganos viscerales y con el tejido conectivo que hay entre estos, ha sido imposible hasta ahora para los anatomistas descubrir plenamente las vías de los nervios entéricos. Por consiguiente, no los hallamos bien representados en la mayor parte de los libros de anatomía.

Además, no sabemos casi nada acerca del funcionamiento de los nervios entéricos. En el mejor de los casos, podemos adivinar que ayudan de alguna manera a los distintos órganos viscerales a comunicarse entre sí para coordinar el muy complejo proceso de digestión.

En ocasiones se ha denominado *el segundo cerebro* al sistema nervioso entérico, ya que posee una inteligencia que funciona más allá de nuestra percepción consciente.[6] No podemos saber conscientemente lo que está sucediendo en nuestro proceso digestivo ni regularlo de manera voluntaria.

# Capítulo 2

# LA TEORÍA POLIVAGAL

*Que se pueda observar algo o no, depende de la teoría*
*utilizada. La teoría decide qué se puede observar.*

**Albert Einstein**

## LOS TRES CIRCUITOS DEL SISTEMA NERVIOSO AUTÓNOMO

Tradicionalmente, el sistema nervioso autónomo (SNA) era reconocido por su regulación de las variadas funciones viscerales «automáticas», tales como la digestión, la respiración, el impulso sexual, la reproducción, etc. El viejo modelo del estrés o la relajación estaba basado en el reconocimiento de dos circuitos solamente, el simpático y el parasimpático.

En el viejo modelo, el sistema nervioso simpático se consideraba activo en la respuesta de estrés en caso de amenaza o peligro. El sistema nervioso parasimpático, al contrario, se expresaba como la respuesta de relajación y se asociaba a la función del nervio vago. Este modelo antiguo del SNA, aceptado casi universalmente, suponía la existencia de un nervio vago único, y no tomaba en cuenta el hecho de que hay en realidad dos vías neurales muy distintas llamadas *vago*.

La teoría polivagal empieza con el reconocimiento de que el nervio vago tiene dos ramas separadas. Es decir, hay dos nervios vagales distintos, separados, que tienen su origen en dos ubicaciones diferentes. Tendremos una representación más exacta del funcionamiento del sistema nervioso autónomo si consideramos que consiste en tres circuitos neuronales: la rama ventral del nervio vago (estados positivos de relajación y participación social), la cadena simpática espinal (lucha o huida) y la rama dorsal del nervio vago (ralentización, retraimiento y conducta depresiva). Estos tres circuitos regulan nuestras funciones corporales para ayudarnos a mantener la homeostasis.

La teoría polivagal también presenta otra dimensión en cuanto a la comprensión del SNA. Este sistema no solo regula el funcionamiento de nuestros órganos internos, sino que estos tres circuitos también se relacionan con nuestros estados emocionales, que a su vez guían nuestra conducta.

La gente que da masajes sabe por experiencia que el cuerpo de una persona puede estar demasiado contraído, el de otra puede estar demasiado blando, y el de una tercera puede estar «en su punto». Habitualmente, cuando los terapeutas reciben formación para dar masajes, aprenden a relajar la tensión de los músculos tensos. Sin embargo, este enfoque no funciona con un cuerpo al cual le falte el tono suficiente.

## Ricitos de Oro y los tres estados del SNA

Una buena analogía de los tres estados del sistema nervioso autónomo se puede hallar en el cuento *Ricitos de Oro y los tres osos*.

Ricitos de Oro caminaba sola por el bosque cuando llegó a la cabaña que pertenecía a los tres osos. Llamó a la puerta, pero nadie contestó. Como estaba cansada y hambrienta, decidió entrar y esperar a que alguien regresara.

Ricitos de Oro vio tres tazones de gachas de avena sobre la mesa. Cuando las probó, encontró que el primer tazón estaba demasiado caliente, el segundo estaba ya frío y el tercero estaba bien.

Después de haberse comido el tercer tazón de gachas, vio tres camas y decidió echarse una siesta. La primera cama era demasiado dura y la segunda demasiado blanda, pero la tercera estaba bien, así que se acostó en ella y se durmió satisfecha.

La cualidad del tono de la musculatura en los tres estados autónomos se puede describir como una de las siguientes: demasiado dura o caliente (en el estado de lucha o huida propio de la actividad espinal simpática), demasiado blanda o fría (en el estado de retraimiento propio de la actividad vagal dorsal) y en su punto (en el estado de participación social, basado en la actividad de la rama ventral del vago y los otros cuatro nervios craneales relacionados con este estado).

La actividad respaldada por la cadena espinal simpática nos permite luchar para enfrentarnos a una amenaza o huir para evitarla. Esto es así porque unos músculos duros y tensos posibilitan que movamos todo el cuerpo más rápidamente. Una presión sanguínea más alta es también necesaria para que el flujo sanguíneo acuda a los músculos que están tensos y duros.

Cuando el circuito vagal dorsal está activado, los niveles del tono muscular permanecen bajos, porque no hay necesidad de tensar los músculos para luchar o huir (en algunos casos de peligro extremo, el tono muscular está bajo cuando la respuesta de supervivencia del cuerpo consiste en desconectar). Una presión sanguínea baja es suficiente para que la sangre acuda a los músculos blandos, flácidos. En los casos extremos, esta presión baja puede hacer que se pierda el conocimiento y se sufra un desmayo. El término médico que hace referencia a esta reacción es *síncope*.

Una presión sanguínea normal es apropiada para los músculos que no están ni tensos ni flácidos, sino en un estado normal. En situaciones de participación social, en general no hay amenazas o peligros en nuestro entorno o en nuestro cuerpo. Nuestro sistema nervioso registra este hecho, así que no tenemos que hacer nada: podemos realmente relajarnos y disfrutar de estar con los demás. Según la teoría polivagal, cuando nos encontramos en un estado de participación social, podemos quedarnos inmóviles sin tener miedo o ira o estar sujetos a una actividad depresiva. Nuestra presión sanguínea, azúcar en sangre y temperatura son normales. Podemos estar quietos y, sin embargo, despiertos y alerta.

Un apretón de manos nos proporciona una buena indicación del estado del SNA de una persona. Un cuerpo contraído en exceso habitualmente es consecuencia de un estado de actividad crónica de la cadena simpática espinal, donde todo el sistema muscular está continuamente preparado para luchar o huir. Esas personas tienen como característica un apretón de manos exageradamente fuerte; aprietan más de lo que es necesario. Y ocurre lo contrario si se carece de tono muscular; en general, esto es indicativo de una actividad excesiva en el circuito vagal dorsal. Estas personas generalmente tienen un apretón de manos flácido, húmedo y a veces frío.

Si nuestro apretón de manos es correcto, significa que la rama ventral del nervio vago predomina. Podemos tener algunas tensiones en algunos músculos, pero esos músculos se relajarán muy rápidamente, y un masajista terapéutico observará que nuestro cuerpo está bien.

El tono muscular es solo uno de los muchos métodos que existen para valorar el estado del sistema nervioso.

## La homeostasis y el SNA

Los circuitos neurales que controlan los nervios que regulan el funcionamiento de los órganos viscerales se pueden comparar a un termostato conectado al mismo tiempo a un radiador y a un aparato de aire acondicionado. Cuando el termostato registra que el aire está demasiado frío, pone en marcha el radiador, y si el aire está demasiado caliente, pone en marcha el aparato de aire acondicionado. De la misma manera, los mamíferos necesitan mantener la temperatura corporal entre unos límites superior e inferior, y sus nervios sensoriales proporcionan información sobre la temperatura del cuerpo a su «termostato».

Los patrones conductuales, así como las funciones fisiológicas, ayudan al organismo a regular la temperatura. Por ejemplo, si tenemos frío, podemos movernos para producir calor por medio de la actividad de los músculos, o bien ponernos más ropa para aislarnos y reducir la pérdida de calor corporal. Los vasos sanguíneos de la piel se contraen para conservar el calor. Cuando tenemos mucho frío, nuestro cuerpo empieza a temblar de manera incontrolable, y esta actividad muscular produce calor.

Cuando tenemos calor, nos acostamos o nos quedamos sentados sin movernos para reducir la actividad muscular y de esta manera evitar un mayor sobrecalentamiento. Los vasos sanguíneos se dilatan, permitiendo así que más calor suba a la superficie de la piel para disiparse. Nos quitamos capas de ropa y sudamos, y cuando el sudor se evapora nos refresca.

Cuando alguien está enfadado, se dice que se «ha calentado». Le podríamos recomendar que se enfriase. Cuando no le gusta algo, tal vez se aparte de ello, y decimos que ese algo lo «deja frío» y buscamos maneras de calentarlo (animarlo) en relación con esa idea. Tanto el calor como el frío se consideran reflejos de estados emocionales.

Las tres partes del sistema nervioso autónomo trabajan juntas para controlar la actividad de los órganos, producir homeostasis y ayudarnos a enfrentarnos de manera apropiada a las situaciones ambientales y equilibrar determinados aspectos del cuerpo.

El modelo de la teoría polivagal se puede aplicar también a problemas y diagnósticos relacionados con muchas áreas fisiológicas, tales como la digestión o la reproducción, que de otra manera se podrían considerar problemas físicos que están más allá de nuestro control o capacidad de influencia.

Por ejemplo, en el ámbito de la investigación científica cada vez ha habido más estudios en los que se ha utilizado la variabilidad del ritmo cardiaco (VRC) para medir la actividad vagal ventral cuantificando un ritmo espontáneo del latido cardiaco llamado *arritmia sinusal respiratoria*. Según estos estudios, unos niveles bajos de actividad vagal ventral están relacionados con un amplio abanico de problemas de salud, como la obesidad, la presión sanguínea alta, las fluctuaciones cardiacas, etc.[1] Se especula también con que la VRC pueda ser una medida útil para ayudar a predecir la aparición del cáncer o de una metástasis, o las posibilidades que tienen de morir las personas afectadas por un cáncer[2] (para más información sobre la VRC, ver el capítulo cuatro).

## LOS CINCO ESTADOS DEL SISTEMA NERVIOSO AUTÓNOMO

### La bioconducta: la interacción de la conducta y los procesos biológicos

Al contrario de lo que sucedía con el viejo modelo del SNA, que se enfocaba exclusivamente en la regulación del funcionamiento de los órganos viscerales, el nuevo modelo incluye tres vías neurales distintas, como se ha descrito con anterioridad, y relaciona cada una de ellas con un estado emocional que guía nuestra conducta. Además de estos tres estados, tenemos dos estados híbridos, en cada uno de los cuales se combinan dos de los circuitos individuales. Esto significa que nuestro sistema nervioso autónomo está vinculado con cinco estados en total.

Uno de los estados híbridos respalda la experiencia de la intimidad: el vago dorsal está ocupado en reducir nuestra actividad física, al mismo tiempo que el vago ventral permite un sentimiento de seguridad al encontrarnos con otra persona. Esto se analiza con más detalle a continuación.

El segundo estado híbrido se expresa como una competencia amigable. Podemos luchar con mucha fuerza para vencer en el deporte o en los juegos, pero esto se presenta en el marco de una seguridad y unas normas que han sido aceptadas con antelación por todos los competidores. En este estado híbrido, la respuesta de lucha o huida derivada de la activación de la cadena espinal simpática se combina con la sensación de seguridad asociada con la actividad de la rama ventral del nervio vago.

## Las tres vías neurales del SNA

La primera vía neural del SNA es el sistema nervioso de la participación social. Este implica actividad en la rama ventral del nervio vago (NC X) y otros cuatro nervios craneales (V, VII, IX y XI). La actividad de este circuito tiene un efecto calmante, sedante, y favorece el descanso y la recuperación.

La rama ventral del nervio vago tiene relación con las emociones positivas que son la alegría, la satisfacción y el amor. En términos de conducta, se expresa en actividades sociales positivas con los amigos y los seres queridos. El estado de participación social favorece las conductas sociales en las cuales apoyamos a otras personas y compartimos con ellas. La cooperación con los demás habitualmente mejora nuestras posibilidades de supervivencia: hablamos entre nosotros, cantamos y bailamos juntos, compartimos una comida, llevamos a cabo un proyecto en común, enseñamos y criamos a los niños, etc.

La segunda vía neural del SNA es la cadena simpática espinal, que se activa cuando nuestra supervivencia está en peligro. Si movilizamos el cuerpo con esta respuesta, podemos hacer un esfuerzo extra para responder mejor a la amenaza. Este estado de «movilización con miedo» surge cuando no estamos a salvo o no sentimos que lo estemos. La cadena simpática espinal está vinculada con emociones de ira o de miedo, que se pueden manifestar en comportamientos tales como luchar para superar la amenaza o huir para evitar una situación amenazadora.

La tercera vía neural es la rama dorsal del nervio vago, y se activa cuando nos enfrentamos a una fuerza abrumadora y a la destrucción inminente. Cuando no tiene sentido luchar o huir, conservamos los recursos que tenemos: nos inmovilizamos. La activación de esta vía fomenta sentimientos de indefensión, desesperanza y apatía, que se manifiestan como renuncia o desconexión. Este estado se puede describir como *inmovilización con miedo*.

Cuando los seres humanos, u otros mamíferos, se enfrentan a un peligro mortal aparentemente inevitable, a la muerte o a la destrucción, se activa la rama dorsal del nervio vago. Un arranque súbito o extremo de actividad vagal dorsal puede causar un estado de *shock* o desconexión. Entre otras respuestas, el sistema muscular pierde tono y la presión sanguínea cae. La persona podría desmayarse o entrar en estado de *shock* (tener un síncope).

Documentales de vida salvaje en la sabana africana han captado la siguiente escena. Un león persigue y captura a una cría de antílope y la levanta con sus poderosas mandíbulas. La cadena simpática espinal indujo a actuar a la cría de antílope cuando se supo amenazada y huyó. Ahora, frente a una muerte inminente, entra en estado de *shock* y desconecta: se desmaya y su cuerpo se vuelve flácido.

Los leones no son carroñeros en general. Si un león de repente percibe que su presa se ha quedado sin vida, puede ser que abra las mandíbulas, la suelte y se marche. Justo en el momento en que está a punto de sacudir al animal para romperle el cuello, o de clavar los dientes en su carne, los músculos flácidos dejan de presentar la resistencia habitual. Quizá la respuesta de desconexión del antílope es suficiente para anular el instinto depredador del león. Este suelta la presa, la cría de antílope cae al suelo y el león se va.

Unos segundos después de que el león se haya ido, la cría de antílope se levanta, se sacude y regresa con su madre. A continuación vuelve a pastar como si no hubiera pasado nada. Está preparada para enfrentarse a la siguiente amenaza para su supervivencia, gracias a la respuesta de desconexión que le ha salvado la vida. Esto ilustra lo valiosa que es para la supervivencia la respuesta de inmovilización inducida por la rama dorsal en las situaciones de peligro extremo.

Veamos otro ejemplo de cómo la rama dorsal del nervio vago puede facilitar una defensa efectiva: enfrentado al peligro de un depredador, un puercoespín se retira enrollándose en una bola. Con sus afiladas púas hacia fuera, al depredador se le hace imposible morderlo.

## Los dos circuitos híbridos

Además de estos tres circuitos del sistema nervioso autónomo, hay dos estados híbridos compuestos por distintas combinaciones de dos de los tres circuitos neurales.

El cuarto estado, o primero de los híbridos, fomenta la competición amistosa, o *movilización sin miedo*, que es apropiada cuando nos implicamos en deportes de competición. Este estado combina los efectos de dos circuitos neurales: la activación de la cadena simpática espinal nos permite movilizarnos para rendir al máximo, mientras que la activación del circuito de participación social mantiene las cosas en un plano amistoso, de manera que podemos jugar con seguridad dentro de un marco normativo y evitar hacernos daño los unos a los otros.

En el deporte, podemos esforzarnos duramente para ganar. Ambos equipos aceptan seguir las normas y mantenerse dentro de unos límites para que todos los participantes estén a salvo. Después de todo, solo se trata de un juego. Hay muchos otros ejemplos de movilización sin miedo. Los cachorros de una misma camada juegan continuamente entre sí como si estuvieran luchando; gruñen y se muerden durante horas.

En Japón, los enamorados a veces hacen una lucha ritual de almohadas. Las almohadas están llenas a reventar de plumas, y se abren por un lado. Después de unos cuantos golpes, las plumas salen de la almohada y vuelan por el lugar hasta que llenan la habitación, normalmente para gran diversión de los enamorados. Lo que empezó como una «batalla» ahora provoca sonrisas y risas en los dos.

El quinto estado es también un híbrido de dos circuitos neurales. Cuando se combina con la actividad de la rama ventral, la actividad de la rama dorsal del nervio vago apoya sentimientos de intimidad y de conducta amorosa. Este estado, que podríamos llamar *inmovilización sin miedo*, se caracteriza por unos sentimientos tranquilos y confiados, que nos permiten, por ejemplo, quedarnos quietos y abrazados al ser amado.


## EL NERVIO VAGO

El bienestar físico y el bienestar emocional están íntimamente unidos. Si tenemos un dolor de cabeza, puede ser difícil que estemos felices, alegres e interesados en conectar con otras personas. Por otra parte, si hemos tenido una noche de sueño profundo, hemos hecho algo de ejercicio y hemos comido bien, nos sentimos estupendamente, y de manera natural queremos ser sociables. Esta conexión es bien conocida.

Sin embargo, no muchos de nosotros sabemos que hay un nervio llamado vago que ayuda a regular la mayor parte de las funciones corporales necesarias para nuestra salud y nuestro bienestar emocional. Este nervio ha de funcionar correctamente para que podamos estar saludables, sentirnos bien emocionalmente e interactuar de manera positiva con la familia, los amigos y otras personas.

## Reconocimiento histórico del nervio vago

La *anatomía* del sistema nervioso describe dónde están situados los nervios con relación a los músculos, los huesos, la piel, los órganos viscerales, etc. La *fisiología* del sistema nervioso describe el funcionamiento de estos nervios: cómo controlan lo que está sucediendo en distintos lugares del cuerpo, cómo recogen e integran esta información y cómo envían señales para controlar las distintas funciones corporales.

Un estudio a fondo de la anatomía y la fisiología del sistema nervioso es una empresa mayor. Juntas, ambas han constituido la base del conocimiento impartido en la primera parte del currículo de las facultades de Medicina. Por lo menos durante el siglo pasado, el estudio de estas dos disciplinas se abrió camino en la formación de casi todos los demás profesionales de la salud en el mundo occidental.

La primera referencia escrita al nervio vago se remonta al médico griego Claudio Galeno (130-200 de la era cristiana), que vivió en el Imperio romano y estudió el nervio vago de los gladiadores a los que curaba las heridas, y también el de los macacos y los cerdos que seccionaba para aprender más sobre el cuerpo. Observó ciertas disfunciones que aparecían cuando el nervio vago de algunos gladiadores había sido cortado.

Los escritos de Galeno sobre el nervio vago son solo una parte de su legado. De hecho, sus vastos escritos representan la mitad de todos los escritos sobre cualquier tema que han sobrevivido de la antigua Grecia. Estaban tan extendidos y eran tan respetados que sirvieron de base para la medicina europea durante más de mil quinientos años. Desde sus exploraciones, el nervio vago ha sido incluido en todos los textos médicos, así como en artículos y libros escritos por muchos psicólogos.

A lo largo de los siglos, a medida que los médicos y otros profesionales de la salud se fueron basando en las observaciones de Galeno, llegaron a creer que el SNA consistía en dos divisiones, el simpático y el parasimpático, los cuales inervaban los órganos viscerales. De acuerdo con esta interpretación, la división simpática se activa en estados de estrés, y ayuda a movilizar el cuerpo para la lucha o la huida —o a inmovilizarlo, si hace falta—. En cuanto al sistema nervioso parasimpático, se consideraba que consistía sobre todo en el nervio vago y que facilitaba la relajación, el descanso y la recuperación.

La idea aceptada casi universalmente era que los sistemas nerviosos simpático y parasimpático componen un sistema equilibrado y que ajustan su actividad de manera conveniente a medida que la persona se mueve entre los estados de estrés y de relajación. La vieja idea del sistema nervioso autónomo se puede comparar con dos niños montados en un balancín: cuando un niño baja, el niño del lado opuesto sube, y viceversa.

Durante el último siglo más o menos, el estrés crónico ha sido identificado como un problema de salud responsable de enfermedades cardiacas, asma, diabetes y muchas otras afecciones. Por consiguiente, se consideraba esencial para la salud la relajación derivada de un buen funcionamiento del nervio vago. Se pensaba que este nervio garantizaba que funcionasen óptimamente los órganos viscerales responsables de la circulación (el corazón y el bazo), la respiración (los bronquiolos y los pulmones), la digestión (el estómago, el páncreas, el hígado, la vesícula biliar y el intestino delgado) y la eliminación (el colon ascendente, el colon transverso, los riñones y los uréteres).

Además del nervio vago, la definición del *estado relajado* normalmente incluía la actividad de las vías sacrales parasimpáticas que van al colon descendente, el recto, la vejiga y la parte inferior de los uréteres. Algunas de estas vías también inervan los genitales, lo cual permite varias reacciones sexuales. Parte de los nervios parasimpáticos incluyen los nervios sacros, procedentes del sacro, en la base de la columna. Junto con el nervio vago, se consideraba que constituían el sistema de «descansar y digerir» o de «alimentar y criar».

En 1994, en su conferencia como presidente de la Society for Psychophysiological Research (Sociedad para la Investigación Psicofisiológica), Stephen Porges presentó su teoría polivagal, que había desarrollado a partir de una nueva comprensión de la función del nervio vago. Un año más tarde publicó estas ideas en la revista *Psychophysiology*,[3] en un artículo titulado «Orienting in a Defensive World: Mammalian Modifications of our Evolutionary Heritage –A Polyvagal Theory» [Propuesta en un mundo a la defensiva: modificaciones de nuestra herencia evolutiva en los mamíferos – Una teoría polivagal].

Porges presentaba un modelo radicalmente diferente del sistema autónomo. Aunque su concepto del estrés es parecido al del viejo modelo, se concentró en tres divisiones del sistema nervioso autónomo: la rama ventral del nervio vago, el sistema nervioso simpático y la rama dorsal del nervio vago.

## LAS DOS RAMAS DEL NERVIO LLAMADO VAGO

Las ramas dorsal y ventral del nervio vago tienen su origen en distintos lugares del cerebro y del bulbo raquídeo, siguen diversos recorridos por el resto del cuerpo y tienen funciones muy diferentes. En realidad, no hay una conexión anatómica o funcional entre las dos ramas; son entidades independientes y separadas.

Antes de la teoría polivagal no se diferenciaba de manera adecuada entre estas dos ramas del nervio vago. La rama ventral estaba agrupada junto con la dorsal bajo la denominación *nervio vago* o *décimo nervio craneal*. Esto ha causado confusión, durante muchos años, en nuestros intentos por comprender la función del sistema nervioso autónomo.

La teoría polivagal permite apreciar las diferencias entre las dos ramas del nervio vago. Las ramas ventral y dorsal nacen en sitios diferentes. La palabra *ventral* hace referencia a la ubicación de esta rama del nervio vago que tiene su origen en el *nucleus ambiguus*, en el lado ventral (frente o estómago) del bulbo raquídeo. La palabra *dorsal* significa 'hacia la espalda'. Como he indicado con anterioridad, el vago dorsal nace de la base del cuarto ventrículo. Las dos ramas evocan estados fisiológicos muy diferentes, afectan a cada uno de los órganos viscerales de manera diferente, respaldan respuestas emocionales diferentes y promueven conductas diferentes. La rama ventral funciona junto con otros cuatro nervios craneales (V, VII, IX y XI), que también tienen su origen en el bulbo raquídeo. El vago ventral está recubierto de mielina, es decir, aislado por un recubrimiento de células de Schwann (células de tejido conectivo) que le permiten transmitir información más rápidamente que los nervios no recubiertos de mielina. El vago dorsal, el más antiguo de los dos, no cuenta con este recubrimiento.

En contraste con el sistema nervioso simpático, que permite una movilización extrema para facilitar la lucha o la huida, ambas ramas del nervio vago pueden producir inmovilización. Sin embargo, el vago ventral y el vago dorsal producen dos estados de inmovilización muy diferenciados, a partir de dos tipos de actividad fisiológica muy diferentes. Están asociados con dos tipos distintos de conducta, evocan dos respuestas emocionales diferentes y no tienen los mismos efectos sobre los órganos viscerales.

## Efectos de la actividad del circuito vago ventral

Cuando la rama ventral del nervio vago y los cuatro nervios craneales asociados funcionan correctamente, los seres humanos y otros mamíferos disfrutan del deseable estado de participación social. Para participar socialmente necesitamos sentirnos seguros; no debemos tener la necesidad de superar o evitar cualquier amenaza externa por medio de la lucha o la huida. También necesitamos estar físicamente sanos. Cuando participamos socialmente no es preciso hacer nada o cambiar nada; podemos permitirnos estar inmovilizados sin miedo (relajados). Podemos mantener un tono vibrante sin colapsarnos o sentirnos excesivamente excitados.

La rama ventral del nervio vago, junto con los otros cuatro nervios craneales asociados, favorece el descanso y la recuperación; se asegura de que estén presentes los prerrequisitos fisiológicos que permiten contar con una salud física y emocional óptima y cultivar la amistad, la cooperación, el apoyo mutuo, la conexión entre padres e hijos y las relaciones amorosas. Cuando participamos socialmente, podemos ser creativos, positivos y productivos, y estar felices.

A veces el vago ventral se llama *vago nuevo* porque en la historia filogenética de nuestra especie ha aparecido en fechas más recientes que el vago dorsal. La rama ventral es más nueva en términos evolutivos; solo se halla en los mamíferos y en ninguna otra clase de vertebrados, aunque existe la posibilidad de que los pájaros puedan tener el equivalente a una vía vagal ventral. Según Stephen Porges, las dos ramas del nervio vago aparecieron en épocas diferentes en el desarrollo evolutivo de los vertebrados.

Cuando nosotros, u otros mamíferos, estamos seguros en nuestro entorno —libres de amenazas, peligros y preocupaciones innecesarias— y contamos con una buena salud física, normalmente exhibimos una conducta socialmente participativa.

Cuando estamos amenazados o en peligro, sin embargo, nuestro sistema nervioso autónomo interrumpe la actividad de la rama ventral del nervio vago y regresa a una respuesta evolutiva anterior, más primitiva, propia de una actividad espinal simpática (de lucha o huida) o de una conducta depresiva (retraimiento).

Si tenemos un sistema nervioso que funciona bien y participamos socialmente, puede muy bien ser que, de manera natural, afrontemos las nuevas situaciones abiertos, confiados y con unas expectativas positivas. Nos sentimos seguros y con deseos de comunicarnos, cooperar y compartir. Incluso en el caso de presentarse una amenaza, nuestra conducta podría seguir siendo abierta y amigable al principio. En ocasiones, esta conducta positiva y prosocial también puede hacer que la otra persona se sienta segura, lo cual, a su vez, podría ser suficiente para resolver una situación potencialmente amenazadora.

Sin embargo, si esta conducta prosocial no es suficiente para neutralizar la amenaza o el peligro, nuestro mecanismo neural más reciente en términos evolutivos —el circuito de participación social— es el primero en ser abandonado. Dejamos el ámbito del pensamiento racional y la elección consciente y ponemos toda nuestra energía en dar una respuesta defensiva, instintiva.

Si nuestro sistema nervioso autónomo siente que una situación es peligrosa, nuestra respuesta puede dar un vuelco y pasar de la participación social al nivel de los reptiles; en tal caso, la cadena simpática espinal responde con fuerza y puede ser que luchemos para superar la amenaza o que huyamos para evitarla. Si la situación es tan extrema que la lucha o la huida no son suficientes, puede ser que nos cerremos todavía más y colapsemos en un estado vagal dorsal de retraimiento, disociación y desconexión.

## Efectos de la actividad del circuito vagal dorsal

La rama dorsal es la más antigua de las dos ramas del nervio vago y se halla presente en todas las clases de vertebrados, desde los peces sin espinas hasta los seres humanos y otros mamíferos. A menudo se denomina *vago antiguo*.

La teoría polivagal describe dos estados del sistema nervioso autónomo que utilizan el circuito vagal dorsal. El vago dorsal, actuando por su cuenta, produce un estado de cierre metabólico. Permite que los animales reduzcan el nivel de actividad de sus funciones vitales y que, de esta manera, conserven la energía. Esto se puede describir como *inmovilización con miedo*: tenemos miedo, pero no hacemos nada para enfrentarnos al peligro o huir; sencillamente renunciamos.

El otro estado en el que está implicado el circuito vagal dorsal es la *inmovilización sin miedo*, que combina la actividad de este circuito con la actividad del circuito de participación social. Este estado es apropiado cuando nos sentimos seguros y escogemos permanecer relativamente inmovilizados para mantener la intimidad con otra persona.

La hibernación de los mamíferos implica cierto grado de actividad vagal dorsal, pero no es lo mismo que la desconexión. Por ejemplo, los osos hibernan en invierno, pero se trata más de una ralentización que de un apagado. Los osos son animales de sangre caliente y, como todos los mamíferos, necesitan recibir una mínima aportación de oxígeno y mantener una temperatura corporal, a menudo más elevada que la temperatura del aire que los rodea, para mantener su cerebro en funcionamiento y que no se vea dañado por la hipotermia.

Por el contrario, los reptiles pueden apagar el metabolismo casi por completo; pueden reducir drásticamente el ritmo cardiaco, la respiración y la digestión para conservar la energía hasta la comida siguiente. Las tortugas apagan su metabolismo y sus procesos vitales mientras duermen en las frías aguas invernales en el fondo de un estanque de agua dulce, y su temperatura corporal baja hasta la temperatura del agua que las rodea. La tortuga es un animal de sangre fría y no produce energía para aumentar su temperatura corporal. Por el contrario, a menudo se la verá tendida sobre una roca para almacenar el calor del sol y del aire. La hibernación de un oso en su cueva implica una reducción de la actividad del vago dorsal, lo cual es muy distinto del apagado casi total de un reptil de sangre fría, como es el caso de la tortuga. La temperatura corporal del oso baja solo algunos grados.

Un aumento repentino y extremo de la actividad vagal dorsal cuando nosotros, o cualquier otro mamífero, estamos enfrentados a un peligro mortal puede dar como resultado un estado de *shock* o inmovilización con miedo. Aunque a veces me refiero a este estado fisiológico como una *desconexión*, en los mamíferos es más adecuado considerarlo una ralentización drástica. La inmovilización con miedo se puede utilizar como una estrategia de defensa, como en las conductas de enfriamiento y fingimiento de muerte. Por ejemplo, un ratón se enfría cuando percibe próximo un depredador; se queda inmóvil para evitar ser detectado.

Los halcones tienen una vista extremadamente aguda y pueden detectar el más mínimo movimiento, incluso el de la respiración normal de un ratón. Cuando un halcón vuela en círculos sobre un campo, podrá ver cualquier ratón que intente huir y bajará en picado y lo agarrará con sus afiladas garras. Por eso el roedor, en lugar de adoptar la estrategia de defensa de la huida, se queda paralizado. Reduce su actividad vital y retiene la respiración hasta que el halcón se ha ido y ha pasado el peligro.

Sin embargo, si la ralentización es demasiado repentina o demasiado extrema, puede dar como resultado que el ratón muera de miedo, literalmente. Un 10 % de los ratones mueren por este apagado que llevan a cabo como respuesta al peligro que supone un ave de rapiña o una serpiente.

La teoría polivagal describe cómo un aumento de la actividad de la rama dorsal del nervio vago es una estrategia defensiva que causa un estado fisiológico de *shock* o apagado con el fin de ayudarnos a hacer frente a acontecimientos traumáticos o a situaciones de peligro extremo o destrucción inminente, tanto reales como imaginarios, por medio de un colapso y una desconexión repentinos. Renunciar o fingir la muerte puede salvarnos la vida; con la inmovilidad puede ser que evitemos ser detectados por un depredador o un enemigo. Desde un punto de vista fisiológico, la inmovilización también es una forma de conservar la energía.

Sin embargo, el hecho de mantenernos permanentemente en un estado vagal dorsal cuando ya no hay ninguna amenaza o peligro nos quita claridad mental, reduce nuestra productividad y nos desprovee de la alegría de vivir hasta que podemos regresar a un estado de participación social. En nuestra cultura, nos preocupamos de los problemas derivados del estrés. Desgraciadamente, hemos ignorado en gran medida otro peligro para nuestra salud: la activación crónica del circuito vagal dorsal. Un problema muy extendido.

Cuando la actividad vagal dorsal es menos extrema pero persistente, la respuesta emocional que induce se caracteriza por sentimientos depresivos. En el habla cotidiana muchas personas dicen que sufren «depresión» o describen su humor y su conducta como «deprimidos», sin que ningún psiquiatra o psicólogo se lo haya diagnosticado. En este libro prefiero utilizar las denominaciones *sentimientos depresivos* y *conducta depresiva* o *actividad de la rama dorsal del nervio vago* y evitar, por lo general, el término *depresión*, que es un diagnóstico médico o psicológico.

Las personas con un diagnóstico de depresión, o que se encuentran en un estado deprimido, normalmente pierden interés en actividades que antes les resultaban agradables. Comen en exceso, experimentan pérdida del apetito o sufren problemas digestivos. Tienen menos energía y se vuelven inactivas, introvertidas, apáticas, desvalidas y asociales. Se pueden sentir tristes, ansiosas, vacías, desesperanzadas, inútiles, culpables, irritables, avergonzadas o inquietas. Pueden experimentar letargo y falta de energía, y no hay ninguna actividad que las motive.

Pueden tener problemas para concentrarse, recordar detalles o tomar decisiones, y a menudo están atormentadas por los achaques de la fibromialgia. Tal vez consideren incluso la posibilidad del suicidio, intentar llevarlo a cabo o ejecutarlo. Todo esto pueden ser síntomas de la actividad de la rama dorsal del nervio vago.

La literatura médica se ha enfocado generalmente en la fisiología del estrés crónico y ha prestado menos atención a la fisiología subyacente a la depresión crónica. Pero cuando las personas vienen a mi clínica con un diagnóstico de depresión emitido por un psicólogo o psiquiatra, o cuando manifiestan una conducta depresiva, encuentro que su problema habitualmente está acompañado por un estado de activación de la rama dorsal del nervio vago.

Si la transición a un estado dorsal es consecuencia de un aumento súbito de la actividad de la rama dorsal, el acontecimiento se puede describir como un *shock* o un trauma y su efecto, como una *desconexión*. Cuando una persona se enfrenta a una situación peligrosa o a la posibilidad de morir de forma inminente, la reacción natural es disociarse del propio cuerpo, del aquí y ahora; cerrarse física, emocional y mentalmente y, quizá, incluso desmayarse.

En el mejor de los casos, cuando el peligro ha pasado, deberíamos salir de este estado y volver al de participación social. Deberíamos «recobrar el sentido». Sin embargo, algunas personas se quedan bloqueadas en algún nivel del estado de inmovilización con miedo. En este caso, hay que sospechar que el circuito vagal dorsal está activado de forma permanente.

Antes de la aparición de la teoría polivagal, los problemas de depresión y conductas depresivas carecían de un modelo fisiológico en cuanto al sistema nervioso. No entraban ni en la categoría del estrés ni en la de la relajación. Tal vez por eso ha sido tan difícil encontrar tratamientos seguros, no adictivos y efectivos para afecciones como la depresión.

La teoría polivagal de Stephen Porges se enfoca en las relaciones existentes entre el sistema nervioso autónomo, las emociones y la conducta. El trabajo de este científico ha despertado un interés creciente en la aplicación de este conocimiento por parte de psicólogos, psiquiatras y una serie de terapeutas del trauma de talento e intuitivos. Porges describe lo que llama el *freno vagal*, en el sentido de que la activación del circuito de la participación social «echa el freno» a los otros circuitos y nos saca de un estado vagal dorsal o simpático espinal crónico.

En condiciones normales de desafíos a la supervivencia, la cadena simpática espinal o la rama dorsal del nervio vagal pueden dispararse como estados activos de defensa. Sin embargo, cuando la participación social se acopla con cualquiera de estos circuitos, la gama de la conducta humana se expande y el individuo permanece fuera de un estado defensivo. Cuando la participación social se une con la cadena simpática espinal, este híbrido permite movimientos amigables, incluida la lucha simbólica, que se hallan en el centro de la actividad humana que es el juego. Cuando el apoyo a la inmovilización del circuito vagal dorsal se une con las características reguladoras protectoras del vago ventral y otros componentes del sistema de participación social, tales como las vocalizaciones prosódicas, pueden surgir espontáneamente sentimientos de intimidad. La gente puede estar más unida físicamente y compartir los sentimientos positivos del amor.

Utilizando los ejercicios de este libro se debería tardar solo un minuto o dos en volver al estado de participación social.

## Síntomas del estado vagal dorsal

Si no participamos socialmente, podemos experimentar muchos síntomas físicos y emocionales cuando nos enfrentamos a condiciones adversas. Una respuesta es el estado de movilización de la cadena simpática espinal, caracterizada por actividades de lucha o huida.

La otra respuesta viene de la activación del circuito vagal dorsal. Nuestros músculos y tejidos conectivos pierden su tono normal y se ablandan, y sentimos el cuerpo pesado. Visto desde fuera, nuestros músculos están flácidos. Si intentamos hacer una tarea, aunque sea pequeña, nos cuesta un esfuerzo monumental movernos.

En este estado es típico que nos sintamos desvalidos, apáticos y desamparados. Los latidos cardiacos se ralentizan, la presión sanguínea baja, la sangre se retira de la periferia del cuerpo y se reúne en el centro. Mucha de la sangre llena de oxígeno y nutrientes que normalmente acudiría a las piernas y los brazos para permitir la respuesta de lucha o huida propia de la actividad de la cadena simpática espinal se retira al tórax y al abdomen para mantener al mínimo las funciones viscerales básicas. Los pies y las manos están fríos y húmedos.

Cuando nos encontramos en un estado vagal dorsal, a menudo tenemos dolores que se «desplazan» por distintas partes del cuerpo. La mayoría de las personas creen que los dolores que experimentan se deben a la tensión muscular, y los terapeutas acostumbran a masajear el cuerpo donde duele o donde los músculos están duros. Pero, a menudo, cuando alivian un dolor en un sitio, aparece otro en algún lugar diferente.

Esto puede parecerles inexplicable a los masajistas que saben que han llevado a cabo un buen trabajo al hacer que un músculo que estaba duro ahora esté suave. El cliente que no encuentra una mejoría, dice: «Ahora el dolor se ha ido a este otro sitio». Así, el terapeuta persigue el dolor de un lugar a otro, sin que el cliente llegue a sentirse mejor. Este problema a menudo se diagnostica como fibromialgia.

En lugar de limitarse a masajear la zona dolorida, la mejor manera de tratar este problema de salud consiste en sacar a la persona del estado vagal dorsal activando el estado del circuito ventral, por ejemplo con el ejercicio básico (ver la segunda parte).

Hay señales que se pueden observar comúnmente cuando estamos en un estado de *shock* o de desconexión: el rostro pierde su color y tiene un aspecto carente de vida e insensible, la expresión facial está fija y los músculos de la cara cuelgan. La voz también es inexpresiva, uniforme y carente de melodía. Los ojos parecen apagados y desprovistos de vida; no tienen chispa. Además, la presión sanguínea puede estar baja, lo cual puede producir mareo o desmayo (un síncope vasovagal). Esto sucede porque si nuestros músculos carecen de tono, la presión sanguínea no necesita ser elevada para empujar la sangre a través de los músculos, que presentan menor resistencia.

El estado vagal dorsal puede también estar implicado en el síndrome de taquicardia ortostática postural (POTS, por sus siglas en inglés). Los individuos que lo sufren es fácil que se desmayen cuando se ponen de pie y su presión sanguínea cae. A menudo presentan numerosos síntomas de desequilibrio del sistema nervioso autónomo. Muchos síntomas de este síndrome parecen estar causados por un menor control del sistema nervioso autónomo sobre el flujo y la presión sanguíneos. El sistema nervioso autónomo regula los necesarios ajustes en el tono vascular, el ritmo cardiaco y la presión sanguínea cuando nos ponemos de pie. En el caso del POTS, el sistema parece estar desequilibrado, y la sangre no parece ir adonde debería.[4]

La activación del circuito del vago dorsal también puede causar sudoración o náuseas. En situaciones extremas, como en el caso de un susto súbito e importante, puede presentarse una pérdida del control de la vejiga y del esfínter anal. La respiración se ralentiza y el volumen de cada respiración es mucho menor que de costumbre. Nuestra percepción mental se vuelve hacia dentro, o incluso desaparece del todo cuando se presenta un peligro arrollador, con el resultado de la disociación y la retirada de la conciencia del cuerpo. No estamos en el aquí y ahora y podemos sentirnos como si tuviéramos una experiencia extracorpórea, como si estuviésemos observando lo que pasa desde una gran distancia.

El flujo de sangre a los lóbulos frontales del cerebro también se reduce con la activación del vago dorsal. Es en estos lóbulos donde residen nuestras funciones más elevadas. Los lóbulos frontales se consideran la parte humana del cerebro y están relacionados con las funciones que son el lenguaje y la voluntad. Con el término *voluntad* estoy haciendo referencia al hecho de concebir una idea de hacer algo y controlar nuestro avance hacia ese objetivo.

A menudo, después de un hecho traumático decimos que no recordamos lo que sucedió. Nuestro cerebro es incapaz de formar verbalizaciones o visualizaciones sobre lo que ocurrió en ese momento porque estábamos reaccionando desde una parte del cerebro y del sistema nervioso distinta, más primitiva.

La disociación es un problema extendido. Se puede definir como una actividad permanente de nuestro nervio vago dorsal que nos mantiene en un estado fisiológico de miedo. Podemos estar presentes en un grupo pero no participar en la conversación, o podemos estar letárgicos y carecer de empatía. Puede ser que hablemos mucho sin decir nada sobre nosotros mismos o nuestra situación. No podemos establecer objetivos o emprender acciones con el fin de producir cambios que pudieran ayudarnos en la vida. Este estado mental depresivo está sostenido por una actividad incesante de la rama dorsal del nervio vago.

Sin embargo, si no tenemos miedo, la actividad vagal dorsal tiene un efecto bastante distinto. El estado de inmovilidad sin miedo, basado en la actividad vagal dorsal combinada con la actividad de los nervios craneales de participación social, provee las bases fisiológicas para el descanso y la recuperación, y favorece la intimidad.

## Efectos de la actividad del vago central

Un paso por encima de los reptiles, en lo alto de la escala evolutiva, los mamíferos, incluidos los seres humanos, han llegado a desarrollar un sistema nervioso más sofisticado que incluye los circuitos vagales ventral y dorsal. (Ten en cuenta que los reptiles modernos no son los antepasados evolutivos de los mamíferos. Nuestros precursores evolutivos son los reptiles primitivos, actualmente extinguidos).

En todo el reino animal solo los mamíferos tienen un circuito ventral, que es la rama ventral del nervio vago. Para activar este circuito, el individuo tiene que estar y sentirse seguro en cuanto al entorno, así como en términos de la retroalimentación que recibe por parte de los nervios propioceptivos que controlan lo que está sucediendo en el cuerpo.

El circuito vagal ventral puede estar activo tanto si estamos físicamente activos como si estamos inmóviles. Da origen al estado de participación social, junto con otros cuatro nervios craneales

(V, VII, IX y XI). La participación social va mucho más allá del simple concepto de *relajación* del viejo modelo del sistema nervioso autónomo, según el cual oscilamos solamente entre los estados de estrés y relajación. El estado vagal ventral nos permite descansar y restablecernos. No estamos en un estado de miedo y podemos elegir permanecer inmóviles. Podemos estar sentados en una mecedora en el porche trasero en una tibia tarde de verano con alguien que nos gusta y ver cómo se pone el sol. Podemos escuchar música. Y podemos soñar despiertos o meditar.

Por otra parte, cuando no nos encontramos en el estado de participación social, podemos experimentar muchos síntomas físicos y emocionales negativos, tales como el estado de movilización del sistema nervioso simpático, caracterizado por la lucha o la huida, o la inmovilización vagal dorsal (la paralización o una conducta deprimida).

A pesar de las muy distintas funciones de las ramas dorsal y vagal, no es sorprendente que Galeno y los anatomistas que le siguieron no fueran conscientes de que ambas fueran entidades separadas. Cuando Galeno miraba las heridas de los gladiadores o seccionaba cerdos y macacos, no contaba con las ventajas que tenemos actualmente en las salas de disección de las universidades. No podía refrigerar los cadáveres, conservarlos en formaldehído u observarlos con un microscopio.

Con todas estas dificultades, es admirable que pudiera descubrir tantos detalles de la anatomía de los nervios vagos, y con tanta precisión. Sin embargo, su fallo comprensible a la hora de distinguir entre las dos ramas nerviosas que comparten el nombre de *nervio vago* ha desorientado a los estudiantes y practicantes de anatomía, fisiología, psicología y medicina durante miles de años.

## EL ESTRÉS Y EL SISTEMA NERVIOSO SIMPÁTICO

Así como el uso de la palabra *depresión* está generalizado y a menudo es inexacto, la palabra *estrés* se ha utilizado tanto que su significado se ha difuminado. Es más exacto describir el estrés como el estado fisiológico que surge de la activación del sistema nervioso simpático espinal, que da como resultado una respuesta de lucha o huida.

El viejo modelo consideraba que el estrés era lo opuesto a la relajación. No describía lo que sucede en los órganos viscerales en el estado fisiológico de *shock* o en el estado emocional de la depresión, expresiones, ambos, de la inmovilización con miedo. Tampoco había un reconocimiento de las estructuras físicas del sistema nervioso que son responsables de los sentimientos de *shock* o depresión por una parte y de la participación social por la otra.

En el modelo polivagal, el nervio vago, que durante mucho tiempo se consideró responsable de un único estado de relajación, se entiende que incluye dos vías distintas que activan dos estados de ausencia de estrés diferentes, ninguno de los cuales se corresponde exactamente con la relajación descrita por el modelo antiguo del sistema nervioso autónomo.

Para evitar la confusión a que pueda dar lugar la palabra *estrés*, prefiero utilizar la denominación *movilización con miedo* con la que Stephen Porges describe el estado de lucha o huida, e intentaré atenerme al modelo biológico del estrés: la respuesta del sistema nervioso simpático (movilización con miedo) a un hecho externo o a un estado interno que eleva al máximo el potencial de lucha o huida. La característica neural subyacente a este estado es una gran activación de la cadena simpática espinal. Como estrategia defensiva, esto da lugar a una potente respuesta muscular que nos da la capacidad de hacer un esfuerzo extraordinario con el fin de salvar nuestra vida (o la de otros) en una situación amenazadora.

Cuando la amenaza ha pasado, también debería diluirse la activación de la cadena simpática. Si nuestro sistema nervioso es resiliente y flexible, debería retornar de manera natural al estado de participación social. Si esto no sucede y la activación de la cadena simpática se vuelve crónica, sería perjudicial para nuestra salud física y emocional, y para nuestras relaciones sociales.

La activación de la cadena simpática no está limitada a una estrategia defensiva. Cuando estamos seguros y nuestro sistema nervioso autónomo está funcionando perfectamente, hay una ligera activación del sistema nervioso simpático con cada inspiración, lo que hace que nuestra presión sanguínea aumente y el corazón lata un poco más deprisa. El pulso se siente algo más fuerte al tacto. Cuando exhalamos y esta ligera activación simpática se detiene, el ritmo cardiaco y la presión sanguínea disminuyen. Nuestros latidos cardiacos deberían ralentizarse con la exhalación y el pulso se debería sentir más suave.

Los terapeutas pueden ejercitar la sensibilidad de la yema de los dedos para sentir este cambio normal entre la ligera activación de la cadena simpática espinal y la activación del circuito vagal ventral. Si el pulso no cambia entre la inhalación y la exhalación, ello es indicativo de un desequilibrio del sistema nervioso autónomo.

## La respuesta de lucha o huida

La respuesta de lucha o huida tiene varios efectos sobre nuestra fisiología, todos los cuales tienen la finalidad de ayudarnos a sobrevivir en un estado de estrés cuando estamos amenazados. Cuando los músculos están tensos, aumentan su resistencia a la circulación sanguínea. Para poder bombear la sangre a través de los músculos tensos, la presión sanguínea aumenta.

También nuestro ritmo cardiaco aumenta con el fin de que podamos bombear más sangre en los músculos. Los bronquiolos se dilatan y nos ayudan a respirar más fácilmente, lo cual incrementa la cantidad de oxígeno que llega a los pulmones, la sangre y las células. La respiración mejorada también contribuye a que eliminemos más productos de desecho del metabolismo musculocelular. Con la exhalación nos libramos del dióxido de carbono ($CO_2$). Nuestro hígado descarga azúcar extra en el torrente sanguíneo para que podamos disponer de una fuente de energía inmediata.

Los peces teleósteos son la primera clase de vertebrados que contaron con un sistema nervioso simpático «espinal», sistema que genera el estado que los biólogos llaman *estrés*. También los anfibios tienen un sistema nervioso simpático espinal, y también ellos son capaces de huir rápidamente del peligro. Los reptiles usan su estado simpático espinal para realizar esfuerzos físicos extraordinarios. Un cocodrilo que active su estado de estrés puede moverse a gran velocidad y con mucha fuerza. En distancias cortas, puede desplazarse hasta un cincuenta por ciento más rápido que un velocista olímpico.

Este mismo sistema nervioso simpático espinal permite a los humanos y a otros mamíferos utilizar el estado de estrés como una estrategia defensiva consistente en luchar o escapar de la amenaza (movilización con miedo). Como en el caso de los reptiles y los anfibios, nuestros estados de estrés y de desconexión pueden proporcionar una gran flexibilidad de reacción ante varias situaciones.

Cuando se utiliza como estrategia de defensa, el sistema nervioso simpático nos ayuda a incrementar al máximo nuestra capacidad de luchar o huir. Si una persona participa socialmente, su sistema nervioso simpático también se puede activar temporalmente de una manera positiva, junto con los circuitos de participación social, para facilitar el intercambio social en el juego, las competiciones deportivas e incluso los preliminares sexuales.

La respuesta de lucha no está limitada al hecho de llevar a cabo actos físicos violentos, sino que incluye toda la gama de conductas orientadas a cambiar las cosas por la fuerza: agresión verbal bajo la forma de sarcasmo e insultos, agresión pasiva (oponerse por medio de no participar), agresión aleatoria hacia personas desconocidas y destrucción gratuita de la propiedad.

De la misma manera, la huida no es solo el acto de echar a correr. También incluye evitar activamente a personas, situaciones o lugares. Puede consistir sencillamente en retirarse de las situaciones sociales y, en su lugar, ver la televisión o llevar a cabo otras actividades solitarias, posiblemente a causa de la ansiedad o los ataques de pánico.

El hecho de jugar a videojuegos violentos, por ejemplo, puede poner temporalmente el sistema nervioso en un estado de excitación y lucha, y la adicción a dichos juegos y acudir a ellos continuamente puede hacer que ese estado no se abandone. Pensando en esto, los padres podrían intentar reducir el tiempo que sus hijos pasan delante del ordenador.

Esto puede también significar que los padres mismos deberían pasar menos tiempo delante del ordenador. En lugar de dejar a los niños solos con la televisión o los aparatos electrónicos, es mejor que los padres estén presentes con sus hijos, disponibles para la interacción social y la conversación. Los padres deberían ocuparse de plantear los juegos y otras actividades sociales al niño y otros miembros de la familia, actividades que acostumbraban a tener lugar de manera natural en las familias antes de la llegada de la electrónica.

## Una nueva comprensión del estrés

Aunque muchos individuos dicen que están estresados, un gran porcentaje en realidad no lo están en términos de actividad de la cadena simpática espinal. Desde el punto de vista fisiológico, algunos de ellos se encuentran en realidad en un estado de actividad vagal dorsal (desconexión o retirada). Desde el punto de vista emocional, se encuentran en un estado deprimido.

Esta situación puede ser el resultado de un incidente traumático sucedido en el pasado. Pueden tener un diagnóstico de estrés postraumático aunque no estén fisiológicamente en un estado real de estrés, el que es propio de la cadena simpática. Según la teoría polivagal, su estado es de activación de la rama dorsal del nervio vago; en consecuencia, estos individuos pueden sufrir letargo e inmovilización.

La manera de sacar a la gente de estos dos estados —estrés con conductas concomitantes de lucha y huida (movilización con miedo) y conductas derivadas de sentimientos depresivos con retraimiento (inmovilización con miedo)— consiste en activar la rama ventral de su nervio vago.

Los tres circuitos del sistema nervioso autónomo son jerárquicos, con una progresión por pasos de un estado al otro, de acuerdo con el desarrollo evolutivo del sistema nervioso autónomo de los vertebrados. La participación social, basada en el circuito nervioso que la evolución ha traído más recientemente y que incluye la rama del vago ventral, se halla en la parte alta de la escalera, y favorece la inmovilización pacífica y un sentimiento de bienestar. El siguiente peldaño en sentido descendente es la cadena simpática espinal, que activa la respuesta de lucha o huida. En la base se encuentra el circuito vagal dorsal, la estructura evolutiva más antigua, que pone en funcionamiento la respuesta defensiva de la inmovilización con miedo.

La actividad de la rama ventral del nervio vago inhibe los dos niveles inferiores. La activación del circuito vagal ventral, que respalda las actividades productivas en términos de supervivencia personal, además de las actividades sociales, nos saca de la activación crónica del sistema simpático espinal, y también de los estados dorsales de desconexión o retraimiento.

No es necesario subir paso a paso por la escalera desde el apagado hasta el estrés, y luego pasar del estrés a la participación social. La actividad del circuito vagal ventral traslada a la persona directamente desde la situación de desconexión y depresión emocional hacia arriba, hasta el estado vagal ventral.

La actividad del siguiente peldaño hacia abajo, la cadena simpática espinal, inhibe el circuito vagal dorsal. Correr, nadar u otras formas de ejercicio que simulan los esfuerzos de lucha o huida ayudan a sacar a los pacientes de la depresión.[5]

Muchos tipos de medicamentos antidepresivos funcionan de manera parecida. Estresan el cuerpo químicamente, con lo cual activan temporalmente la cadena simpática espinal. Sin embargo, los fármacos antidepresivos no nos acompañan en todo el camino hasta el nivel de la participación social, y pueden tener efectos secundarios indeseables. Puestos a escoger, creo que la mayor parte de la gente preferiría salir de los estados depresivos con ejercicios de autoayuda, como los que describo en la segunda parte.

El objetivo de mis tratamientos es sacar a mis clientes del estado de estrés o de depresión y llevarlos hasta el nivel de la participación social. Espero que los ejercicios y tratamientos manuales contenidos en este libro ayuden a muchos a alcanzar el estado de participación social y bienestar.

Hay una buena razón para subrayar la importancia que tiene que la rama ventral del nervio vago funcione correctamente para alcanzar una salud física y psicológica óptima. El estado de nuestro sistema nervioso autónomo nos da una indicación de nuestro nivel general de salud física y bienestar emocional. Cuando nuestro sistema nervioso autónomo se encuentra en un estado de estrés o de desconexión, a menudo tenemos problemas con nuestra salud, con nuestras relaciones y con nuestros estados emocionales. En mi clínica y consulta, si las pruebas muestran que la rama ventral del nervio vago no está funcionando bien (ver el capítulo cuatro), mi prioridad es hacer funcionar correctamente este nervio.

A lo largo de los años he aplicado distintas técnicas para ayudar a sacar a las personas de estados de estrés o depresión y restablecer el buen funcionamiento de su rama vagal ventral. En los últimos años he visto que es suficiente con que mis clientes se ayuden a sí mismos practicando el ejercicio básico (ver la segunda parte).

En algunos casos (por ejemplo, con bebés, niños pequeños, o individuos que se encuentran dentro del espectro autista) puede ser difícil o imposible transmitirles por medio del lenguaje la forma de hacer los ejercicios correctamente por su cuenta. En esos casos, utilizo técnicas manuales de la terapia craneosacral biomecánica.

Se encuentra una descripción de una de ellas en la técnica de liberación neurofascial (también en la segunda parte).

Después de que los clientes han hecho el ejercicio básico o de que yo haya utilizado mi técnica manual, compruebo nuevamente su función vagal para ver si se ha conseguido el cambio deseado. Una vez que la función ventral del nervio vago ha empezado a restablecerse correctamente, aplico técnicas adicionales de la terapia craneosacral biomecánica. En muchos casos, después de que el nervio vago ha vuelto a funcionar correctamente, los problemas de salud disminuyen o desaparecen.*

«Pero ¡usted no es médico!», puede ser que digan algunos. No, no lo soy. En mi clínica no hago ningún tipo de diagnóstico clínico ni trato enfermedades. Hacer diagnósticos y tratar enfermedades por medio de recetar medicamentos corresponde únicamente a la responsabilidad de un médico bien formado. Lo único que puedo hacer en este contexto es valorar el buen o mal funcionamiento de la rama ventral del nervio vago de mi cliente y de los otros cuatro nervios craneales necesarios para la participación social.

Muchas de las personas que vienen a verme ya han recibido un diagnóstico por parte de un médico. Trato a gente que viene con un diagnóstico médico, en primer lugar para mejorar el funcionamiento de su sistema nervioso. He tenido la experiencia de que llevar el sistema nervioso autónomo a un estado de participación social y conducir a esas personas a una salud óptima tiene un efecto positivo y ayuda a muchas de ellas con variados problemas médicos.

En la primera entrevista, si los clientes me hablan de un problema de salud, tomo nota de ello: ¿puedo relacionar ese problema con una posible disfunción de uno de los cinco nervios craneales relacionados con la participación social? Compruebo el funcionamiento de una rama de su nervio vago; en algunos casos, también compruebo algún otro nervio craneal.

---

* Para una lista de los problemas de salud que pueden aparecer, por lo menos en parte, como consecuencia del mal funcionamiento de la rama ventral del nervio vago, ver, en el inicio de la primera parte, el apartado titulado «Las cabezas de la hidra».

Luego les pido que hagan el ejercicio básico o les aplico una de las técnicas manuales descritas en la segunda parte u otras técnicas de la terapia craneosacral biomecánica. A continuación vuelvo a comprobar. Si se ha producido un cambio positivo en el funcionamiento de la rama ventral del nervio vago, hay una buena probabilidad de que el cuerpo del cliente se autorregule; en ese caso, sus problemas de salud se mitigarán o incluso desaparecerán.

Mi enfoque ha ayudado a mucha gente con una vasta gama de problemas, incluidos el estrés, la depresión psicológica, las migrañas, la fibromialgia, los problemas de concentración y memoria, las dificultades para dormir, los trastornos digestivos, la tortícolis y el dolor de espalda y hombros.

Vivimos en un mundo donde todo está cambiando constantemente, dentro y fuera de nosotros. Nuestra supervivencia, bienestar y felicidad dependen de tener un sistema nervioso autónomo flexible que nos regule para poder responder apropiadamente a los cambios de nuestro entorno y de nuestro propio organismo.

# Capítulo 3

# LA NEUROCEPCIÓN Y LA NEUROCEPCIÓN DEFECTUOSA

*N*eurocepción es un término acuñado por Stephen Porges para describir de qué manera los circuitos neurales distinguen si una situación es segura, amenazadora o peligrosa. Es un proceso permanente a través del cual nuestro sistema nervioso autónomo valora la información proporcionada por nuestros sentidos sobre el entorno y el estado de nuestro cuerpo.

La neurocepción tiene lugar en las partes primitivas del cerebro, más allá de nuestra percepción consciente. Se puede comparar con un buen perro guardián que está siempre alerta, lo cual nos permite enfocarnos en cosas distintas de la supervivencia o en dormir a pierna suelta; el perro nos despierta solamente cuando una intrusión podría poner en peligro nuestra supervivencia. A partir de las señales de la neurocepción, los bien definidos circuitos neurales se activan para dar apoyo al estado de participación social y a las conductas de comunicación amigable cuando estamos seguros, a las estrategias defensivas de lucha o huida cuando estamos amenazados, y a la desconexión cuando estamos en serio peligro.[1]

La mayor parte de las personas viven sus propias experiencias de neurocepción cuando tienen acceso a un «sexto sentido» y perciben que están en peligro o que algo las está amenazando sin saber conscientemente de dónde viene esa certeza. En una ocasión, una mujer joven dijo en una de mis clases: «Puedo estar girada de espaldas y saber que un tío al que no conozco me está mirando. Puedo sentir sus ojos encima de mí antes de que se me acerque». Aunque no tengamos una explicación lógica para esto, y aunque no conozcamos las vías neurales implicadas, los casos de neurocepción son todo menos raros.

## LA NEUROCEPCIÓN DEFECTUOSA Y LA SUPERVIVENCIA

La neurocepción nos permite acceder a información a la que no llegamos con la parte consciente de nuestra mente. Cuando funciona correctamente, es un verdadero regalo y nos puede ayudar a sobrevivir. Funciona más rápidamente que cuando procesamos percepciones conscientes.

«Supe que algo estaba mal incluso antes de entrar en la habitación». ¿Cómo recibimos este tipo de información? A veces experimentamos un conflicto entre nuestra neurocepción y otros pensamientos: «Tenía la sensación de que algo no estaba bien, pero dejé que me convencieran de seguir adelante de todos modos».

Sin embargo, la neurocepción puede ser defectuosa, y cuando no funciona como debería, podemos tener graves problemas. En lugar de percibir con claridad lo que realmente está sucediendo, lo distorsionamos. La neurocepción defectuosa tiene lugar cuando los circuitos neurales que van de la percepción a la conducta no funcionan de la manera correcta. Cuando eso ocurre, la persona puede reaccionar a una situación segura como si fuera amenazadora o peligrosa, o reaccionar a una situación peligrosa como si fuera segura.

Puede haber incontables razones por las que la neurocepción es defectuosa. Nuestra percepción puede estar velada por la ira, el miedo, los celos o la apatía, o tal vez estemos encerrados en un recuerdo traumático. Podemos estar bloqueados en un estado de *shock*, o bien tener hambre y un nivel bajo de azúcar en sangre, estar cansados, experimentar un dolor físico o padecer a causa de una enfermedad.

Puede ser que estemos sintiéndonos perfectamente normales y de repente nos sintamos removidos por algo que nos recuerde un hecho traumático de nuestro pasado, y que reaccionemos ante ese recuerdo como si eso estuviera sucediendo en el presente. Puede ser que no estemos realmente amenazados o en peligro pero que nuestro sistema nervioso esté atascado en el pasado, dispuesto a luchar o huir ante la menor provocación procedente del entorno. Un ejemplo magnífico de esto es una pieza corta de Abbott y Costello titulada «Slowly I turned» [Me giré lentamente]; se puede encontrar en YouTube).

La neurocepción defectuosa incluso puede tener su origen en experiencias muy positivas, como enamorarse y unirse con la pareja. A veces escuchamos que una persona ha perdido el juicio porque estaba «cegada por el amor», de manera que no se dio cuenta de una situación posiblemente destructiva.

El sistema nervioso debería ser flexible; debería permitir que todo nuestro organismo se acomode a la situación presente y favorecer distintos tipos de conducta, dependiendo de si la situación es segura, amenazadora o peligrosa. En los casos de interferencia química (por ejemplo la producida por fármacos recetados, las drogas y el alcohol), la información nos llega del entorno a través de nuestros sentidos, pero los circuitos neurales no la procesan de manera normal y nuestra fisiología no responde de manera apropiada. El alcohol, por ejemplo, altera el modo en que nos sentimos, y por tanto el modo en que actuamos. Muchos medicamentos con receta y drogas ilegales o recreativas también nos ponen en un estado fisiológico y experiencial anormal.

La siguiente historia ilustra la neurocepción defectuosa debida a la interferencia bioquímica. Tres amigos jóvenes, que se encontraban en la veintena, hicieron una excursión de todo un día al monte St. Helens, un volcán activo situado en un parque nacional en la zona suroeste del estado de Washington. Aunque fatigosa, esta subida es apropiada para cualquiera que se encuentre en un buen estado de forma y pueda caminar por terrenos escarpados y abruptos. La mayor parte de los excursionistas tardan entre siete y doce horas en ir y volver.

Los tres amigos se prepararon bien para la excursión. En cada una de sus mochilas había un mapa, una brújula, un botiquín de primeros auxilios y una navaja de bolsillo multiusos. Cada uno de ellos llevaba unas buenas botas, un casco de escalada para protegerse la cabeza de las piedras que pudiesen caer, un jersey ligero, protección solar y mascarillas para el polvo y gafas por si caía ceniza. La reverberación del sol reflejado en la nieve y en las cenizas volcánicas puede ser intensa, de manera que llevaban gafas de sol con protección lateral. No olvidaron comida y dos litros de agua cada uno.

Empezaron la excursión por la mañana temprano. La predicción del tiempo anunciaba un día suave, soleado y claro, y se vistieron en consecuencia. Pronto se sintieron bastante acalorados debido al sol y el ejercicio, aunque solo llevaban camisetas. Se mojaron la cabeza con agua y se quitaron las camisetas sudadas.

La temperatura corporal está regulada por unos mecanismos de retroalimentación neural que opera en primer lugar a través del hipotálamo, la parte del cerebro que procesa la información enviada por sensores clave de la temperatura ubicados en el cuerpo. Cuando este empieza a sobrecalentarse, se producen varios cambios fisiológicos. Cuando la temperatura sube por encima de los 37 °C, los nervios que llegan a los vasos sanguíneos que están próximos a la superficie de la piel hacen que estos se dilaten, lo cual aumenta la cantidad de sangre que fluye hacia la piel. Es lo que se conoce como *vasodilatación*, y permite que llegue más sangre a los pequeños capilares de la piel. Hasta un tercio de la sangre corporal puede circular en la piel y es refrigerada en la superficie por el aire circundante. La sudoración también ayuda a refrescar el cuerpo cuando se evapora la humedad.

A las pocas horas de estar subiendo, el tiempo cambió de repente. Se formaron nubes, el aire se enfrió y empezó a nevar. Los tres excursionistas tuvieron frío y se pusieron sus jerséis (no se volvieron a poner sus camisetas húmedas). Desgraciadamente, esta capa de ropa seca no les proporcionó suficiente calor lo bastante rápidamente, y no llevaban ropa para la nieve. En pocos minutos sus jerséis estaban empapados.

El hipotálamo trabaja para conservar el calor si la temperatura del cuerpo baja: se activan respuestas autónomas para conservar el calor, así como mecanismos para producir calor adicional. Una respuesta normal al frío es la secreción de las hormonas del estrés: la adrenalina (epinefrina), la noradrenalina y la tiroxina. Estas hacen que los músculos se contraigan, el resultado de lo cual son los temblores. La actividad de las rápidas contracciones de los músculos al tiritar produce calor corporal.

Durante una respuesta de estrés, los nervios también producen la contracción de las paredes musculares de los vasos sanguíneos, llamada *vasoconstricción*. Esto reduce al mínimo la pérdida de calor al disminuir el volumen de sangre que fluye del centro del cuerpo a la piel, especialmente a las manos y los pies.

Uno de los jóvenes escaladores había tomado temprano su medicamento habitual para eliminar el estrés crónico. Un efecto de este fármaco es el de bajar los niveles en sangre de las hormonas del estrés. Como resultado, su cuerpo no podía producir la reacción normal de estrés ante el tiempo frío. No temblaba, sus vasos sanguíneos no se contraían, sus arterias y capilares permanecían dilatados y el flujo de sangre a la piel no se reducía para impedir más pérdida de calor.

A causa del medicamento, no pudo adaptarse a los cambios ambientales, y cada vez estaba más helado. En casos de extrema hipotermia puede presentarse una parada cardiaca, y finalmente su corazón falló. Este joven excursionista no sobrevivió porque su cuerpo no fue capaz de adaptarse de manera normal al cambio atmosférico.

Este suceso nos advierte sobre cómo las sustancias químicas pueden interferir en nuestras respuestas normales ante situaciones peligrosas e impedir que nuestro cuerpo reaccione de manera apropiada para protegernos.

## OTRAS CAUSAS DE NEUROCEPCIÓN DEFECTUOSA

Con anterioridad he descrito el valor del estado de desconexión para la supervivencia. Cuando un león pone sus mandíbulas en la garganta de un antílope, el sistema nervioso autónomo de la presa habitualmente se pone en estado de desconexión ante la muerte inminente y la incapacidad de luchar o huir. En algunos casos esto puede hacer que el depredador pierda interés, lo cual salva la vida de la presunta presa.

Los problemas personales que debemos afrontar en nuestra vida humana civilizada, complicada y moderna no son en general tan dramáticos, pero habitualmente duran más que unos pocos segundos. Podemos no estar amenazados físicamente, pero a menudo se nos pone a prueba en el aspecto emocional o mental. Quizá tengamos que terminar un proyecto a tiempo, resolver problemas difíciles en nuestras relaciones con la gente que nos rodea, solucionar un problema económico u ocuparnos de un miembro de la familia que se está muriendo de cáncer. Necesitamos actuar —hacer algo o decir algo— para volver a poner nuestro mundo en un estado de equilibrio temporal. No siempre podemos estar sentados en la playa relajados y disfrutando del entorno.

Además, al contrario de lo que ocurre con muchos animales salvajes, los seres humanos habitualmente no se sacuden los traumas en cuanto la amenaza o el peligro han pasado. Lo ideal sería que fuéramos capaces de volver a ajustar nuestro sistema nervioso y empezar de nuevo. Pero en muchas ocasiones los efectos de acontecimientos traumáticos se quedan con nosotros durante mucho tiempo después del *shock* original. La memoria consciente e inconsciente de estos acontecimientos puede permanecer en nuestro sistema nervioso durante meses o años, o incluso durante el resto de nuestras vidas, y dar lugar a conductas inapropiadas recurrentes y síntomas físicos permanentes de estrés y desconexión.

Las reacciones anormales frente a ciertos estímulos pueden presentarse porque en una ocasión tuvimos una experiencia traumática con ellos. El desencadenante psicológico capaz de provocar una reacción de estrés o de desconexión puede ser muy específico. El recuerdo del caso permanece como una mina de tierra no detonada, esperando metafóricamente que la pise un soldado, o quizá, años más tarde, un niño confiado. La reacción se activa porque algo nos recuerda, de manera consciente o inconsciente, aquello que nos traumatizó en el pasado.

## La historia de Anteo

La lucha entre Anteo y Hércules era un tema favorito en las esculturas antiguas y del Renacimiento.

Anteo era hijo de Poseidón, dios del mar, y de Demetra, diosa de la tierra. Los griegos pensaban que vivía en los confines del desierto, en lo que ahora es Libia. Anteo desafiaba a un combate a todos los que pasaban, los mataba y luego utilizaba sus calaveras en un templo que estaba construyendo en honor a su padre. Había vencido a todos sus oponentes hasta que llegó Hércules.

Cada vez que Hércules lo derribaba, Anteo se levantaba y volvía con más fuerza. Hércules no tardó en darse cuenta de que no podría vencer a Anteo derribándolo. Adivinó el secreto de su fuerza: cuando entraba en contacto con la tierra –su madre–, se fortalecía y recuperaba su fuerza.

Al darse cuenta de esto, Hércules agarró a Anteo por la cintura y lo mantuvo en el aire, interrumpiendo así su conexión con la tierra. Así, pudo utilizar su fuerza colosal para estrujarlo con un abrazo de oso.

La historia de Anteo se ha empleado para simbolizar los peligros de no mantenernos conectados a la tierra. Hércules por su parte personifica la fuerza psicológica y espiritual que se deriva de volver a poner los pies en la tierra después de haber estado «desconectado».

## Cómo sentir nuestro propio cuerpo

En 1957, cuando tenía dieciséis años y estaba empezando a aprender a jugar al golf, compré un libro de Ben Hogan, uno de los más grandes campeones estadounidenses en los inicios del golf profesional.[2] Hogan escribió: «Si queremos dar un buen golpe, si somos diestros, es suficiente mantener la conciencia sobre el dedo meñique de la mano izquierda mientras movemos el palo».

Antes de leer esto, yo había intentado golpear la pelota tan fuerte como podía, o bajar el palo tan rápido como podía. No entendía lo que Hogan había escrito, pero probé. Y cada vez que me acordaba de sentir ese dedo meñique, la pelota alcanzaba mayor distancia cuando la golpeaba. Otro resultado fue que la pelota iba recta hacia el *green* casi todas las veces. Esta fue mi primera experiencia con el poder de sentir mi cuerpo.

Hoy en día hay muchos sistemas, como el pilates, el yoga, las artes marciales y la meditación *mindfulness*, que ayudan a la gente a volver a sentir su cuerpo. Si mis clientes cuentan con alguna de estas herramientas, les pido que la utilicen. En caso contrario, les enseño un modo de ayudarlos a hacerlo.

La piel de la cara está inervada por el NC V y los músculos de la cara, por el NC VII. Acariciar suavemente la cara a menudo nos calma y nos ayuda a salir de un estado de estrés. Con frecuencia la gente hace este gesto sobre sí misma de manera inconsciente.

Si estoy dando un masaje, puedo pedirle al cliente que mantenga su atención en la parte de su cuerpo que estoy tocando con mis manos. Esto es especialmente importante para las personas que se encuentran en un estado de retraimiento y disociación; mi prioridad es que vuelvan a sentir el cuerpo. En realidad, no necesito hacer nada. En ese momento, mientras mis manos están en contacto con su cuerpo, no estoy intentando arreglar las cosas o producir ningún cambio en su estructura musculoesquelética. No estoy relajando un músculo, liberando el movimiento de una articulación, ajustando la columna o relajando el tejido conectivo. En lugar de ello, mis manos permanecen en el mismo sitio.

Como terapeuta, para mí es suficiente con poner las manos sobre el cuerpo del cliente y tocar ligeramente su piel. Luego le pido que lleve la conciencia a mis manos. Al principio le puede costar un poco liberar su mente lo suficiente de la confusión mental o emocional para sentir, sin más, dónde está su cuerpo y qué es lo que le está sucediendo. Por consiguiente, repito el proceso varias veces. Esta es una manera sencilla de utilizar su propia sensibilidad para llevarlos a estar centrados en su propio cuerpo.

Cuando les pido que sientan su cuerpo, puedo aprovechar la oportunidad para sentir el mío. Me gusta abrir mi conciencia para sentir mis pies o mis manos, y al mismo tiempo centrarme yo mismo.

Sentir nuestro cuerpo y mantenernos centrados nos ayuda a permanecer en el estado vagal ventral. La conciencia de nuestro cuerpo puede contribuir a que evitemos dejarnos llevar por unas emociones que pueden conducirnos a una neurocepción defectuosa.

## Capítulo 4

# CÓMO COMPROBAR LA RAMA VENTRAL DEL NERVIO VAGO

## UNA EVALUACIÓN SENCILLA BASADA EN LA OBSERVACIÓN DEL ROSTRO

Según Stephen Porges, la participación social requiere de habilidad para mirar y escuchar. Cuando estamos hablando con alguien, se puede percibir si está implicado o no por cuánto nos mira, cómo nos escucha y cómo comprende lo que le estamos diciendo. Se puede establecer si nos está mirando y escuchando leyendo los músculos de su cara. Esa persona ¿nos mira a la cara y establece contacto visual con nosotros, por lo menos parte del tiempo? ¿Tiene los ojos abiertos? ¿Puede oír y comprender lo que le estamos diciendo?

Los músculos de la cara están organizados alrededor de las aberturas de los ojos, los orificios nasales y la boca (ver «Músculos faciales», en el apéndice). Cuando estos músculos planos y redondos se contraen, cierran la piel alrededor de las aberturas. Unos músculos planos rectangulares conectados a los músculos redondos los pueden abrir más, permitiendo así que entre más luz en los ojos, más olores en la nariz y más aire en la boca. Cuando reaccionamos emocionalmente, nuestra expresión facial cambia en la medida en que abrimos o cerramos esas aberturas.

La otra persona ¿tiene las cejas ligeramente levantadas y los ojos relajados y abiertos? El músculo redondo y plano que rodea el ojo se llama *orbicularis oculi* (*orbicularis* indica un músculo alrededor de una abertura facial; *oculi* indica que se refiere a los ojos). Al contraer este músculo, cerramos la abertura alrededor del ojo, reduciendo la cantidad de luz de la misma manera que el obturador de una vieja cámara réflex reduce la cantidad de luz que llega a la película a través de la lente.

Contraemos este músculo para entrecerrar los ojos cuando estamos expuestos a una luz fuerte, cuando queremos reducir la entrada visual, cuando hay algo que no queremos ver emocionalmente o cuando queremos retirarnos de los estímulos sensoriales externos y contemplar nuestros propios pensamientos. Cuando contraemos este músculo, nos alejamos de los estímulos visuales corrientes, del aquí y ahora. Podemos recordar acontecimientos del pasado, visualizar futuras posibilidades o entrar en un estado de meditación.

Cuando los músculos planos, de forma rectangular, situados por encima y por debajo del *orbicularis oculi* están tensos, mantienen el *orbicularis oculi* más abierto y permiten que entre mucha más luz. Estos músculos se tensan cuando nos encontramos con algo sorprendente. La tensión física en ellos forma parte de la expresión emocional de la sorpresa; mejora nuestra percepción sensorial y nos ayuda a estar más presentes en lo que está sucediendo a nuestro alrededor.

Extrañamente, cuando tenemos los ojos más abiertos, también oímos mejor; hay una conexión neurológica entre los nervios implicados en la vista y en el oído. En las conferencias, algunas personas abren más sus ojos para oír mejor lo que se está diciendo.

Cuando establezcas contacto visual con alguien, busca su expresión facial espontánea en el tercio medio de la cara (entre debajo de los ojos y la parte superior de la boca). Los pequeños movimientos que se pueden detectar ahí son indicativos de participación social (o su ausencia) y de la flexibilidad de las respuestas emocionales de la persona.

Hay dos tipos de expresiones faciales: las que adoptamos para mostrar a los demás cómo nos sentimos y las que se manifiestan sin que las provoquemos conscientemente. Estas últimas las podemos dividir en tres tipos, según el tiempo que duren.

El primer tipo de expresión facial inconsciente es el patrón de la tensión crónica, que es más o menos permanente; queda marcado en nuestra cara con arrugas profundas y es indicativo de nuestro estado emocional característico.

El segundo patrón, el de la tensión emocional, es menos permanente y expresa nuestro estado de ánimo del momento. Este patrón de tensiones faciales dura un tiempo, tanto como el estado de ánimo, y generalmente lo bastante para que los demás puedan hacerse una idea de cómo nos sentimos.

En el tercer tipo de expresión emocional, los músculos faciales situados en la zona que hay entre los ojos y la boca cambian la tensión rápidamente, hasta varias veces por segundo. Habitualmente podemos ver estos microcambios de expresión en un bebé o en un niño. Es más raro observarlos en los adultos, ya que estamos más bloqueados en nuestro sentido de la identidad o en nuestro estado de ánimo. Cuando se observan estos cambios rápidos, transcurren a demasiada velocidad para que los podamos leer de manera consciente y poder decir que determinada expresión facial indica cierta emoción, pero el hecho de que estos movimientos espontáneos estén ahí hace que tengamos la impresión de que esa persona está abierta y no tiene miedo.

Podemos experimentar estos cambios rápidos de expresión facial cuando dos personas que se sienten seguras juntas establecen contacto visual y permiten que sus sentimientos fluyan sin censurarlos ni intentar controlarlos. Este es un reflejo del estado ideal de apertura, en el que las expresiones faciales emocionales cambian tan rápidamente como los pensamientos. Es muy diferente de la sonrisa fingida, como la que mostramos cuando posamos para una foto, donde casi hacemos una mueca para expresar sentimientos positivos.

¿Podemos ver un flujo de emociones en la cara de alguien, es decir, movimientos faciales leves, que cambian rápidamente, unos movimientos faciales fugaces que muestran que la persona se siente feliz, satisfecha, airada, irritada, asustada, ansiosa, triste o deprimida? ¿O su rostro se muestra plano e inmutable, fijado en una expresión emocional? Ese individuo ¿muestra cambios melódicos (prosodia) en la expresión vocal cuando habla? ¿O tiene la voz plana y pronuncia las palabras con un único tono?

Tendemos a pensar que las personas son identidades inmutables. Sin embargo, su interacción con los demás se ve afectada por su estado de ánimo, que está afectado a su vez por el estado de su sistema nervioso autónomo en aquel momento.

Aquellos que se encuentran en estado de estrés podrían mirarnos de manera amenazadora, y su actitud podría ser agresiva. Podrían no escuchar lo que se está diciendo. Tal vez sean propensos a reaccionar ante una sola palabra, a salirse de sus casillas y a interrumpirnos en medio de una frase. A menudo podemos necesitar corregirlos: «Pero ¡si yo no he dicho eso!».

Los individuos asustados evitarán el contacto visual con nosotros, o lo establecerán durante una fracción de segundo y luego apartarán la vista. Puede ser que su respiración sea superficial; que levanten solo las costillas de la parte superior del pecho y contengan la respiración después de la inspiración.

Quienes se encuentran en un estado deprimido inclinan la cabeza hacia delante o dejan que cuelgue, y su rostro es inexpresivo. Se mueven lentamente, lo cual es indicativo de falta de energía. No tienen entusiasmo ni ganas de hablar. A veces respiran o suspiran antes de hacer o decir algo.

## Otras formas de comprobar la función vagal

En mi clínica, además de observar este tipo de aspectos, me gusta empezar todos los tratamientos analizando el funcionamiento de la rama del nervio vago ventral. Si un cliente presenta algunos de los síntomas que he descrito como «las cabezas de la hidra» (ver la lista al principio de la primera parte) y si la comprobación indica una disfunción vagal ventral, a menudo es posible mejorar el estado de la persona aplicando los ejercicios y técnicas que se describen en la segunda parte.

Luego, después de que el cliente haya hecho el ejercicio básico, o después de tratarlo con mis manos, compruebo otra vez la función vagal ventral para asegurarme de que hemos conseguido los resultados deseados. Esta información es útil en un entorno clínico. El procedimiento que describo más adelante en un apartado posterior de este capítulo, que nos permite valorar nuestra propia función vagal ventral, es también útil como autodiagnóstico y autoayuda, y nos permite ayudar a otras personas.

Además de mirar el fondo de la garganta y hacerle decir «ah-ah-ah» a la persona, como indico más adelante, a veces utilizo otra prueba que es útil si estoy visitando a un niño, a un autista o a otros individuos que se encuentren en circunstancias especiales. Por ejemplo, si imparto una clase de segundo curso, podría empezar con unas buenas risas si los alumnos me ven mirando la garganta de un compañero con una linterna mientras le hago decir «ah-ah-ah».

Esta otra prueba se basa en las observaciones hechas por Mayer, Traube y Hering a finales del siglo XIX de que el pulso y la presión sanguínea deberían ser más rápidos y fuertes en la inspiración que en la espiración (suponiendo que el nervio vago ventral funcione bien). A medida que se adquiere experiencia por medio de tratar a mucha gente, se puede detectar si esta diferencia es mayor en una persona que en otra. En una misma persona, también se puede observar si la diferencia es mayor después de haber hecho el ejercicio básico.

Según mi experiencia, aquellos cuya diferencia entre el pulso en inspiración y el pulso en espiración es más marcada están habitualmente más robustos y saludables, tanto física como psicológicamente.

Sin embargo, estas pruebas que aplico en mi clínica presentan limitaciones para ser utilizadas en las investigaciones científicas. Están basadas subjetivamente en mis observaciones personales, que solo muestran si la rama ventral del nervio vago está funcionando correctamente. No cuantifican el nivel de la función vagal, que puede ser más alto en una persona que en otra. Otras opciones para comprobar la función vagal se describen a continuación.

## EVALUACIÓN OBJETIVA DE LA FUNCIÓN VAGAL A TRAVÉS DE LA VARIABILIDAD DEL RITMO CARDIACO

En el ámbito de la investigación científica sobre el sistema nervioso autónomo, hay una conciencia creciente de la *variabilidad del ritmo cardiaco* (VRC), que puede ofrecernos otro modo de valorar el funcionamiento del nervio vagal.

Cuando nuestro sistema nervioso funciona perfectamente y somos socialmente participativos, hay una diferencia en el lapso de tiempo entre los latidos consecutivos, como consecuencia de la subida y bajada naturales del ritmo cardiaco en respuesta a la respiración, la presión sanguínea, las hormonas y las emociones. La variabilidad del ritmo cardiaco es la medida de estas diferencias. Una mayor variación en los intervalos de tiempo se indica como una VRC elevada.

La VRC se puede utilizar como un indicador de la salud general.[1] Constituye una de las herramientas de evaluación más prometedoras para medir la actividad del sistema nervioso autónomo.[2]

Cuando la rama ventral del nervio vago funciona correctamente, la variabilidad del ritmo cardiaco es alta. Hay una cantidad creciente de investigaciones que relacionan una VRC elevada con la salud y la longevidad.[3]

Por otra parte, cuando el nervio vago no funciona bien, el sistema nervioso autónomo cae ya sea en un estado de estrés o en un estado de actividad vagal dorsal, como se describe en el capítulo anterior. En este caso, las diferencias en los intervalos de tiempo entre latidos son menores o inexistentes, y esto se indica como una VRC baja.

Cada vez más estudios científicos muestran una correlación entre una variabilidad del ritmo cardiaco baja y varios problemas psicológicos y psiquiátricos. Por ejemplo, la VRC está relacionada con estados emocionales, y se ha observado que disminuye bajo condiciones de fuerte presión en cuanto al tiempo, estrés postraumático, tensión emocional y un estado de ansiedad elevado.[4] Los individuos que están preocupados con mayor frecuencia y durante más tiempo presentan una VRC más baja.[5, 6]

Una VRS baja aparentemente también está relacionada con la falta de capacidad de concentrarse y con la inhibición motora; ambos síntomas son habituales en los niños con trastorno de déficit de atención e hiperactividad (TDAH).[7] Existe asimismo una conexión entre el trastorno de estrés postraumático y la baja variabilidad del ritmo cardiaco.[8]

En términos de salud física, se supone que una VRS baja es un indicador de una salud menos favorable en general.[9] Un abanico de condiciones de salud adversas puede estar asociada con ella: la obesidad, la neuropatía diabética, la actividad de la rama dorsal del nervio vago, la susceptibilidad al síndrome de la muerte súbita del lactante y bajos índices de supervivencia en bebés prematuros.

La gente que sufre de obesidad generalmente tiene una VRC inferior.[10] Aunque se supone que aquellos con sobrepeso comen demasiado, hacen poco ejercicio y carecen de motivación para cambiar su conducta, hay que tener en cuenta que algunas personas con sobrepeso se ponen a dieta y casi se mueren de hambre y que, aun así, apenas adelgazan. Algunos individuos que quieren perder peso trabajan con un psicólogo o con un hipnoterapeuta para cambiar la imagen que tienen de sí mismos. No puedo evitar considerar qué sucedería si su programa para la pérdida de peso incluyera una evaluación de su VRC y una mejoría de su sistema nervioso de la participación social por medio de ejecutar el ejercicio básico.

Muchas personas que tienen una disfunción sexual buscan la ayuda de su médico o el consejo de un psiquiatra o psicólogo. Un estudio reciente arroja algo de luz sobre la disfunción sexual femenina e indica que puede estar estrechamente relacionada con la variabilidad del ritmo cardiaco.[11] Hay estudios que llegan a una conclusión parecida en cuanto a la disfunción eréctil del hombre, al indicar que «el desequilibrio general del sistema nervioso autónomo es una de las causas de la disfunción eréctil».[12]

Los estudios de la VRC han mostrado que esta es baja en quienes sufren daño cardiaco,[13] y la VRC baja se ha asociado con un mayor riesgo de padecer una enfermedad cardiaca coronaria.[14] También parece ser un presagio de muerte después de un infarto de miocardio (ataque al corazón).[15]

Una VRC baja se relaciona con la muerte prematura por distintas causas además de los problemas del corazón, tales como la EPOC. En el 2014, en Estados Unidos, la EPOC fue la tercera causa más común de muerte después de las enfermedades cardiacas y el cáncer.[16] Los patrones de respiración diferentes de la respiración normal diafragmática indican un grado inferior de salud física y psicológica, y hay una relación entre la respiración diafragmática y los niveles elevados de variabilidad del ritmo cardiaco.[17] En mi clínica he encontrado que los clientes que tienen un diagnóstico de EPOC presentan un movimiento muy escaso en el diafragma, y las pruebas no muestran actividad vagal ventral.

Las pruebas de VRC, según parece, pueden dar una información diagnóstica valiosa y servir como herramienta de exploración rápida para valorar la actividad alterada del sistema nervioso autónomo.

Si las investigaciones científicas confirman que el estado del SNA es un factor en los problemas psicológicos, puede ser interesante explorar la posibilidad de mejorar la variabilidad del ritmo cardiaco y el funcionamiento de la rama ventral del nervio vago como un primer paso en el tratamiento de estos problemas, en lugar de recurrir inmediatamente a las intervenciones psicológicas tradicionales o a los medicamentos con receta (ver el capítulo seis para saber más sobre este tema).

## EXAMEN DE LA FUNCIÓN VAGAL: PRIMERAS EXPERIENCIAS

Quiero recalcar la importancia de las comprobaciones recordando los inicios de mi práctica. Cuando empecé a formarme en la terapia craneosacral, el profesor del curso dijo que si hacía la secuencia establecida de las técnicas que él enseñaba podría ayudar a la gente a encontrar alivio a su estrés. Sin embargo, nunca nos enseñó a comprobar los estados fisiológicos del cuerpo, de manera que me preguntaba cómo podía saber que esas técnicas funcionaban; quizá sencillamente había escuchado esa recomendación de su profesor y se la creía.

Esto sucedió hace casi treinta años, antes de que estudiara con Alain Gehin y mucho antes de que oyera hablar de la teoría polivagal. El único modelo del estrés que teníamos entonces era la vieja idea de que el sistema nervioso autónomo se encontraba en un estado de estrés o de relajación.

Todos sabíamos que el estrés crónico era poco saludable, y había libros y cursos sobre cómo gestionarlo; todos prometían el resultado positivo de liberarse de él. Pero ninguno de ellos mostraba la manera de comprobar el estrés fisiológicamente. Hoy día testo a cada paciente antes y después de las sesiones; no tengo una fe ciega en lo que alguien me dijo en una ocasión acerca del resultado que podía esperar de mis tratamientos.

Cuando llevaba a cabo sesiones basadas en aquel primer curso, ejecutaba la secuencia estándar de las técnicas y consideraba que mi trabajo había terminado: el cliente ya no podía estar estresado, sino que debía sentirse relajado y listo para irse a casa. Pero observé que los clientes a menudo tenían dificultades para reponerse después del tratamiento y pedían permanecer unos minutos más en la camilla. Después de diez o quince minutos, a menudo seguían sin querer levantarse, y les tenía que explicar que necesitaba la camilla de masaje para mi siguiente cliente. Eran comprensivos, se levantaban de mala gana y se ponían los zapatos. Recuerdo que algunos me preguntaban si pensaba que podían conducir, y yo les aseguraba que no había ningún problema.

Cuando volvían para la siguiente visita, a veces me explicaban que se habían sentido tan relajados después de la última sesión que habían tenido que ponerse a un lado de la carretera y cerrar los ojos para dormir unos minutos. En ocasiones, incluso se habían parado dos o tres veces. Comentaban de manera entusiasta que era fantástico que se hubiesen sentido «tan relajados». Incluso al día siguiente a menudo no querían levantarse de la cama para ir al trabajo.

Hoy en día, mirando hacia atrás, me doy cuenta de que mis sesiones los dejaban en un estado vagal dorsal. No estaban relajados, sino disociados y con una conducta depresiva. En la actualidad tengo cuidado de tratar la función vagal durante la sesión y la compruebo nuevamente después para estar seguro de que estén socialmente participativos cuando se van. Me aseguro de que se vayan de mi consulta tranquilos pero al mismo tiempo alerta y en condiciones de funcionar, en un estado que no es ni de estrés ni de actividad vagal dorsal. El hecho de comprobar el estado del sistema nervioso autónomo antes y después de una sesión da una gran perspectiva si se es un terapeuta corporal, un psicólogo o cualquier otro tipo de profesional de la salud.

## MI DESCUBRIMIENTO DE LA TEORÍA POLIVAGAL

Al principio de la década de 1980, empecé a observar que muchos de mis clientes que padecían asma también tenían disfunción vagal. Cuando los ayudaba a mejorar su función vagal, sus síntomas de asma se reducían o desaparecían.

Esto me pareció interesante: quizá la gente con asma podía beneficiarse de los tratamientos manuales para la mejora de su función vagal ventral antes de acudir a los medicamentos con receta, que son costosos y a menudo tienen efectos secundarios negativos. Espero, algún día, poder realizar un estudio científico a partir de estas experiencias.

En aquellos tiempos utilizaba un método de comprobación de la función vagal que estaba basado en las primeras ideas acerca de la variabilidad del ritmo cardiaco: controlaba el pulso y la presión sanguínea de mis clientes y los relacionaba con su respiración. Aprendí este método de mis maestros de Rolfing, Michael Salveson y Gael Ohlgren, en 1982-83. Ellos lo habían aprendido de Peter Levine,* un profesor y autor conocido en el campo de la terapia del trauma. Levine, a su vez, había sido inspirado por Stephen Porges: ambos tienen una amistad que se remonta a varias décadas atrás. Salveson y Levine formaban parte de un pequeño grupo de estudio de practicantes de Rolfing y otros terapeutas corporales en Berkeley (California), a principios de los ochenta, que estaba enfocado en el funcionamiento del sistema nervioso autónomo.

El método que yo utilizaba implicaba la observación de la respiración y del pulso. Si el pulso es más rápido en la inspiración y más lento en la exhalación, esto indica una buena función vagal ventral. Cuanto mayor es la diferencia, tanto mejor es esa función. Controlaba esto poniendo un dedo sobre una arteria de la muñeca

---

\* Peter Levine es un eminente terapeuta que trata el shock y los traumas. Utiliza técnicas verbales, combinadas con una observación atenta del cliente en cuanto a los cambios sutiles en su sistema nervioso autónomo cuando regresa al momento del hecho traumático. Ha escrito *Waking the Tiger* (Berkeley: North Atlantic Books, 1997. En español: *Sanar el trauma*. Móstoles (Madrid): Neo Person, 2013. Desde entonces, sus enseñanzas han cuajado en la denominada Experiencia Somática.

del cliente mientras observaba el patrón de su respiración. La idea que subyace a este método se remonta a un estudio sobre el sistema nervioso autónomo de 1890, cuando se descubrió la variabilidad de la presión sanguínea conocida como *ondas de Traube-Hering-Mayer*.

Aunque este método era útil en mi clínica para mi propia valoración personal, dejaba mucho que desear en términos de investigación científica. No disponía de una medida objetiva de la función vagal; solamente contaba con mi impresión subjetiva basada en lo que sentía con mis dedos y veía con mis ojos. Para finalidades científicas, naturalmente, es preferible medir de manera más precisa. Hoy en día hay muchos instrumentos disponibles para medir la función vagal.[18]

En 2002 quise pedirle a Stephen Porges (a quien todavía no conocía) que me ayudara a desarrollar un proyecto para investigar mi efectivo tratamiento manual del asma. Varios clientes habían venido a verme con dificultades respiratorias y un diagnóstico de asma. Cuando los testaba antes de la primera sesión (con un método de diagnóstico del funcionamiento del nervio vago que había aprendido en mi estudio del Rolfing), observaba que todos tenían disfunción vagal. Pero después de mis tratamientos manuales, todos daban positivo en la comprobación de la función vagal. Al mismo tiempo, sus síntomas del asma desaparecían y su respiración se normalizaba. Esperaba que Porges pudiera ayudarme a desarrollar un método científicamente aceptable para medir estos parámetros.

Le pregunté a Jim Oschman,[19] un científico amigo mío, si lo conocía y le pregunté si podía presentarnos. Afortunadamente, en mi siguiente viaje a Estados Unidos para visitar a mi familia en Filadelfia, Porges daba una conferencia en Baltimore para la American Association of Body Psychotherapists ('asociación estadounidense de psicoterapeutas corporales'). Oschman estaba en Washington D. C., y los tres pudimos encontrarnos en el congreso de Baltimore y cenar juntos.

Le expliqué a Porges mi idea de un proyecto de investigación para tratar el asma y le pregunté si podía ayudarme a medir el funcionamiento del sistema nervioso autónomo antes y después de mis tratamientos. En lugar de informarme sobre dónde podía encontrar el *hardware* y el *software*, como esperaba, cambió de conversación y nos explicó su teoría polivagal. Era algo nuevo para mí, pero parecía interesante. A la mañana siguiente, Oschman y yo desayunamos con él, y nos explicó más detalles sobre su teoría.

Más tarde, aquella misma mañana, Porges dio la charla de apertura del congreso. Su tema fue la teoría polivagal, que ilustró con diapositivas. Después de escucharlo explicar la teoría por tercera vez en menos de veinticuatro horas, empecé realmente a entenderla.

Presentó un vídeo documental que mostraba algunas de las mejoras de comunicación y conducta que habían experimentado los niños autistas que habían participado en su investigación, que él llama *Protocolo del Proyecto de Escucha*[20] (lo describo más ampliamente en el capítulo siete). Los niños habían recibido cinco tratamientos diarios de cuarenta y cinco minutos durante cinco días consistentes en escuchar música distorsionada por ordenador a través de unos auriculares especiales. El resultado fue que más de la mitad de ellos ya no sufrían hiperacusia auditiva y muchos empezaron espontáneamente a entablar una comunicación verbal recíproca y se volvieron más sociables.

El vídeo mostraba a los niños interactuando con un adulto que intentaba implicarlos en una actividad de juego apropiada para su edad. El terapeuta soplaba burbujas de jabón. Antes de las sesiones de escucha de la música, un niño estaba hiperactivo, no podía permanecer quieto, corría en círculos y no mostraba ningún interés ni en el adulto ni en las burbujas. Otra niña estaba sentada de manera pasiva, con la barbilla caída sobre el pecho. Aparentaba estar colapsada, aislada en su mundo, y no parecía percibir ni las burbujas ni al adulto.

Después de la quinta sesión de escucha, los dos niños se veían interesados y se comportaban de manera más natural. El niño hiperactivo estaba delante del adulto, establecía contacto visual con él y jugaba con las burbujas de jabón. La niña que había estado encerrada en sí misma pareció despertar de su estupor; se relacionaba con el adulto alegremente y empezó ella también a jugar con las burbujas de jabón. Los niños sonreían, reían, tenían luz en los ojos y se hallaban en un estado juguetón, relajado y abierto.

Este era un logro increíble, considerando que hasta entonces nadie había desarrollado un procedimiento verificado científicamente para ayudar a las personas autistas a mejorar sus habilidades comunicativas y a volverse más sociables. El Protocolo del Proyecto de Escucha apunta al potencial de trabajar con eficacia con estos síntomas del autismo.

Yo no era el único asombrado. La sala estaba llena, había ciento cincuenta terapeutas en ella. Después de ver el impacto de esa intervención sobre los dos niños, no quedaba un ojo seco en la sala.

En aquel entonces yo no tenía experiencia en tratar a niños con problemas del espectro autista. Pensé en los pacientes que había tratado a lo largo de los años. Muchos habían llegado a mi clínica en un estado de estrés o de retraimiento vagal dorsal y se habían ido sonriendo, con luz en los ojos y aparentemente en paz consigo mismos. Esto me indicaba que nuestras sesiones habían sido efectivas.

Creía que tenía los medios para provocar cambios similares en los clientes autistas con un protocolo de técnicas de la terapia craneosacral biomecánica. Sin embargo, antes de escuchar la conferencia de Stephen Porges, no disponía de un modelo psicofisiológico para explicar los cambios. Además, me daba cuenta de que mi modelo anterior del sistema nervioso autónomo estaba limitado a los estados de estrés y de relajación. Mi modelo no incluía la idea del «retraimiento» o ningún otro estado caracterizado por la actividad de la rama vagal dorsal; ni siquiera distinguía entre las ramas ventral y dorsal del nervio vago.

Salí de la conferencia inspirado, y mi interés pasó de ser investigar el modo de tratar el asma con la terapia craneosacral a explorar la posibilidad de tratar a niños que se encontrasen dentro del espectro autista.

Asimismo tenía una nueva concepción del funcionamiento del sistema nervioso autónomo. No se trataba ya de mejorar solo la función vagal sino también de mejorar el funcionamiento de los otros cuatro nervios craneales esenciales para la participación social. Desde entonces he dedicado todos estos años a estudiar y aplicar la teoría polivagal en mi práctica clínica y en mi enseñanza.

Cuando regresé a casa, a Dinamarca, no podía montar un laboratorio para hacer el tipo de pruebas que Porges había llevado a cabo, y no tenía acceso a su proceso de comprobación y estimulación acústica. Pero decidí trabajar con ciertos clientes que tenían algún trastorno del espectro autista utilizando mis nuevos conocimientos de la teoría polivagal y mis habilidades manuales de la terapia craneosacral biomecánica, que incluyen técnicas para mejorar el funcionamiento de los cinco nervios craneales necesarios para la participación social.

Mi esperanza era que, utilizando esas técnicas y optimizando el funcionamiento de esos nervios, podría también ayudar a alguna de esas personas a mejorar su capacidad de comunicación, con lo cual les daría la posibilidad de tener un comportamiento más social.

Mis tratamientos dieron como resultado un mejor funcionamiento en la mayor parte de mis clientes autistas. Se volvieron más comunicativos y pasaron de estados de aislamiento a ser más sensibles socialmente. Aunque utilizaba un enfoque terapéutico distinto del de Porges, basaba mis tratamientos en la teoría polivagal.

Tardé varios años en llegar al punto en que fui consciente de la importancia de testar a todos los clientes, incluso después de conocer la teoría polivagal. Al principio medía la función vagal solo cuando tenía un paciente difícil y me sentía frustrado por la falta de resultados.

Cuando aplicaba un tratamiento de liberación miofascial y no conseguía los resultados que esperaba, me sentía desconcertado: esas técnicas habitualmente funcionaban, ¿por qué no esta vez? En estas situaciones me esforzaba más; repetía las técnicas una y otra vez y las sesiones con esos clientes eran más largas. Aun así, mis esfuerzos seguían sin dar los resultados que buscaba y me sentía cada vez más frustrado e insatisfecho al final de las sesiones.

El hecho de comprobar la función vagal me dio la oportunidad de darme cuenta de que mis fallos no se debían a mi falta de sentido común a la hora de escoger aquella técnica o de habilidad a la hora de aplicarla, sino más bien a la falta de receptividad del sistema nervioso del cliente. En esos casos, la información que obtenía sobre el estado de su sistema nervioso autónomo me ayudó a comprender por qué no conseguía los resultados que había alcanzado con la mayoría de mis otros clientes, que contaban con sistemas nerviosos autónomos que funcionaban bien.

Al comprender esto dejé de cuestionar mi habilidad como terapeuta cuando tenía un caso difícil: el fallo no estaba en mí o en mi técnica, sino que se debía al estado no receptivo del SNA del cliente. ¿Qué sucedería si dispusiera de la información sobre los problemas de su sistema nervioso autónomo al principio de la sesión y me ocupara de este en primer lugar? Empecé a hacerlo así.

A partir de los éxitos clínicos que obtuve al proceder de esta manera, creo que no se puede subestimar la importancia de comprobar el funcionamiento de la rama ventral del nervio vago. Tanto si mis clientes vienen para una sesión de Rolfing como si vienen para obtener alivio de su dolor de espalda, para poder volver a mover un hombro inmóvil o para cualquier otro de los problemas de salud que llamo «las cabezas de la hidra», lo primero que hago es comprobar el funcionamiento de la rama ventral de su nervio vago, utilizando la prueba de la rama faríngea de la función vagal que se describe más adelante, ya que mi primera finalidad como terapeuta es mejorar su función vagal.

Si encuentro una disfunción vagal ventral, indicativa de un estado de estrés o bien de retraimiento, le pido al cliente que realice el ejercicio básico (ver la segunda parte). Luego vuelvo a comprobar. Habitualmente, el nervio vago responde correctamente después de hacer el ejercicio una o dos veces. A continuación procedo a aplicar técnicas específicas para completar el tratamiento.

He aprendido que es más difícil que las intervenciones terapéuticas sean efectivas si la función vagal ventral no es la adecuada. En cambio, cuando se restablece correctamente la función vagal, mis clientes a menudo muestran mejoras en otras áreas de su vida: no solo obtienen beneficios en cuanto a los problemas de salud por los cuales acudieron a mi consulta, sino también en los ámbitos del trabajo, la familia y las relaciones sociales.

Testar la participación social de una persona puede ser útil si se está trabajando como profesor, terapeuta corporal, psicólogo, psiquiatra o *coach*. Si eres un padre o una madre que está a punto de enviar a su hijo al colegio, podría ser una buena idea comprobar que su sistema nervioso autónomo funcione bien y, si no es así, ponerlo en condiciones para garantizar las mejores probabilidades de que el tiempo y los recursos que se inviertan en su educación darán un resultado positivo. Si ves que el niño se encuentra en un estado de estrés o retraimiento, quizá sea una buena idea que apliques los ejercicios y tratamientos indicados en este libro para tener las mejores probabilidades de éxito.

## EXAMEN DE LA FUNCIÓN VAGAL: COTTINGHAM, PORGES Y LYON

Si eres terapeuta corporal o haces cualquier otra cosa para ayudar a la gente en su salud y bienestar, desempeño o interacción con los demás, puede ser que descubras que el estado del sistema nervioso autónomo predice hasta qué punto tendrás éxito en tus esfuerzos.

Stephen Porges, junto con John Cottingham y Todd Lyon, ambos practicantes del Rolfing, publicaron los resultados de un proyecto de investigación llevado a cabo en 1988 en la revista *Physical Therapy*.[21] Demostraron que la evaluación del SNA puede indicar exactamente el grado de éxito de las sesiones de terapia manual. A lo largo de los años he observado que las implicaciones de este estudio van más allá de la terapia corporal y son importantes en todas las interacciones.

Los tres hicieron un experimento científico con un grupo de hombres en el cual comprobaron el estado de su sistema nervioso autónomo y cómo esto se relacionaba con el grado en que eran positivos los resultados obtenidos con la técnica de liberación miofascial utilizada en el Rolfing.

Cottingham administró una técnica de Rolfing llamada *levantamiento pélvico* a cada uno de los participantes en el estudio. El levantamiento pélvico se utiliza para equilibrar el sacro al final de las sesiones de Rolfing, con el fin de incorporar y equilibrar los cambios en el tejido conectivo debidos a varias liberaciones ocurridas durante la sesión.

En la técnica del levantamiento pélvico, el cliente está tendido en la camilla de masaje bocarriba. El terapeuta le desliza una mano por debajo del sacro y establece contacto con el hueso. Con el peso del cliente sobre la palma de la mano, el terapeuta efectúa una ligera tracción, constante y suave, hacia los pies del cliente. Cuando el levantamiento pélvico funciona como está previsto, los músculos de la espalda se relajan, la columna se alarga y se mejora la alineación vertebral. El levantamiento pélvico debería hacer que se acabe con una mejor postura, mayor flexibilidad de la columna a la altura de las lumbares y mayor sensación de bienestar.

Para el objeto del estudio, con el fin de que la intervención fuese lo más uniforme posible en todos los sujetos, Cottingham fue el único terapeuta que aplicó la técnica, siempre la misma, en todos ellos. Medía sus efectos comprobando la flexibilidad de la columna antes y después del levantamiento pélvico. Los sujetos empezaban en una postura vertical, relajada, y luego se doblaban hacia delante en una flexión de la columna. Cottingham medía cuánto se acercaba la punta de los dedos al suelo, tanto antes como después, para determinar si eran más flexibles, igual o menos después del levantamiento pélvico. Les preguntaba cómo se sentían y qué experimentaban como resultado de dicho levantamiento. Incluso siendo el mismo terapeuta el que aplicaba la misma técnica, había una gran variedad de respuestas.

Tras un primer vistazo a los resultados, se vio que los hombres más jóvenes generalmente sacaban un beneficio mayor de la técnica que los mayores; mostraban mayor capacidad de movimiento al doblarse la segunda vez. Aseguraban que recibir el levantamiento pélvico había sido una experiencia agradable y sentían un mejor estado de ánimo después de esa maniobra.

El grupo de mayor edad obtuvo unos resultados bastante diferentes. A pesar de la formación con la que contaba Cottingham, su habilidad y su intención positiva, sus esfuerzos con muchos de los hombres mayores no fueron especialmente positivos. Muchos pasaron a estar más rígidos e incluso perdieron una parte de su capacidad de movimiento. Cuando se doblaban hacia delante para tocarse los pies, sus dedos quedaban más lejos del suelo que antes del tratamiento. Una buena parte de ellos dijeron que no se sentían tan bien después de la técnica, y su estado de ánimo había ido a peor. Algunos pasaron a estar considerablemente más gruñones e irritables.

Habría sido fácil llegar a la conclusión de que el Rolfing funciona mejor con los hombres jóvenes que con los mayores. Pero los investigadores tenían interés en relacionar los resultados de la técnica con un factor distinto de la edad. Y descubrieron que el estado del sistema nervioso autónomo era un indicador importante a la hora de predecir el éxito del resultado.

Antes de aplicar los tratamientos del experimento, Cottingham medía la variabilidad del ritmo cardiaco del sujeto. Aplicaba unos sensores a la piel y conectaba los cables a un monitor del tono vagal situado en otra habitación. Con esto podía registrar con precisión los cambios en los latidos cardiacos y relacionarlos con distintas respiraciones.

Cottingham no podía ver las mediciones de la VRC mientras ejecutaba la técnica. No sabía qué sujetos presentaban un nivel elevado de variabilidad del ritmo cardiaco y cuáles niveles bajos, de manera que este conocimiento no podía influirle en la forma de aplicar los tratamientos. La mayor parte de los sujetos jóvenes y algunos de los hombres mayores presentaban una VRC razonablemente alta. Por el contrario, un porcentaje más elevado de los hombres mayores y solo unos pocos de los más jóvenes tenían una VRC más baja.

Cuando Cottingham, Porges y Lyon revisaron los datos, encontraron una relación más próxima entre la variabilidad del ritmo cardiaco alto y los resultados deseables del tratamiento que la que había entre la edad y los resultados. En otras palabras, el éxito del tratamiento parecía estar más relacionado con el estado del sistema nervioso autónomo que con la edad. Este es un punto clave del que hablaré más adelante.

La medición de la variabilidad del ritmo cardiaco con un monitor del tono vagal puede ser útil en las investigaciones científicas, en las que es necesario llevar a cabo mediciones cuantificables. Sin embargo, hay otros modos de evaluar la función vagal en un entorno clínico que no requieren equipos especiales ni tanto tiempo. Durante muchos años he utilizado algunos de estos otros métodos y los he considerado suficientes para mis propios fines en mi clínica.

## UNA FORMA SENCILLA DE COMPROBAR LA RAMA FARÍNGEA DEL NERVIO VAGO

El nervio vago ventral tiene varias ramas. Más adelante te mostraré una prueba para comprobar la función de una de estas, la denominada *rama faríngea*, que inerva la parte de la garganta que se halla inmediatamente detrás de la cavidad nasal y de la boca, por encima del esófago y de la laringe. Las fibras nerviosas de la rama faríngea del vago conectan con el paladar blando y la faringe. Este nervio está relacionado con el acto de tragar y la producción de sonidos vocales.

El médico griego Claudio Galeno fue el primero que describió por escrito la rama faríngea del nervio vago; indicó que proveía la función motora nerviosa para los músculos de la laringe, los que producen la voz. Aprendió esto examinando a un gladiador que había sido herido en el cuello y había perdido el habla. Galeno descubrió que la rama faríngea del nervio vago estaba cortada en un lado del cuello. Para comprobar la validez de sus observaciones, hizo un experimento con cerdos, cuya anatomía es muy parecida a la de los seres humanos. Descubrió que el hecho de cortarles el nervio faríngeo hacía que dejasen de chillar.

Después de intentar varios modos de comprobar la rama ventral del nervio vago, finalmente escogí el método que voy a exponer y lo apliqué a la rama faríngea. Se describió en algunos de los libros de texto de anatomía y fisiología más antiguos, y todavía se enseña en las facultades de Medicina de Dinamarca. También Alain Gehin enseñaba este método para comprobar el funcionamiento del nervio vago consistente en examinar la garganta, y le he sacado mucho partido en mi propio trabajo con la terapia craneosacral.

Esta prueba valora el movimiento de uno de los músculos inervados por la rama faríngea, el llamado *levator veli palatini*. Por mi experiencia, encuentro que el estado de esta rama ofrece también buenas pistas acerca de cómo están funcionando otras ramas del nervio vago ventral.

Al mejorar el funcionamiento de la rama faríngea, el diafragma también pasa a funcionar mejor. Cuando esta prueba muestra una disfunción del músculo *levator veli palatini*, habitualmente observo que la respiración del paciente es irregular, algo rápida y no especialmente profunda. Luego, cuando el cliente ha hecho el ejercicio básico y esta rama vuelve a funcionar, observo que la respiración ha mejorado y se ha vuelto más profunda y lenta.

Les explico a mis clientes lo importante que es que la rama ventral del nervio vago funcione correctamente. Les muestro dibujos y les explico lo que ando buscando en cuanto al movimiento del paladar blando. A la mayor parte de ellos les gusta la idea de que compruebe la función vagal, les aplique el tratamiento y luego vuelva a comprobarla. Les gusta el hecho de que el sistema nervioso autónomo pueda ser evaluado y la idea de que si la rama ventral de su nervio vago ha estado funcionando mal se pueda reconducir para que funcione bien.

## Cómo comprobar el funcionamiento de la rama ventral faríngea

Se le pide a la persona que se siente cómodamente en una silla. Luego, de pie delante de ella, se le hace abrir la boca para verle la garganta. Es necesario ver la úvula (la pequeña estructura con forma de bulbo que pende al principio de la garganta) y los arcos de tejido blando que están a sus lados. A veces se pueden ver bastante bien con la luz normal; de lo contrario, habrá que utilizar una pequeña linterna (la linterna de un teléfono móvil es perfecta para esto).

Si la lengua impide la vista de la úvula y los arcos, se le pide que, con un dedo apoyado en la parte de atrás de la lengua, la empuje hacia abajo para aplanarla. De esta manera se debería poder ver el paladar blando más fácilmente. Los médicos acostumbran a usar un bajalenguas para esto, pero a algunas personas les produce arcadas, y no he visto que ningún cliente tenga arcadas cuando usa su propio dedo.

En el apéndice encontrarás una serie de dibujos de la úvula. En «Úvula 1», los arcos del paladar blando se levantan a ambos lados por obra del músculo *levator veli palatini* cuando funciona correctamente. En «Úvula 2» solo se eleva un lado, lo cual indica una disfunción de la rama ventral del nervio vago en el lado que no se eleva.

En estos dibujos se ven los músculos del *levator veli palatini* metidos en el tejido blando, uno a cada lado de la úvula. Estos músculos están inervados por fibras motrices de la rama faríngea del nervio vago. Cuando se contraen, levantan los arcos del paladar blando. También están conectados a los tubos auditivos (trompas de Eustaquio), situados entre las orejas y la garganta, y tiran de estos durante el acto de tragar. Es por esta razón por lo que a veces las orejas hacen un ruido cuando se traga, cuando el aire entra en la cavidad del oído medio y la presión se iguala.

Cuando tragamos, estos músculos deberían contraerse, elevar el paladar blando y permitir que los alimentos pasen al esófago en su camino hacia el estómago, al tiempo que impiden que los alimentos entren en la laringe y los pulmones. Estos músculos también deberían contraerse cuando se hace el sonido «ah». Un cantante bien entrenado lo utilizará para levantar esta parte de la garganta antes de cantar la primera nota de una estrofa.

Para comprobar la función vagal le pido a la persona que diga «ah-ah-ah-ah-ah» mientras observo los arcos que hay a ambos lados de la úvula. Estos sonidos deberían pronunciarse percusivos y separados entre sí, es decir, como emisiones de sonido breves, en sucesión rápida, y no como un «aaaaaa-aaahhhh» largo y estirado, que no produciría el efecto deseado. Si la rama faríngea del nervio vago ventral está funcionando bien en los lados derecho e izquierdo, estos músculos se contraen simétricamente con un impulso claro cuando la persona hace los sonidos «ah-ah-ah-ah-ah»; los arcos del paladar blando se levantan por igual en los dos lados.

Si, por otra parte, hay una disfunción de la rama faríngea de la rama ventral del nervio vago en un lado, los impulsos nerviosos no inervan el músculo *levator veli palatini* ahí, y el arco del paladar blando no se levanta en ese lado cuando la persona dice «ah».

Esta prueba de la función vagal ventral tiene implicaciones profundas. Como se ha mencionado antes, si tenemos miedo, hay actividad en uno de esos otros dos circuitos del sistema nervioso autónomo y podemos padecer cualquiera de las afecciones descritas como «las cabezas de la hidra». Stephen Porges presentó la idea del *freno vagal*, el efecto inhibitorio de la actividad del vago ventral sobre la actividad simpática espinal y vagal dorsal.

Y ¿qué tal si pasamos a sentirnos seguros? ¿Qué tal si restablecemos la actividad de nuestro circuito vagal ventral en lugar de mantener la actividad de nuestra cadena simpática espinal o de la rama vagal dorsal?

Los ejercicios y tratamientos de este libro pueden sacar a una persona de los estados de estrés o desconexión y ponerla en el estado vagal ventral. Después de que lleve a cabo los ejercicios de autoayuda o reciba los tratamientos manuales indicados en este libro, debería ser posible observar una mejoría al volver a hacer la comprobación: el paladar blando y la úvula deberían levantarse simétricamente en ambos lados.

La prueba de apretar el trapecio es otra que utilizo para comprobar el funcionamiento de la rama ventral del nervio vago. Esta prueba y sus implicaciones se describen en el capítulo cinco. Es perfecta para utilizar con los niños o con cualquier persona que se encuentre dentro del espectro autista que pueda tener dificultades para seguir las instrucciones.

## LOS TERAPEUTAS PUEDEN COMPROBAR EL FUNCIONAMIENTO VAGAL SIN TOCAR AL PACIENTE

En enero de 2008 impartí un seminario junto con Stephen Porges en Santa Fe (Nuevo México), para un gran grupo de psicólogos y terapeutas corporales. Porges inició el seminario y todos se sintieron inspirados por su presentación de la teoría polivagal, al admitir sus posibilidades como modelo para comprender la diferencia entre la conducta humana normal y la anormal.

Los psicólogos interactúan verbalmente con sus clientes y están regulados por leyes que controlan su conducta profesional. En la mayor parte de los estados de Estados Unidos no están autorizados a tocarlos, y hacerlo podría implicar que perdieran su licencia. Mi trabajo, sin embargo, es sobre todo manual, pues está destinado a terapeutas corporales que quieren aprender cómo utilizar sus manos para tratar a sus clientes de esta manera.

La noche anterior a mi intervención ante ese grupo, me preguntaba: «Estos psicólogos no pueden tocar a sus clientes. ¿Cómo puedo darles algo para que se lo lleven a casa y lo utilicen en su práctica clínica?». Me dormí con esta pregunta en la cabeza y a la mañana siguiente, cuando me desperté, tenía una respuesta: podían diagnosticar el estado del sistema nervioso autónomo del cliente mirándole la garganta mientras este emitía el sonido «ah-ah-ah-ah-ah», como se ha descrito en el anterior apartado.

Facilité a cada uno de los alumnos del seminario una pequeña linterna que les permitiera observar la garganta de alguien. En una sesión de práctica durante el curso, testaron a otros participantes del seminario. En su caso, debían poder determinar si sus clientes estaban socialmente participativos o no, tanto antes como después de las intervenciones verbales. Esa prueba los podía ayudar a comprender mejor la conducta y el estado emocional de sus clientes desde una perspectiva polivagal. También podrían valorar si necesitaban mejorar el funcionamiento de su sistema nervioso autónomo e, igualmente importante, si su intervención tenía éxito en términos de la teoría polivagal. La posibilidad de comprobar antes y después de una sesión captó su interés.

Les expliqué mi trabajo con la terapia corporal y la investigación llevada a cabo por Porges, Cottingham y Lyon que he descrito anteriormente. Apunté la posibilidad de que los psicólogos pudieran inducir a sus clientes a utilizar sus propias manos para aplicar una técnica que podía facilitar un cambio en su sistema nervioso autónomo que los llevase de un estado de actividad simpática espinal o vagal dorsal crónica a un estado de participación social.

Si se podía introducir en la práctica el freno vagal de Porges —si un psicólogo pudiera lograr que la rama vagal ventral de un cliente funcionara correctamente «poniendo el freno» a la actividad vagal dorsal o simpática y sus consecuencias dañinas—, ¿qué efecto podría tener esto sobre su conducta, sus emociones y sus pensamientos? Puesto que la rama ventral del nervio vago inhibe la actividad vagal dorsal o simpática espinal, provocar un estado vagal ventral puede ser efectivo para tratar afecciones a menudo diagnosticadas como estrés o depresión.

Aunque en mi clínica utilizaba un protocolo manual para llevar a mis clientes a un estado de participación social, pensaba que un psicólogo que comprendiera la teoría polivagal podría utilizar sus principios para enseñar a sus clientes a conseguir resultados parecidos utilizando sus propias manos. Este planteamiento les daría también a los clientes la posibilidad de ayudarse a sí mismos en el futuro, después de la sesión, para regular su propio sistema nervioso autónomo, si hiciera falta.

Este fue el origen del ejercicio básico (ver en la segunda parte las instrucciones para realizar este sencillo ejercicio).

Esa era la primera vez que enseñaba el ejercicio, y naturalmente tenía curiosidad por saber si funcionaría o no. Había alrededor de sesenta psicólogos en el grupo, y la mitad de ellos habían mostrado una disfunción vagal cuando se hizo la comprobación antes de realizar el ejercicio (sus compañeros no los tocaron en ningún momento durante la sesión práctica). Después de utilizar sus propias manos para tratarse a sí mismos, la función vagal ventral de todos ellos mejoró. Solo requirió unos pocos minutos producir el cambio en su sistema nervioso autónomo.

Después del seminario recibí un correo electrónico de una participante en el que me decía que ahora testaba a cada cliente antes de iniciar sus sesiones. Si mostraban una disfunción vagal, les explicaba cómo hacer el ejercicio. Cuando volvía a efectuar la comprobación, mostraban una función vagal ventral correcta. Este ejercicio, según parecía, ponía a los pacientes en un estado de participación social. Después hacía sus habituales intervenciones psicológicas verbales. En el correo me decía que estaba entusiasmada por los mejores resultados que estaba consiguiendo con sus clientes.

Cuando regresé para trabajar en mi clínica, empecé preguntándome si mis clientes experimentaban problemas físicos o psicológicos. Comprobaba si tenían bien la función vagal ventral y les enseñaba a hacer el ejercicio básico. Después de practicarlo una sola vez, les volvía a mirar la garganta, y en todos los casos se revelaba que el nervio vago ventral había pasado a funcionar correctamente.

Me habría sentido satisfecho si hubiera ayudado al 50 % de ellos a alcanzar un estado vagal ventral, pero descubrí que los podía ayudar a todos. Ochenta y cinco de los siguientes ochenta y cinco clientes a quienes testé mostraron un resultado positivo. Este era un resultado lo suficientemente bueno para que empezara a confiar en este ejercicio. Los clientes, además, habitualmente me daban una buena retroalimentación no solo al final de la sesión, sino también cuando volvía a verlos en las semanas siguientes.

## Capítulo 5

# LA TEORÍA POLIVAGAL, ¿UN NUEVO PARADIGMA PARA EL CUIDADO DE LA SALUD?

En términos generales, el enfoque occidental del tratamiento médico es bioquímico o quirúrgico. Si acudimos a un médico con un problema de salud, escuchará nuestra descripción del problema. Después de efectuar un examen físico o encargar pruebas de laboratorio, generalmente emitirá un diagnóstico, escribirá una receta y, ocasionalmente, sugerirá un procedimiento quirúrgico.

Si tenemos asma, los médicos prescriben un medicamento para el asma. Si tenemos migrañas, prescriben un fármaco para las migrañas. Si tenemos un problema de digestión, prescriben un medicamento específico para una parte específica del sistema digestivo. Hay un fármaco diferente para cada afección que tenga un nombre: una farmacia bien surtida ofrece miles de medicamentos.

Sin embargo, puede ser que los médicos que se basan en el enfoque tradicional estén pasando por alto algo. Por ejemplo, la disfunción del sistema nervioso autónomo puede ser un factor común en el autismo, las migrañas, la EPOC y muchos otros problemas de salud.

En lugar del enfoque sobre un diagnóstico o una afección que se trate con un medicamento, hay una conciencia creciente de la comorbilidad. La comorbilidad es la presencia de uno o más trastornos o enfermedades que se presentan conjuntamente con una enfermedad o un trastorno primario. El o los trastornos adicionales podrían ser conductuales o psicológicos.

El sistema nervioso autónomo controla y regula el funcionamiento de los órganos viscerales, y es un factor concomitante importante para determinar nuestro estado emocional. Sin embargo, los médicos no comprueban esta función de manera habitual; en general no consideran que el SNA pueda ser un factor corresponsable, y tampoco están formados para explorar la posibilidad de cambiar su estado sin utilizar medicamentos con receta.

En mi consulta he encontrado repetidamente que ayudar a la rama ventral del nervio vago a funcionar correctamente a menudo elimina o reduce la gravedad de muchos problemas de salud, y por consiguiente la necesidad de recetar fármacos.

Creo que la disfunción de ese nervio es una causa subyacente de muchas afecciones fisiológicas y conductuales que perjudican la vida. Invito a mis lectores a explorar este planteamiento con mayor profundidad después de leer este libro. Tanto si eres profano en la materia como si eres profesional de la salud o terapeuta corporal, confío en que encontrarás los conceptos y las técnicas tan efectivos como los encontré yo en mi propia consulta.

## UN ENFOQUE POLIVAGAL PARA AFECCIONES PSICOLÓGICAS Y FÍSICAS

Muchas personas se enfocan en las consecuencias negativas del estrés y en general no son conscientes de los problemas derivados de la activación de la rama dorsal del nervio vago. La actividad del vago dorsal se caracteriza por una falta de energía física, baja presión sanguínea, desmayos, dificultades respiratorias que tienen su origen en la constricción de las vías aéreas en casos de EPOC, y dolor crónico general de músculos y articulaciones, a menudo diagnosticado como fibromialgia.[1, 2]

Como se describe en el capítulo dos, la actividad vagal dorsal crónica es también un factor causal en la conducta depresiva, el aislamiento social, los sentimientos de indefensión y desesperanza, la apatía, la falta de empatía, la tristeza y la aflicción, así como en algunos casos de estrés postraumático y muchos de ansiedad.

Antes de la teoría polivagal no teníamos un modelo fisiológico apropiado para entender la naturaleza de estos problemas comunes. La nueva concepción del sistema nervioso autónomo planteada en la teoría polivagal nos ofrece un modelo fisiológico para comprender los factores neurológicos subyacentes a estas disfunciones. Mejorar el funcionamiento de la rama ventral del nervio vago abre nuevas posibilidades de sanación de innumerables problemas de salud surgidos de la activación crónica del sistema simpático o de la disfunción vagal dorsal.

Stephen Porges aclaró de qué manera nuestro SNA nos afecta mental, física y emocionalmente. Sostenía que los factores fisiológicos, tales como el sistema nervioso autónomo y los niveles hormonales, tienen un papel determinante en nuestro estado psicológico y por consiguiente en nuestra conducta. Si queremos modificar los patrones de nuestro estado psicológico y conductual, o ayudar a otros a cambiar los suyos, las soluciones podrían consistir en empezar a efectuar cambios en el estado del SNA.

Las implicaciones de la teoría de Porges contienen el potencial del desarrollo y la aplicación de muchos tratamientos nuevos. Quizá no tengamos que depender tanto de los antidepresivos u otros elementos que mejoran el estado de ánimo, que son costosos y a menudo no funcionan tan bien como sería deseable, y que en algunos casos tienen serios efectos secundarios negativos.[3]

## Basándome en el éxito de Stephen Porges

Durante quince años antes de conocer a Stephen Porges, yo había estado trabajando con la terapia craneosacral biomecánica, una forma de manipulación manual para mejorar el funcionamiento de los nervios craneales.* El enfoque biomecánico de la terapia craneosacral incluye comprobaciones del funcionamiento de los nervios craneales, así como técnicas para eliminar las restricciones en las suturas (uniones de huesos) del cráneo para mejorar dicho funcionamiento.

Después de conocer a Porges en 2002, desarrollé un protocolo de terapia craneosacral escogiendo varias de las técnicas de Alain Gehin. Juntas, estas técnicas habitualmente establecen el funcionamiento correcto de la rama ventral del nervio vago y de los otros cuatro nervios craneales necesarios para la participación social. He enseñado este protocolo a más de quinientos terapeutas craneosacrales en Dinamarca y Noruega y les ha sido útil para regular el sistema nervioso autónomo de sus clientes. En muchos casos, los resultados positivos han sido sorprendentes, y no se producen efectos secundarios negativos.

Nada me gustaría más que poder transmitir este conocimiento a todos los terapeutas que estén interesados. Sin embargo, estas técnicas habitualmente se comunican en una transmisión directa entre el profesor y pequeños grupos de estudiantes. Se necesita mucho tiempo para que los estudiantes aprendan y dominen las técnicas.

Mi primer pensamiento cuando empecé a escribir este libro fue presentar la teoría polivagal y luego una descripción de cómo aplicar estas técnicas. No obstante, la enseñanza de estas técnicas avanzadas por medio de un libro presenta dificultades importantes, especialmente cuando los destinatarios son personas que no tienen habilidades o conocimientos previos relacionados con el sistema craneosacral.

---

\* Mi principal profesor de terapia craneosacral biomecánica es Alain Gehin, el osteópata francés que escribió *The Atlas of Manipulative Techniques for the Cranium and the Face* (ver la nota 2 de la introducción).

Por tanto, en lugar de ello desarrollé algunos ejercicios y técnicas manuales nuevos con los que se pueden alcanzar los mismos resultados. Mi criterio para escoger los ejercicios y las técnicas era que tenían que ser efectivos para mejorar el funcionamiento del sistema nervioso de la participación social en la mayor parte de las personas, fáciles de aprender y fáciles de aplicar.

Tuve la suerte de tener buenas intuiciones: los ejercicios y las técnicas manuales que presento en este volumen efectivamente son útiles para llevar a la mayoría de la gente a un estado de participación social, y pueden aprenderse fácilmente a través de este libro.

## Casi todas las personas pueden beneficiarse de estos ejercicios

Esta obra está escrita sobre todo para la gente corriente —no necesariamente para los profesionales de la salud solamente— y para cualquiera que no haya encontrado soluciones satisfactorias para sus necesidades en cuanto a la salud dentro de las modalidades de tratamiento existentes. También puede ser útil a psicólogos, psiquiatras, terapeutas corporales, médicos y otros profesionales de la salud que estén buscando nuevos modos de inducir cambios positivos en sus clientes. Este enfoque se puede utilizar como una alternativa o complemento a otros tipos de tratamiento.

Muchos de nosotros tenemos dificultades para poder permitirnos los costes crecientes de los tratamientos médicos o queremos evitar los efectos secundarios negativos que pueden producir los medicamentos. Las técnicas y ejercicios que presento en estas páginas constituyen una forma segura y barata de autoayuda. Una vez comprado el libro, ¡los tratamientos son gratuitos!

*Advertencia*: Si estás tomando un medicamento prescrito por un médico y quieres reducir la dosis o dejar de tomarlo completamente, por favor, no cambies la dosis o dejes de tomar el medicamento sin consultárselo.

Estos ejercicios no deberían sustituir la atención médica de un doctor, pero espero que te sirvan para mejorar tu estado de salud.

## EL PODER CURATIVO DE LA TEORÍA POLIVAGAL

Hay muchos problemas de salud distintos causados, en parte, por una disfunción del nervio vago. Las siguientes son historias de casos de tratamientos con resultado positivo que he ofrecido para problemas específicos, entre ellos dificultades respiratorias (como en el caso de la EPOC), migrañas y trastornos del espectro autista.

Estas historias dan una idea de las posibilidades que ofrece la teoría polivagal para el cuidado de la salud. Más adelante presentaré otros casos, que se engloban dentro de un abanico más amplio de problemas físicos y psicológicos, como el estrés, la depresión y varios diagnósticos psiquiátricos. A partir de mi comprensión de la teoría polivagal, apliqué en todos esos casos técnicas manuales para producir un estado de actividad vagal ventral.

Más que animar a los lectores a confiar en los tratamientos de un terapeuta, para este libro he desarrollado unos ejercicios de autoayuda extremadamente sencillos con los que se consiguen los mismos resultados. Un lector no formado puede aprender la mayor parte, o todos, los ejercicios de autoayuda, asimilando cuidadosamente la información contenida en estas páginas. Estos métodos de tratamiento son al mismo tiempo efectivos y seguros. Se pueden utilizar estos ejercicios y aplicar estas técnicas para conseguir resultados positivos parecidos con el fin de ayudarse a uno mismo y ayudar a los demás.

Si eres un terapeuta que está desarrollando su labor en un entorno clínico, primero tendrás que comprobar el sistema nervioso autónomo del paciente, y a continuación mostrarle y enseñarle los ejercicios de autoayuda. Luego tendrás que comprobar otra vez para asegurarte de que se han conseguido los cambios deseados.

Puedes aconsejarle que utilice estos ejercicios de autoayuda en el futuro si es necesario.

## ALIVIO DE LA EPOC Y DE LA HERNIA DE HIATO

Aunque mucha gente haya oído hablar de la enfermedad pulmonar obstructiva crónica, hace relativamente poco, es uno de los problemas de salud no transmisibles más comunes. La EPOC es una enfermedad caracterizada por un flujo de aire permanentemente deficiente, dificultad para respirar y tos. Quienes sufren este problema no pueden hacer esfuerzos físicos y tienen cada vez más dificultades para respirar.

Actualmente se piensa que la EPOC tiene muchas causas, entre ellas el tabaco y la exposición a toxinas medioambientales, en respuesta a lo cual el cuerpo crea un exceso de fibras que bloquean las vías aéreas de los bronquiolos y los pulmones. Se considera que el bloqueo de las vías respiratorias es la causa de las dificultades respiratorias.

A las personas que padecen EPOC a menudo se les hace difícil permanecer activas laboralmente y seguir con el estilo de vida que llevaban, de manera que suelen tener dificultades para hacer planes a largo plazo cuando se trata de adquirir compromisos financieros. Normalmente también les cuesta mantener sus niveles de actividad fuera del trabajo, y por consiguiente tienen una calidad de vida inferior.[4]

Aunque los esteroides y los inhaladores pueden mejorar temporalmente la respiración, los problemas pueden volver a presentarse en cuanto pasan los efectos de la medicación. Y los inhaladores y los esteroides a menudo tienen efectos secundarios negativos si se usan durante demasiado tiempo, de modo que se recomienda utilizarlos solo durante periodos cortos. Además, en el mundo hay muchos pacientes de EPOC que no pueden permitirse estos medicamentos, y por tanto no tienen acceso a ellos. No hay una cura conocida para esta enfermedad, de manera que el estado de salud de los pacientes va empeorando progresivamente, hasta que sucumben a una muerte prematura.

Es habitual que la EPOC vaya empeorando en el tiempo, hasta que la respiración es tan limitada que ya no puede mantener la vida. Por consiguiente, quien padece esta afección tiene una esperanza de vida reducida. En el mundo la EPOC afecta a trescientos veintinueve millones de personas, casi el 5 % de la población, aunque su prevalencia puede ser mayor a causa del subdiagnóstico. En 2012 ocupaba el tercer lugar como causa de muerte después de las enfermedades cardiacas y del cáncer; había matado a más de tres millones de personas.[5]

¿Cómo es posible que, a pesar de gastar billones de dólares en investigación médica cada año, seamos todavía incapaces de tratar con éxito esta enfermedad tan extendida? ¿Acaso buscamos las respuestas en el lugar equivocado? Por lo que sé, hasta ahora no se ha encontrado un tratamiento efectivo para combatirla.

Quizá haya soluciones fuera del ámbito de los medicamentos o la cirugía. Como consecuencia del éxito con el caso siguiente, entre otros, he llegado a creer que muchos de los problemas subyacentes a esta patología se deben a una disfunción del sistema nervioso autónomo, y que la EPOC es un ejemplo de un problema de salud que se podría solucionar con éxito aplicando las conclusiones que se derivan de la teoría polivagal.

Los médicos y los hospitales hacen analíticas y pruebas más elaboradas y costosas que nunca, pero habitualmente pasan por alto la evaluación del funcionamiento del SNA. Es una pena, porque es rápido y barato hacer una radiografía para ver el grado de funcionalidad de la rama ventral del nervio vago del paciente, la cual afecta a muchas funciones del cuerpo.

Restablecer el buen funcionamiento del nervio vago es un elemento clave de mi éxito en el tratamiento de la EPOC. En mi clínica he podido ayudar a muchos pacientes a los que se les ha diagnosticado esta enfermedad a mejorar su respiración a pesar de la creencia aceptada en la comunidad médica de que ningún tratamiento puede mejorar eficazmente la ventilación mecánica de un individuo.

Al funcionar mejor el sistema nervioso autónomo, he podido ayudar a personas con una gran variedad de problemas crónicos que no habían mejorado con otro tipo de tratamientos, ya fueran alopáticos o alternativos. Aunque he trabajado con muchos tipos distintos de problemas de salud, estoy especialmente satisfecho por mi éxito a la hora de ayudar a pacientes de EPOC a mejorar su capacidad respiratoria. A través de una combinación de mis tratamientos manuales y su propia práctica de ejercicios de autoayuda, pueden incrementar su capacidad respiratoria y con ello aumentar la entrada de oxígeno a la sangre.

## La EPOC y la hernia de hiato: estudio de un caso

Aunque en mi clínica no dispongo de los medios que me permitan medir la capacidad vital de manera precisa, uno de mis clientes que tenía un diagnóstico de EPOC había sido evaluado en el hospital antes de empezar a tratarse conmigo, y lo fue nuevamente después de siete sesiones. Su capacidad vital (una prueba de la función pulmonar) se había incrementado del 72 al 102 %. (La capacidad vital se mide en comparación con la media de otras personas del mismo grupo de edad, calibrada según el peso corporal. Es posible que alguien esté por encima de la media de personas del mismo grupo de edad y con el peso calibrado. Por ello es posible tener una capacidad vital de más del 100 %).

Las gammagrafías originales del pulmón y los bronquios de este cliente mostraban áreas blancas que los médicos creían que correspondían a una concentración de fibras extras, que se suponía que eran parte de la causa por la cual no estaba absorbiendo suficiente oxígeno. Yo estaba convencido de que si se lograba mejorar el movimiento de sus pulmones durante la respiración, las fibras extras se absorberían con el tiempo. Volví a ver a este cliente recientemente, y su absorción de oxígeno había mejorado un 15 %.

Mi clínica está en un barrio antiguo y encantador de Copenhague. No hay ascensor, y para llegar hasta mi consulta hay que subir un tramo de escaleras. Un día estaba esperando a un nuevo cliente, un hombre de cuarenta y cuatro años que tenía dificultades para respirar. En una conversación anterior por teléfono me había dicho que le habían diagnosticado EPOC.

Cuando oí un toque en la puerta, abrí y lo vi arriba de la escalera, agarrado fuertemente con una mano a la barandilla, jadeando rápidamente y luchando por su siguiente respiración. Dijo que había tenido que parar dos veces para recuperar el aliento mientras subía.

Antes de tener este problema, este hombre se encontraba en una gran forma física. Había practicado varios deportes, y su mayor pasión era el esquí de fondo. Acababa de regresar de unas vacaciones en la nieve en los Alpes suizos con sus dos hijos, pero esa vez no se había puesto los esquíes. Tuvo que quedarse sentado en la terraza del restaurante, envuelto en una manta, viendo cómo bajaban por la pendiente sin él.

Me habló de las varias zonas blancas que se veían en la gammagrafía de sus pulmones, que indicaban el crecimiento de fibras extras, las cuales, según le habían dicho los doctores, eran la causa de sus dificultades respiratorias. Yo no podía negar que hubiese zonas blancas en la radiografía, pero no aceptaba la explicación de los médicos de que esas fibras eran la única causa de que le costase respirar adecuadamente. Consideré que su problema era musculoesquelético: si podía lograr que sus costillas y su diafragma se movieran de manera más normal, estaba seguro de que su respiración mejoraría, aunque su gammagrafía y sus radiografías siguieran mostrando la existencia de esas fibras.

Gracias a mis muchos años de experiencia clínica, había llegado a sospechar que cuando hay una disfunción en un órgano interno —en este caso los pulmones—, la causa podía ser, en parte, la disfunción de los nervios del sistema nervioso autónomo que llegan a ese órgano. Las ramas ventral y dorsal del nervio vago, así como el sistema nervioso simpático, inervan el corazón y los pulmones. El vago dorsal también proporciona las vías principales hacia la rama del nervio vago subdiafragmático que se extiende a los órganos viscerales situados debajo del diafragma.

La rama dorsal del nervio vago constriñe los bronquiolos y reduce el flujo de aire. El sistema nervioso simpático (asociado con el estrés) dilata los bronquiolos y permite el máximo flujo de aire. Cuando la rama ventral del nervio vago funciona correctamente, los bronquiolos se relajan y permiten el flujo apropiado de aire desde y hacia los pulmones.

Antes de empezar a tratar a ese esquiador de fondo falto de aliento, le pregunté dónde sentía el movimiento cuando respiraba. Me contestó que levantaba la parte superior del tórax en la inhalación y que volvía a su sitio en la exhalación. Podía ver lo que estaba describiendo: estaba casi jadeando y su respiración era superficial y rápida, y tenía lugar en la parte alta del pecho.

Sin embargo, el movimiento de su pecho no era el resultado de la elevación del diafragma. Más bien venía de los músculos del cuello y de los hombros, que se contraían para elevar las costillas superiores. Con el tiempo, estas tensiones le habían desplazado la cabeza a una posición adelantada (hablaré más de esto luego), lo cual restringía aún más su respiración.

Me puse detrás de él y le coloqué las dos manos sobre la parte baja del pecho, sin apretar, para sentir si había algún movimiento en sus dos costillas inferiores. Cuando el diafragma funciona correctamente, se contrae en la inspiración, empujando hacia abajo y expandiendo lateralmente las dos costillas inferiores. El movimiento lateral de las costillas del lado derecho de ese hombre era mínimo, y no había ningún movimiento detectable en el lado izquierdo.

Me gusta que los clientes participen en la evaluación de su respiración observando dónde hay movimiento en su pecho y vientre. Luego pueden participar en la evaluación de si hay cambios positivos como resultado de mi tratamiento. Le mostré a este cliente dónde tenía que sentir el movimiento de distintas partes de su pecho cuando inspiraba. Le pregunté si podía percibir algún movimiento de sus costillas hacia los lados, y respondió que no.

Comprobé el funcionamiento de la rama ventral de su nervio vago (en el capítulo cuatro explico cómo hacer esta prueba). Tardé menos de treinta segundos en determinar que no funcionaba. ¿Podía producirse una mejoría en su respiración si se establecía un buen funcionamiento de su vago ventral con el ejercicio básico?

A continuación le pedí que se tendiera de espaldas sobre la camilla de masaje y le enseñé a hacer el ejercicio básico (en la segunda parte encontrarás las instrucciones de este ejercicio y otros). Mi esquiador de fondo obtuvo una mejoría inmediata en su respiración: empezó a respirar más lentamente, con mayor profundidad y sin tensiones. Las costillas se expandían a los lados cuando inhalaba, y él mismo podía percibirlo. Esto representó una mejoría importante para una persona que sufría EPOC y tenía dificultades para respirar. Comprobé de nuevo el funcionamiento de la rama ventral de su nervio vago y vi que era correcto.

Los médicos e investigadores a menudo utilizan un espirómetro para evaluar la capacidad pulmonar. Sin embargo, las personas tienden a ponerse nerviosas cuando piensan que las están evaluando, lo cual hace que estén tensas y restrinjan la respiración. Yo prefiero evaluar la respiración de manera funcional. Empecé observando que este cliente había tenido muchas dificultades para subir un tramo de escaleras, lo cual indicaba las limitaciones que presentaba su respiración cuando debía esforzarse en una situación normal, cotidiana.

Mi cliente estaba mucho más relajado después del tratamiento. Cuando se levantó de la camilla, pude ver que respiraba con mayor profundidad y lentitud, y que tenía un mejor color de cara. Me dijo que se sentía mucho mejor. No estaba mal para menos de seis minutos de tratamiento, consistentes en un examen, un ejercicio y un nuevo examen.

Mi siguiente objetivo era mejorar más el movimiento del diafragma. El movimiento lateral de las costillas en el lado derecho había aumentado, pero seguía sin haber un movimiento lateral palpable de las costillas inferiores en el lado izquierdo. Comparando el lado derecho con el izquierdo, sentí claramente que había algo en su lado izquierdo que interfería en el movimiento del diafragma. A partir de mi experiencia con mis muchos pacientes, sospechaba que esto podía estar causado por una hernia de hiato.

¿Qué es una hernia de hiato? El estómago se halla en el lado izquierdo del abdomen, normalmente debajo del diafragma. El esófago —el tubo elástico muscular que conecta la parte de atrás de la boca con la parte alta del estómago— pasa a través de una abertura redonda (el hiato) en el diafragma. La rama ventral del nervio vago inerva el tercio superior del esófago, permitiendo que las fibras de sus músculos cambien de longitud y levanten o bajen el estómago, aunque el abordaje médico típico de la hernia de hiato no tiene en consideración el papel del nervio vago.

Si hay una buena función vagal, el esófago puede relajarse y estirarse, permitiendo que el estómago baje ligeramente en el abdomen a medida que el diafragma se contrae con la inspiración. Idealmente, cuando el diafragma asciende y desciende libremente de acuerdo con el esófago, el contenido del tórax permanece en el tórax (por encima del diafragma) y el contenido del abdomen permanece en el abdomen (por debajo del diafragma). Sin embargo, en los casos de disfunción vagal, el tercio superior del esófago se contrae y acorta, de tal manera que tira del estómago hacia arriba contra la base del diafragma (ver «Estómago 2» en el apéndice).

En casos extremos, el esófago puede estar tan contraído y acortado que tira del estómago contra el diafragma, de tal manera que fuerza el ensanchamiento de su abertura y tira de parte del estómago hacia el pecho. Es lo que se conoce como *hernia de hiato*. (La palabra *hiatus* significa 'brecha' o 'interrupción', y una hernia es una protuberancia que sale a través de una abertura en el tejido).

Además de tener dificultades importantes para respirar, las personas con hernia de hiato a menudo tienen reflujo ácido. Cuando el ácido del estómago sube y quema el esófago o la garganta, el resultado es el reflujo ácido, llamado también *enfermedad del reflujo gastroesofágico* o *acedía*. Otros síntomas pueden incluir una sensación de hinchazón o congestión después de comer y una propensión a tomar varias comidas pequeñas en lugar de las tres comidas normales diarias.

Una respiración normal debería incluir el movimiento del diafragma hacia arriba y hacia abajo (ver el apartado «La respiración diafragmática», en la página 168). En casos de dificultades respiratorias, como las asociadas al asma y la EPOC, he encontrado que el hecho de que el esófago esté más corto es un factor que altera la respiración normal. De hecho, creo que esta anomalía se encuentra en la raíz de muchos problemas respiratorios. Cuando el estómago es atraído dentro del diafragma, este no puede bajar libremente en la inspiración.

Cuando trato el nervio vago con el ejercicio básico y luego aplico una técnica adaptada de la osteopatía visceral para alargar y relajar el esófago, las dificultades respiratorias desaparecen de inmediato, y el cliente respira profundamente sin esfuerzo. A menudo esto es lo único que se necesita.

## Cómo tratar la hernia de hiato

A continuación se presenta una técnica de masaje visceral osteopático para el tratamiento de la hernia de hiato. Funciona bien como un ejercicio sencillo de autoayuda.

Primero les enseño a los clientes a hacer el ejercicio básico (ver la segunda parte). Luego utilizo una técnica osteopática sencilla para bajar el estómago y estirar (alargar) y relajar el esófago. Habitualmente les enseño a hacer esto ellos mismos. Con este protocolo he ayudado a muchos pacientes con diagnósticos como asma, fibrosis pulmonar y disnea (dificultad para respirar).

El estómago se halla en el lado izquierdo del abdomen, justo debajo de la caja torácica. Coloca la punta de los dedos de una mano, suavemente, sobre la zona donde imaginas que se puede encontrar el estómago. Este es suave pero palpable. Deberías poder sentirlo si extiendes lenta y suavemente la punta de los dedos en los músculos abdominales. Se trata de notar solamente la superficie superior del estómago. En ningún caso la operación ha de resultar dolorosa. Si se siente dolor, hay que parar inmediatamente. Estira del estómago con suavidad hacia abajo, hacia los pies, hasta sentir la primera señal de resistencia, que, en general, se percibe después de estirar entre 1,2 y 2,5 cm solamente (figura 1). Mantenlo en ese punto de ligera resistencia hasta que el esófago se relaje. Aunque puedas tener la tentación de empujar el estómago hacia abajo para estirar el esófago, no es necesario ejercer ninguna fuerza. Si tienes los dedos sobre la parte alta del estómago, les estarás indicando a los nervios que el esófago se ha de alargar, y el estómago descenderá en el abdomen, dejando sitio para que el diafragma baje durante la inspiración.

Habitualmente, en este momento de relajación se produce un suspiro o una deglución. En este punto se siente como si la resistencia del estómago a ser bajado se diluyera, e inmediatamente la persona puede respirar con mayor facilidad y profundidad.

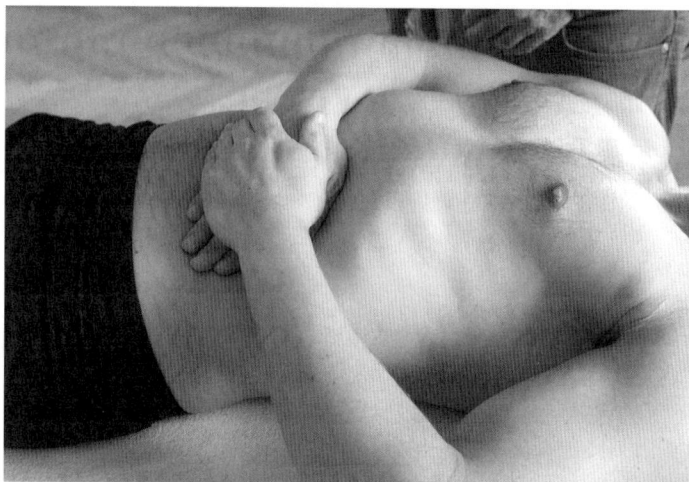

**Figura 1.** Tratamiento para la hernia de hiato

A este cliente en concreto lo dirigí en esta técnica sencilla de autoayuda, de manera que tirando suavemente del estómago hacia abajo pudo estirar el esófago y respirar más libremente. Al tener el esófago relajado, el estómago quedó libre para desplazarse a una posición mejor, más abajo en el abdomen, entre 2,5 y 5 cm por debajo del diafragma. De ese modo, el diafragma pudo moverse libremente hacia arriba y hacia abajo, deslizándose normalmente sobre la superficie externa del esófago, ahora que tenía espacio para bajar durante la inspiración. Las costillas inferiores también podían expandirse lateralmente a ambos lados. La respiración era mucho más profunda y marcadamente más lenta. Con cada respiración intercambiaba un volumen más grande de aire.

Ahora venía la prueba funcional: el descansillo que hay delante de la puerta de mi consulta está separado de la calle por un tramo de escaleras, y le pedí a mi cliente que subiera hasta lo más alto de la escalera, es decir, otros cuatro tramos, y luego volviera a bajar. Cuando volvió su respiración era fuerte, pero más profunda. Me dijo sonriendo: «He subido y bajado corriendo, y no he necesitado pararme ni una vez». Este era el hombre que antes de nuestra sesión no podía subir un tramo de escaleras sin pararse a recuperar el aliento.

Este cliente sigue haciendo ocasionalmente una sesión conmigo. Además de tratar su hernia de hiato, hemos tratado tensiones en otros órganos viscerales que también pueden dificultar la respiración. Ha continuado con el ejercicio básico y la técnica de autoayuda para la hernia de hiato, así como otras técnicas de masaje visceral. También le indiqué algunos ejercicios de movimiento. Después de doce semanas estaba en condiciones de ir en bicicleta durante varias horas con su hermano, que había sido campeón nacional de triatlón en Dinamarca. La última vez que hablé con él su respiración seguía mejorando, y estaba planeando una excursión en bicicleta en las montañas suizas junto con su hermano. Esto sucedía solo seis meses después de haber empezado a tener las sesiones conmigo.

Cuando le volvieron a hacer una gammagrafía, todavía había zonas blancas en sus pulmones, que mostraban la presencia continuada de fibras. Sin embargo, no parecía que estuvieran restringiendo su respiración. Las fibras reducen la capacidad del tejido pulmonar de absorber oxígeno, pero al tener una capacidad pulmonar mucho mayor, ahora era capaz de funcionar a un nivel más elevado que muchos deportistas.

Creo que bastantes intentos de tratar la EPOC han estado partiendo de las premisas equivocadas, al no tener en cuenta el hecho de que parte del problema puede tener como origen una disfunción del nervio vago. En mi opinión, la causa de la EPOC a menudo incluye una falta de actividad de la rama ventral del nervio vago, que deja incontrolada la actividad de la rama dorsal.

La rama dorsal constriñe los bronquiolos, lo cual impide que entre suficiente aire en los pulmones. Esta constricción es apropiada para el estado inmovilizado de apagado; por ejemplo, aquel en el que entra un cocodrilo después de haber comido una presa grande, pues debe quedarse quieto para poder digerirla. Sin embargo, si esta constricción no está controlada, se vuelve problemática para los humanos que intentan funcionar normalmente en la vida de cada día.

La aplicación del ejercicio básico para activar la funcionalidad de la rama ventral del nervio vago saca a las personas del estado de retraimiento propio de la rama dorsal, de manera que los bronquiolos dejan de estar constreñidos.

Solo se tarda unos pocos minutos en llevar a cabo el ejercicio básico junto con la aplicación de la técnica del estiramiento del esófago. No se necesita tomar ningún fármaco, el efecto es inmediato y no hay efectos secundarios negativos. Para mí, esta es la prueba de que la explicación ampliamente aceptada de la causa de la EPOC no abarca toda la historia. El hombre al que traté me trajo radiografías y gammagrafías que mostraban zonas blancas en sus pulmones, y le habían dicho que eso eran fibras que le estaban causando las dificultades respiratorias. Si después de diez minutos de tratamiento estuvo en condiciones de respirar más normalmente, la idea de que su respiración estaba limitada por las fibras no se sostiene; o, por lo menos, se puede decir que esa no era toda la explicación.

Para este hombre con EPOC, mejorar el funcionamiento de su nervio vago ventral, devolver la cabeza a su sitio respecto de su posición adelantada y facilitar el buen funcionamiento de su diafragma contribuyó a mejorar su capacidad vital. Esto quedó confirmado por las pruebas que le hicieron en el hospital.

## La respiración diafragmática

Una buena respiración diafragmática es un elemento importante en la participación social. Todas las personas a las que he observado en mi clínica que se hallaban en un estado de estrés o de actividad vagal dorsal tenían un patrón respiratorio alterado.

La respiración normal debería conllevar un movimiento de subida y bajada del diafragma. Para valorar si este es el caso, pongo las manos suavemente a los lados del tórax a la altura de las últimas dos costillas. Si está presente la respiración diafragmática, puedo detectar un movimiento lateral de las dos últimas costillas a ambos lados. Sin embargo, si hay una hernia de hiato, puedo sentir el movimiento lateral en el lado derecho, pero casi nada en el izquierdo.

Cuando no logramos inhalar bajando normalmente el diafragma, encontramos modos alternativos de hacer lugar para los pulmones en expansión. Una forma muy común de lograrlo es levantar los hombros y las costillas superiores. Esto se denomina *respiración costal alta* (*costal* hace referencia a las costillas). Este modelo respiratorio está asociado con las emociones de miedo, ansiedad y pánico.

Otro patrón común en la respiración no diafragmática es el de inhalar utilizando los músculos abdominales. A veces, cuando estamos sin aliento, el vientre está distendido, suave y flácido. Los músculos de esta zona están demasiado blandos, y cuando se aflojan bajan los intestinos, estirando los pulmones hacia abajo. Hay quienes denominan a esto *respiración abdominal* y lo considera una buena señal, porque pueden ver que la respiración ha bajado al abdomen. Sin embargo, esto no conlleva una contracción activa del diafragma respiratorio. La gente que respira de esta manera a menudo contrae los músculos del estómago durante la inspiración, y los músculos del abdomen están duros al tacto. Este patrón de respiración se asocia con la ira.

Lo ideal es que el abdomen y el tórax se expandan y contraigan rítmicamente, al mismo tiempo. Las dos costillas inferiores (la once y la doce) se desplazan lateralmente, hacia abajo y hacia atrás con la expansión. Las siguientes cinco costillas que están por encima de las anteriores (de la seis a la diez) se

EL NERVIO VAGO - Su poder sanador

abren hacia los lados. Este movimiento lateral es comparable con el del «asa de un cubo». El siguiente grupo de costillas por encima de las anteriores (de la cinco a la uno) se eleva directamente junto con el esternón, en un movimiento descrito como la «palanca de una bomba (de agua)».

Si el diafragma pierde el tono óptimo, también lo pierde todo el sistema musculoesquelético. Tendemos a colapsarnos en nuestro cuerpo y manifestamos la respiración de alguien que está cerrado a todo y manifiesta una conducta depresiva. Si, por otra parte, contraemos el diafragma y lo empujamos hacia abajo, hacia el vientre, tendremos el cuerpo y la respiración de alguien que está enfadado.

El nervio vago tiene fibras sensoriales y fibras motoras que influyen y son influidas por el movimiento de la respiración. En la rama respiratoria del nervio vago hay cuatro veces más fibras nerviosas sensoriales (aferentes, o que transmiten hacia el interior) que fibras nerviosas motoras (eferentes, o que transmiten hacia el exterior), y estas están controlando constantemente el funcionamiento del diafragma.

Es necesario que las fibras motoras del nervio vago ventral funcionen adecuadamente para conseguir una respiración relajada y eficiente. Cuando el diafragma respiratorio no está funcionando correctamente y no baja con la inspiración, utilizamos los músculos activados por nuestra cadena simpática espinal o por nuestro circuito vagal dorsal, de manera que un modelo de respiración que no hace un uso adecuado del diafragma comunicará a través de las fibras nerviosas sensoriales que estamos amenazados o en peligro. Este es un ejemplo de cómo la información ofrecida por las ramas sensoriales de los nervios craneales influye en el estado de nuestro sistema nervioso autónomo.

## DOLOR DE HOMBROS, CUELLO Y CABEZA:
## NC XI, TRAPECIO Y ECM

Además de ser uno de los cinco nervios de la «participación social», el nervio craneal XI (el espinal accesorio) tiene una función muscular especial. Inerva el trapecio y el esternocleidomastoideo (ECM), dos grandes músculos del cuello y del hombro (ver «Trapecio» y «Esternocleidomastoideo» en el apéndice). Estos son los únicos músculos del esqueleto situados debajo de la cara y de la cabeza que no están inervados por nervios espinales. Si cualquiera de estos dos músculos está permanentemente tenso o flácido, responderá de manera distinta a cualquier otro músculo del cuerpo al tratamiento de masaje y al entrenamiento para el movimiento.

Los problemas en los hombros se encuentran entre los tipos más comunes de problemas musculoesqueléticos. La disfunción del NC XI a menudo causa dolor y rigidez en el cuello y los hombros, y a veces el solo hecho de mejorar el funcionamiento del NC X y del NC XI con el ejercicio básico es suficiente para eliminar el dolor o las limitaciones de movimiento en esa zona. Después de hacer el ejercicio, quizá queramos intentar otros modos de tratar otros problemas que presenten estos músculos. Por ejemplo, ver el tratamiento de autoayuda para la migraña que se expone en la segunda parte. El ejercicio básico también parece mejorar instantáneamente el funcionamiento de los cinco nervios necesarios para la participación social en la mayor parte de la gente.

Volviendo al trapecio y al músculo esternocleidomastoideo, observamos que la disfunción del NC XI o la falta del tono apropiado en estos dos músculos están implicados en muchos otros problemas de salud además del dolor y la rigidez de hombros y cuello. Estos incluyen las migrañas, la posición de la cabeza adelantada (síndrome cruzado superior), dificultades respiratorias, activación crónica de la cadena simpática espinal, estado vagal dorsal crónico y menor esperanza de vida.

El trapecio y el ECM son también factores determinantes para la forma y la salud de la columna. Además, la tensión crónica en un lado del esternocleidomastoideo puede efectivamente cambiar la forma de la parte posterior de la cabeza y dejarla plana en un lado a causa de la tracción constante del músculo sobre los huesos temporales (las placas del cráneo situadas detrás de las orejas). En todos los niños que he tratado con algún trastorno del espectro autista he observado esta distorsión en la cabeza[5] (en la segunda parte encontrarás una técnica para redondear la parte posterior de la cabeza).

Girar la cabeza hacia cualquiera de los dos lados debería poder hacerse con un movimiento uniforme y bien coordinado, sin paradas o sacudidas, y sin desviarse de una curva suave. La cabeza debería poder girar noventa grados, o un poco más.

La gente a menudo se queja del poco alcance de su movimiento, de rigidez o dolor en el cuello y los hombros cuando giran la cabeza hacia un lado. Si el dolor o la rigidez tienen lugar en el lado opuesto a la dirección del giro, el problema del hombro es muy probablemente o el trapecio o el esternocleidomastoideo en el lado hacia el cual se está girando. Si el dolor se produce en el mismo lado del giro, el problema no es el nervio craneal XI, el trapecio y el ECM, sino, probablemente, el *levator scapulae*. En la segunda parte hay una serie de ejercicios llamados *ejercicios de la salamandra* que mejoran la capacidad del cuello para efectuar movimientos laterales. Pueden ser ligeramente dolorosos al principio, pero si persistimos podemos aumentar el rango de movimiento, incrementar el flujo de sangre al NC XI y mejorar la funcionalidad del trapecio y del esternocleidomastoideo.

## El músculo *levator scapulae*

Podemos mejorar el funcionamiento de los nervios craneales y la rotación de la cabeza hacia la derecha y la izquierda con el ejercicio básico y los ejercicios de la salamandra. Pero estos quizá no sean suficientes para girar la cabeza con total libertad, ya que hay otros muchos músculos del cuello implicados en el movimiento de la cabeza, y la tensión en cualquiera de ellos puede limitar el giro.

Si tenemos dolor en el cuello en el mismo lado hacia el cual está girando la cabeza, el problema no es el nervio craneal XI, el trapecio y el ECM. Lo más probable es que venga de otro músculo, el *levator scapulae* ('levantador del omóplato'). En estos casos, el trabajo con el NC XI, el trapecio y el ECM probablemente no acabará con todo el dolor y la rigidez.

En su libro *Dolor y disfunción miofascial: el manual de los puntos gatillo*, Janet Travell, David Simons y Lois Simons apodaron al *levator scapulae* el músculo «de la tortícolis».[6] Consiste en un par de músculos que van desde las vértebras superiores hasta el omóplato, por los dos lados del cuello.

He observado que masajear directamente el *levator scapulae* aporta alivio, pero solo temporal; la disfunción muscular vuelve rápidamente. El problema es probablemente que este músculo está bajo de tono. Si se quiere un resultado más duradero, Tom Myers sugiere masajear el supraespinoso (siguiendo la parte superior del omóplato) para mejorar el tono del *levator scapulae* (ver «Supraespinoso» en el apéndice).

Benjamin Shield sugería otro enfoque. Observó que al doblar lateralmente las vértebras cervicales superiores se pueden abrir espacios entre la C1 y la C3 para eliminar la presión de los nervios espinales que llevan al *levator scapulae*. Podrías intentar efectuar los ejercicios de la salamandra (del nivel uno), consistentes en doblar la cabeza hacia un lado para abrir espacios entre la C1 y la C3.

## El trapecio y el esternocleidomastoideo

Los problemas asociados al trapecio y al esternocleidomastoideo son más serios que las molestias del dolor, la rigidez o las migrañas. Habitualmente, las personas que tienen disfunciones en cualquiera de estos dos músculos no participan socialmente y son propensas a padecer todos los problemas que he descrito con anterioridad como «las cabezas de la hidra» (ver el inicio de la primera parte). Corregir la funcionalidad de estos dos músculos generalmente mejora el funcionamiento del NC XI y permite restablecer el estado de participación social.

Al estar inervados por un nervio craneal, el trapecio y el ECM son diferentes de los otros seiscientos sesenta músculos esqueléticos del resto del cuerpo, que están todos inervados por nervios espinales. La tensión en cualquiera de estos otros músculos puede causar dolor, un radio de acción de movimiento limitado y rigidez. Por el contrario, la disfunción en el esternocleidomastoideo y el trapecio está relacionada con una serie de problemas de salud importantes que habitualmente no se asocian con problemas musculares.

El trapecio está compuesto por un par de músculos delgados, planos, con forma trapezoide y superficiales que cubren una amplia zona de la parte posterior del cuello, los hombros y el torso. Parten del hueso occipital, situado en la base de la parte posterior del cráneo, y se conectan a la apófisis espinosa de los omóplatos y a la apófisis espinosa de cada vértebra de la columna cervical y torácica (en el cuello y en el torso). El esternocleidomastoideo se conecta a la punta del proceso mastoideo de los huesos temporales, a lo largo de los lados del cráneo, justo detrás de las orejas. Allí el músculo se divide en dos «panzas» que se enrollan diagonalmente hacia delante y hacia abajo, con una parte conectada a la parte superior del esternón y la otra a la parte media de la clavícula. Puesto que las dos panzas de los músculos se conectan al cráneo en puntos ligeramente diferentes, tiran de la cabeza en ángulos ligeramente diferentes. Además, como las panzas del esternón y de la clavícula del ECM se conectan en puntos diferentes en el torso, también contribuyen a la rotación de la cabeza.

Los dos lados del ECM hacen que pueda compararse con las riendas que le permiten a un jinete dirigir el movimiento de la cabeza del caballo. El jinete estira de la rienda por un lado mientras afloja la del otro lado. Si no hay una tensión crónica en nuestro ECM en ninguno de los dos lados, nuestra cabeza estará perfectamente equilibrada sobre el cuello y podrá girar con la misma facilidad a la derecha o a la izquierda sin limitaciones ni dolor. En su posición natural de descanso, quedará mirando hacia delante.

Sin embargo, a menudo hay tensión en una de las panzas del ECM en un lado, que da lugar a la tortícolis. Esto hace que la rotación del cuello sea fácil hacia un lado pero difícil hacia el otro. Puesto que el ECM está inervado por el NC XI, esta rigidez a menudo está causada por una disfunción de este nervio, y casi siempre coincide con una disfunción del nervio vago.

Si las panzas del ECM que conectan con el esternón se tensan a ambos lados de manera simétrica, acortarán el cuello, haciéndolo más grueso, y tirarán de la cabeza hacia delante. Esto se ha descrito como «cuello de toro». Si las panzas del ECM que conectan con la clavícula se tensan simétricamente, estiran el cuello hacia atrás, haciéndolo más delgado y más largo. Tenemos entonces el «cuello de cisne».

En su libro *Rolfing*,[7] la pionera terapeuta corporal y doctora Ida Rolf llama nuestra atención sobre el hecho de que el trapecio y el esternocleidomastoideo incluyan el anillo externo de músculos del cuello. Dentro de este anillo externo hay muchos músculos más pequeños que nos ayudan a hacer movimientos de la cabeza más precisos, a levantar las costillas superiores cuando respiramos y a tragar.

La compleja combinación de tensión y relajación de los músculos que hacen girar la cabeza exige un control muscular preciso. Esto está programado en nuestro sistema nervioso de tal manera que no hemos de pensar sobre su funcionamiento. Cuando algo atrae nuestra atención, automáticamente enfocamos allí nuestra mirada. El movimiento de la cabeza sigue la dirección de nuestros ojos, y luego el movimiento del cuerpo sigue el movimiento de la cabeza. Los ojos se enfocan en un objeto de interés y lo centran en el campo visual; a continuación, el undécimo nervio craneal inerva las fibras del trapecio y del ECM para girar la cabeza en aquella dirección.

Hemos nacido con la capacidad de coordinar los movimientos de los ojos, la cabeza y el resto del cuerpo. Cuando un bebé está bocabajo, si un objeto delante de él se mueve de repente o cambia de velocidad, sus ojos enfocarán el objeto y seguirá su movimiento, primero con los ojos y luego con la cabeza. Respondemos al sonido de la misma manera. Si hay un sonido que atrae nuestra atención, movemos la cabeza para centrarlo entre las orejas. Todo esto requiere una compleja coordinación entre el trapecio, el ECM y otros músculos.

## El trapecio y el ECM en acción en a llanura del Serengueti

El leopardo es el animal más veloz de la Tierra; es capaz de correr a 96 km por hora. Mientras corre a esa increíble velocidad, mantiene sus ojos fijos en el animal que está persiguiendo. El NC XI le permite girar la cabeza, y mientras esta gira su cuerpo le sigue.

El antílope perseguido por el leopardo busca zonas libres donde pueda escapar de él sin chocar con nada. Cuando sus ojos encuentran ese espacio, la cabeza sigue la dirección de los ojos y a continuación, el resto del cuerpo.

Aunque no sea tan veloz como el leopardo, el antílope tiene una ventaja: si corriera en línea recta el leopardo podría alcanzarlo fácilmente, pero el herbívoro tiene el cuerpo ligero y las patas delgadas y puede girar con mayor rapidez. Así, para evitar ser capturado por el depredador, corre zigzagueando. El leopardo no puede hacer eso con la misma velocidad; por consiguiente un antílope adulto sano, al ser tan ágil, normalmente sobrevivirá a la persecución. Además, el antílope cuenta con una resistencia que le permite correr más tiempo y ganarle la partida al leopardo.

Cuando un leopardo, león, tigre u otro depredador persigue a su presa y no consigue cazarla rápidamente, se agota por el esfuerzo intenso y tarda varias horas en recuperar las fuerzas para volver a intentarlo. Por ello, antes de lanzarse al ataque, se toma su tiempo para estudiar al rebaño de antílopes con el fin de escoger uno que esté herido o sea viejo, o para elegir a un recién nacido cercano a su madre oculto entre la hierba alta. La mitad de las crías de antílope mueren víctimas de los depredadores antes de llegar a la adultez.

Tanto para el cazador como para la presa, la supervivencia depende en parte de que puedan girar la cabeza sin esfuerzo, y los principales músculos responsables de esto son el trapecio y el esternocleidomastoideo, ambos inervados por el NC XI. Siendo la capacidad de girar la cabeza un asunto de vida o muerte, no es sorprendente que la estructura de este nervio esté altamente desarrollada y sea tan compleja, para que la inervación de las fibras individuales de estos músculos sea precisa.

## El uso del trapecio al gatear

El trapecio es uno de los primeros músculos que los humanos utilizamos cuando somos bebés. Cuando un bebé está bocabajo, su primer movimiento es arquear la espalda y levantar la cabeza utilizando este músculo. Luego, con la cabeza levantada, puede girarla y mirar a su alrededor utilizando el esternocleidomastoideo (ver «Bebé bocabajo» en el apéndice).

El siguiente paso en el desarrollo del bebé será levantar la cabeza lo suficiente para poner los brazos bajo los hombros con el fin de poder sostener el peso de la parte superior del cuerpo. De esta manera, pronto estará en condiciones de ponerse a gatas. En esta posición, tensando las fibras del trapecio superior, extiende y arquea el cuello y levanta la cabeza; de ese modo, la cara mira hacia delante (ver «Bebé a gatas» en el apéndice). Para hacer esto, el bebé tensa todas las fibras de las tres partes del trapecio de manera más o menos uniforme. Arquea la parte baja de la espalda con el trapecio inferior, junta los hombros con el trapecio medio, y levanta la cabeza y la echa para atrás con el trapecio superior. La cabeza se mantiene levantada y equilibrada sobre las vértebras del cuello no solo gracias al trapecio, sino también, en parte, gracias a la acción del *semispinalis capitis*, el músculo más grande de la parte posterior del cuello. Así, el esternocleidomastoideo puede girar la cabeza fácilmente.

En este punto de su desarrollo, el bebé soporta su peso sobre las manos y las rodillas y se mueve de manera muy parecida a la de los demás mamíferos cuadrúpedos. Después de un tiempo breve, puede empezar a gatear, moviendo primero un brazo hacia delante y dejando el otro atrás. Este patrón asimétrico del movimiento de los brazos cuando gatea exige utilizar las distintas partes del trapecio de manera asimétrica.

Con el cuerpo apoyado sobre las cuatro extremidades, los brazos y los muslos presentan un ángulo de noventa grados respecto al tronco. Cuando el bebé empuja hacia abajo con los brazos, hay la misma fuerza empujando el brazo en su glena de la articulación del hombro, y los nervios propioceptivos de dicha articulación pueden informar al cerebro de que los brazos y los hombros están bien y en equilibrio.

## Cambios en el uso del trapecio desde el gateo hasta la postura erguida

Los bebés sostienen su peso sobre las cuatro extremidades cuando gatean. Los seres humanos tenemos la misma estructura física que los animales de cuatro patas en cuanto a los músculos, los huesos y los nervios implicados en este movimiento.

Vivimos en un entorno de gravedad, la cual tira de nosotros siempre hacia abajo. Cuando íbamos a gatas, distribuíamos nuestro peso de manera más o menos uniforme sobre nuestras cuatro extremidades, que sostenían nuestro peso empujando contra nuestro cuerpo. Esta es una estructura estable.

Cuando alcanzamos la posición erecta sobre nuestras piernas, tuvimos que utilizar los músculos y los huesos de una manera completamente nueva. Todo cambió en el equilibrio de tensiones de nuestros sistemas muscular y esquelético. En lugar de tener un tono más o menos uniforme en las fibras musculares, algunos músculos quedaron crónicamente tensos, y otros se volvieron flácidos. En lugar de sostener nuestro peso sobre cuatro apoyos, mantenemos nuestra pesada parte superior del cuerpo equilibrada sobre las dos articulaciones esferoideas situadas entre las piernas y las caderas cuando estamos de pie, postura que es muy inestable en comparación con la de cuatro patas (ver «Bebé de pie» en el apéndice).

A lo largo de las décadas, el hecho de mantenernos sobre nuestras piernas nos puede causar muchos problemas que los animales de cuatro patas no experimentan. La mayoría de nosotros tenemos en común el hecho de que nuestra cabeza se desplaza cada vez más hacia delante a medida que envejecemos (ver el apartado «Problemas de salud relacionados con la postura de la cabeza adelantada», en este mismo capítulo).

Cuando empezamos a gatear, el trapecio mantenía nuestra cabeza levantada. Las tres partes del trapecio funcionaban como un solo músculo en el cual todas las fibras tenían más o menos la misma tensión. Algunas fibras musculares trabajaban para estirar los hombros juntos hacia atrás con el fin de sostener la parte superior de la columna y otras fibras que empujaban en otras direcciones trabajaban para levantar la cabeza hacia atrás y hacia arriba.

Pero cuando nos pusimos erguidos, partes del músculo del trapecio perdieron su integridad. Dejamos de necesitarlos para estirar los hombros hacia atrás y levantar la cabeza, como hasta entonces. En lugar de actuar como un músculo solo, estas fibras musculares se organizaron en tres unidades funcionales, actualmente denominadas el trapecio superior, medio e inferior, y empezaron a trabajar como entidades separadas. Por tanto, una parte podía estar excesivamente tensa mientras otra no lo estaba lo suficiente. Esto se refleja en la posición de los huesos no solo de los hombros sino también de la columna (ver «Trapecio» en el apéndice).

La columna de un ser humano tiene una forma muy distinta que la de un caballo, una cabra o una jirafa. Un animal de cuatro patas sostiene parte de su peso sobre las patas delanteras, al contrario que un ser humano, cuyos brazos cuelgan libremente de la articulación del hombro. Los brazos ya no empujan contra dicha articulación.

Si nos duelen los hombros, a menudo nos preguntamos qué hemos hecho para que aparezca ese dolor: quizá hayamos levantado algo pesado, o lanzado algo, como una pelota de béisbol, lo cual no estamos habituados a hacer. Sin embargo, un factor que no se tiene en cuenta cuando tienen lugar desequilibrios que nos producen dolor de hombros podrían ser los cambios producidos porque estamos en posición erecta apoyados sobre nuestras piernas solamente. Y no digamos lo que produce en nuestras estructuras musculoesqueléticas el hábito de toda una vida de estar sentados en sillas. No sorprende que muchos fisioterapeutas informen de que los problemas más comunes que han de tratar son problemas de hombros.

La columna humana tiene debilidades que llevan a cuellos con tortícolis, dolores de espalda y problemas de hombros. Cuando estamos de pie, la relación entre la cabeza y la columna cambia respecto a cuando gateábamos (ver «Bebé de pie» en el apéndice). Para que podamos permanecer equilibrados sobre nuestras piernas, la parte superior del trapecio ya no está posicionada para sostener la cabeza levantada y hacia atrás, por lo que tiende a caer hacia delante.

La parte media del trapecio ya no estira de los omóplatos hacia la columna para juntarlos y proveer una base estable. Por el contrario, en el caso de la mayor parte de nosotros, nuestros omóplatos se deslizan hacia abajo en nuestra espalda y hacia los lados. En comparación con la caja profunda del tórax de un cuadrúpedo, la parte superior de nuestro tórax se hunde y nuestra barriga cuelga. Cuando un actor adopta esta postura, es para representar un personaje que ha perdido su autoestima.

Cuando la parte inferior del trapecio no funciona como lo hacía cuando gateábamos, nuestra columna se encoge y nuestra cabeza se posiciona hacia delante. Estos cambios no se deben a un aumento de la tensión muscular, sino más bien a la pérdida general de un tono equilibrado en las tres partes del trapecio que acostumbraban a sostener nuestra cabeza elevada contra la tracción de la gravedad.

Por consiguiente, para mejorar la funcionalidad del trapecio, necesitamos devolver el tono a las fibras musculares en sus tres partes por medio de estimular los nervios del músculo. Lo podemos hacer con un movimiento sencillo que llamo *ejercicio de torcer y girar* (ver la segunda parte). Al contrario de muchos otros ejercicios, este ni estira ni refuerza el músculo. Al contraer y aflojar la tensión muscular, sencillamente despierta los nervios que inervan el trapecio. Las partes excesivamente tensas del músculo pueden relajarse, mientras que el tono muscular aumenta en las zonas que lo necesitan.

## Asimetría en la tensión del trapecio

Siempre hay diferencias de tensión entre los grupos de fibras de las partes superior, media e inferior del trapecio. También hay diferencias entre el lado derecho y el izquierdo. Estas asimetrías pueden trastocar el equilibrio entre los dos hombros.

El trapecio está conectado a la columna cervical y torácica, y los desequilibrios entre las partes derecha e izquierda del trapecio se suman a las rotaciones, extensiones, flexiones y arqueamientos laterales de las vértebras torácicas. Esto modifica el espacio interior del tórax, lo cual a su vez afecta al funcionamiento del corazón y de los pulmones.

En algunos casos esta asimetría puede también comprimir los nervios espinales que salen de estos segmentos y afectar a los órganos a los que inervan. Algunos de los nervios espinales (T1 a T4) van al corazón, otros (T5 a T8) van a los pulmones y otros (T9 y siguientes) conectan con distintos órganos viscerales.

## Asimetría en la tensión del esternocleidomastoideo

El esternocleidomastoideo es el principal músculo que permite girar la cabeza a la derecha y la izquierda, y la tensión crónica o aguda en uno de sus lados da como resultado rigidez en el cuello. Un bebé que tenga este problema tiende a girar la cabeza hacia un lado cuando está tendido bocarriba. A medida que el niño crece, esta afección podría ser diagnosticada como tortícolis ('cuello torcido').

Si se examina la parte de atrás de la cabeza de una persona que tenga tortícolis, es posible encontrar que uno de los lados está plano. Si esto es así, la misma técnica descrita en el apartado «Técnica para redondear la parte posterior plana de la cabeza» (la encontrarás en la página 262) podría no solo relajar un esternocleidomastoideo contraido, sino también empezar a redondear hasta cierto punto esa parte de la cabeza, incluso en un adulto.

La tortícolis habitualmente acompaña a una rotación de la primera vértebra cervical, llamada *atlas* (ver «Atlas» en el apéndice), con el resultado de que se reduce el flujo de sangre al bulbo raquídeo. En los adultos, la tortícolis puede indicar una disfunción del undécimo nervio craneal, el cual, como he dicho con anterioridad, es uno de los cinco nervios craneales necesarios para la participación social. Así, el hecho de relajar la tensión del ECM a menudo hace que nos sea más fácil ser socialmente participativos.

Esta observación no es nueva; hay referencias al respecto que se remontan a miles de años. Sorprendentemente, existen muchas referencias a personas con tortícolis en la Biblia. Un ejemplo extraído de Nehemías, 9: 17 dice: «No quisieron escucharte, ni acordarse de las maravillas que a favor de ellos hiciste; antes endurecieron sus cervices, y como rebeldes quisieron elegir un caudillo para volver a su esclavitud en Egipto».

## Una nueva imagen del NC XI

Girar la cabeza es uno de los movimientos más importantes y complejos del cuerpo. Es uno de los primeros movimientos que hace el bebé, y estamos tan familiarizados con él que habitualmente ni siquiera pensamos sobre ello. El control del trapecio y del ECM requiere una tensión y una relajación coordinadas de las muchas fibras musculares individuales que los componen, y esta acción depende de que el NC XI funcione bien.

Muchas ilustraciones anatómicas del NC XI intentan mostrar todas las ramificaciones de este nervio en un solo dibujo, pero personalmente encuentro que esos dibujos son confusos. Para facilitar la clara comprensión de la compleja estructura del NC XI, le pedí a mi ilustrador que hiciera unos dibujos nuevos en color que mostrasen las tres partes de este importante nervio craneal (ver la serie «NC XI» en el apéndice, página 313). Una rama del NC XI se origina en el bulbo raquídeo y antes se denominaba *división craneal*. Actualmente se considera que es una parte del nervio vago —la rama que inerva los músculos faríngeos de los que se habla en el capítulo cuatro—. Otra rama, llamada *nervio espinal accesorio*, sale de la médula espinal en el cuello, justo por debajo del cráneo, antes de ir directamente a las fibras del trapecio y del esternocleidomastoideo. Y hay otra ramificación más del nervio espinal accesorio, compuesta de ramificaciones nerviosas que salen de la médula espinal, se entretejen, se extienden por el cráneo a través del *foramen magnum*, cruzan la base del cráneo y luego salen por el foramen yugular, ubicado entre los huesos temporal y occipital.

A pesar de sus distintos recorridos, todas las ramas del NC XI funcionan unidas de manera coordinada para inervar las diferentes partes del trapecio y del ECM.

El NC XI y el vago ventral (NC X) están estrechamente unidos, no solo desde un punto de vista funcional, por su papel como dos de los cinco nervios craneales necesarios para la participación social, sino también desde un punto de vista estructural. En dos de los dibujos del NC XI del apéndice se puede ver una clara conexión entre las ramas de este nervio y la rama ventral del nervio vago después de su salida a través del foramen yugular: las fibras del NC XI se entremezclan con las fibras del nervio vago fuera del cráneo en el curso de unos pocos milímetros. Además de mezclar sus fibras después de salir por el foramen yugular, tanto el NC XI como la rama del vago ventral tienen su origen en el *nucleus ambiguus*, una tira de fibras nerviosas situada en el bulbo raquídeo.

Por consiguiente, no ha de sorprender que el buen o el mal funcionamiento del nervio vago esté directamente reflejado en el buen o el mal funcionamiento del NC XI. La comprobación del NC XI da el mismo resultado cuando se trata de indicar funcionalidad o disfunción que las comprobaciones de la rama ventral del NC X.

## El NC XI y la rama ventral del vago

La prueba de apretar el trapecio nos da una indicación de la funcionalidad o disfunción no solo del NC XI sino también de los otros cuatro nervios necesarios para la participación social. Estos cinco nervios trabajan juntos; si uno no funciona bien, tampoco lo harán los otros. Y si mejoramos el funcionamiento de uno, también mejoramos el de los demás.

Cuando empecé a aplicar la prueba de apretar el trapecio para el mejor funcionamiento del NC XI y del nervio vago ventral mientras les pedía a mis pacientes que abrieran la boca y dijeran «ah-ah-ah», comencé a observar que cada vez que había una diferencia de tensión entre las partes del trapecio en los dos lados notaba siempre una disfunción en el vago ventral, como indicaba la prueba de elevación de la úvula. Decidí llevar a cabo un estudio informal en mi clínica.

Testé a los siguientes ochenta pacientes que vinieron a recibir tratamiento: en primer lugar evalué el vago ventral (con la prueba de elevación de la úvula para comprobar el funcionamiento de la rama faríngea vagal descrita en el capítulo cuatro) y luego el NC XI (con la prueba de apretar el trapecio). Encontré una correlación del 100 % entre los dos resultados. Sobre esta base, me sentí seguro con mi conclusión de que comprobar el trapecio es un indicador válido de la función o disfunción vagal.

Después de que los clientes hicieran el ejercicio básico, los testé nuevamente de las dos maneras, y hallé una mejoría tanto en el NC XI como en la rama ventral del nervio vago. Ellos estuvieron de acuerdo conmigo: «Ahora, cuando presionas, los dos lados están muy igualados». Les pedí que giraran la cabeza y que exploraran las sensaciones en ella, en el cuello y en los hombros. En casi todos los casos, los movimientos eran mejores y podían girar más la cabeza, con menos dolor o incluso sin él.

## La prueba de apretar el trapecio para problemas en el cuello y los hombros

Algunas de las quejas más frecuentes entre los clientes de los fisioterapeutas y los terapeutas corporales tienen que ver con la rigidez del cuello y el dolor de los hombros. Como se ha indicado con anterioridad, estos problemas habitualmente incluyen una falta de tono muscular del trapecio o del esternocleidomastoideo, ya que cualquiera de los dos puede estar crónicamente tenso o flácido.

Muchos fisioterapeutas, masajistas y terapeutas corporales inician su tratamiento trabajando directamente con los músculos tensos de los hombros, sin tener en cuenta el estado del sistema nervioso autónomo del cliente. Cuando la gente viene a mi consulta con problemas de hombros, baso mi enfoque en los hallazgos de la investigación de Cottingham, Porges y Lyon.[8]

Como sugieren en sus investigaciones, para conseguir resultados positivos con la liberación fascial, la liberación miofascial o la liberación de las tensiones musculares en general, es importante tener un nervio vago ventral que funcione bien antes de intentar cualquier otra intervención. Así, para empezar compruebo la rama ventral del nervio vago o hago la siguiente prueba para valorar el funcionamiento del NC XI. Esta prueba a menudo es más rápida y menos invasiva que mi prueba de la función vagal, en la cual los clientes han de abrir la boca y decir «ah-ah-ah» mientras utilizo una linterna para observar el movimiento de la úvula.

Para esta prueba solo hay que presionar los músculos de la parte superior de los hombros. La prueba de apretar el trapecio dura solo unos segundos y es muy apropiada para los niños y para las personas que se encuentran dentro del espectro autista, con los que podríamos tener dificultades para conseguir que cooperasen en la aplicación de la técnica habitual.

Para utilizar este tipo de prueba, primero hay que practicar con varias personas para desarrollar las necesarias habilidades kinestésicas. Es normal experimentar inseguridad las primeras veces que se intenta testar el trapecio. Sin embargo, muy probablemente verás que has desarrollado la sensibilidad necesaria después de unos pocos intentos.

El NC XI se puede evaluar desplazando, levantando y enrollando la parte superior del trapecio (ubicada en la parte superior de los hombros, a mitad de camino hacia el cuello) y comparando los lados derecho e izquierdo. Aunque el trapecio cubre una gran superficie, es un músculo muy delgado. Se procede de la siguiente manera:

1.  Se agarra el trapecio en cada lado y se aprieta ligeramente entre el pulgar y el índice (figura 2). Aunque la mayor parte de los principiantes simplemente agarran el músculo, cuanto más suave se apriete, mejor.

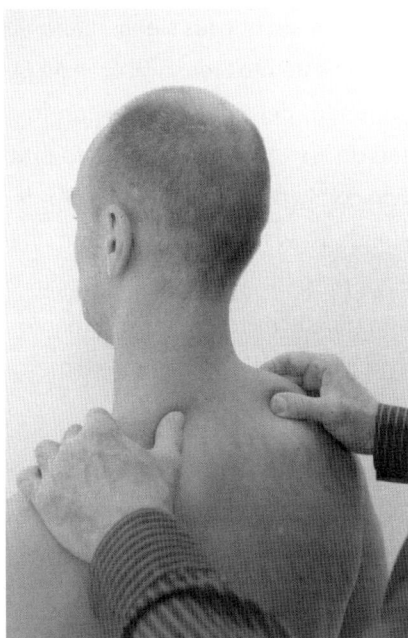

**Figura 2.** La prueba de
apretar el trapecio

2.  Si se aprieta suave y lentamente, se ha de poder levantar el músculo y separarlo ligeramente de los músculos que hay debajo.
3.  Se compara el tono del trapecio en un lado con el tono que tiene en el otro lado. ¿Nos parecen iguales los dos lados, o uno está más duro que el otro? Lo ideal es que ambos lados estén suaves y elásticos; sin embargo, a

menudo un lado está suave y elástico y el otro no. Si se aprietan lentamente, se puede sentir que el músculo de un lado permanece relajado, suave y flexible aunque se apriete en profundidad, mientras que el otro lado puede reaccionar ante nuestra presión tensándose y poniéndose duro, aunque se esté utilizando una presión muy ligera.

4. Le pregunto a la persona que estoy testando: «Cuando aprieto, ¿siente los dos lados iguales, o hay alguna diferencia?». Si contesta que los siente diferentes, le pregunto: «¿Qué lado está más tenso?». En este punto hay algo que no entiendo, pero que ocurre con frecuencia: más de la mitad de las veces que hago esta prueba, estoy en desacuerdo con la persona a la que estoy testando sobre cuál es el lado más tenso o más «duro». No sé por qué sucede esto, pero he llegado a la conclusión de que no es relevante para el éxito de mi tratamiento; lo importante es que mi cliente y yo estemos de acuerdo en que hay una diferencia entre los dos lados.

5. Si estamos de acuerdo en que hay una diferencia, lo tomo como una indicación de que existe una disfunción en el NC XI y llego a la conclusión de que el sistema nervioso autónomo no está socialmente participativo y de que el paciente se encuentra en un estado de estrés o de retraimiento vagal dorsal. A partir de este punto se pueden dar los pasos apropiados para restablecer la función vagal ventral antes de proceder con cualquier otra técnica terapéutica.

## PROBLEMAS DE SALUD RELACIONADOS CON LA POSTURA DE LA CABEZA ADELANTADA

Pueden derivarse problemas de salud importantes de la cifosis, o postura de la cabeza adelantada (PCA), que está relacionada con un trapecio y un esternocleidomastoideo disfuncionales (figura 3). La postura de la cabeza adelantada es uno de los resultados de una mala postura en general.

A medida que envejecemos, muchos de nosotros perdemos la buena postura que teníamos de niños; como consecuencia podemos tener mayores dificultades para respirar y mareos ocasionales. En general, esto no se considera un problema médico. Los doctores tienden a pensar que constituye una parte natural del envejecimiento y que no se puede hacer nada por resolverlo. No hay ningún medicamento ni intervención quirúrgica que pueda ayudar a remediar estas disfunciones.

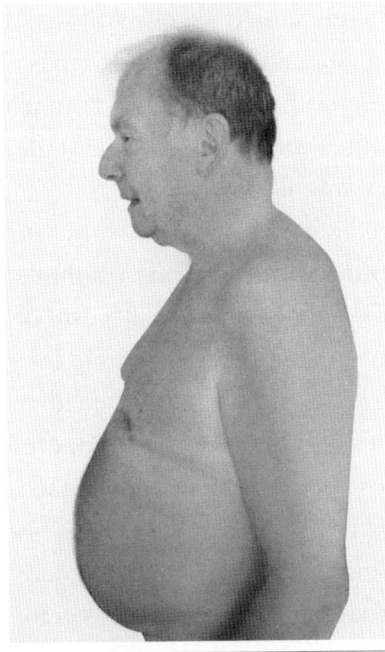

**Figura 3**. Postura de la cabeza adelantada

El cuello tiene la tendencia a combarse cuando tenemos la PCA y hace que la cabeza empuje hacia delante. La parte superior del tórax se colapsa y reduce el espacio para el corazón y los pulmones. La postura de la cabeza adelantada también bloquea la acción de los músculos responsables de ayudar a elevar la primera costilla durante la inhalación, el resultado de lo cual son dificultades respiratorias.

A medida que pasa el tiempo y la PCA empeora, perdemos un porcentaje creciente de nuestra capacidad respiratoria. La PCA se encuentra a menudo en gente que tiene problemas respiratorios tales como el asma y la EPOC.[9] No es sorprendente que estas personas experimenten fatiga general y bajos niveles de energía. Un estudio publicado en el *Journal of the American Geriatric Society* [Revista de la sociedad geriátrica estadounidense] también informa de que además tienen una esperanza de vida más corta —más incluso que quienes fuman un paquete de cigarrillos al día— y que los más mayores presenten una tasa de mortalidad más elevada.[10]

¿Podría ser que las limitaciones de la funcionalidad de estos nervios fueran factores concomitantes en la enfermedad de Alzheimer, la demencia y la senilidad?

Además de reducir la capacidad respiratoria, la pérdida de espacio en el interior del tórax añade presión sobre el corazón y hace que las células sanguíneas que van a este órgano y salen de él se amontonen. La PCA también comprime los espacios intervertebrales del cuello y del tórax superior, añadiendo presión sobre los nervios espinales del cuello y la parte superior de la columna.

Además, la postura de la cabeza adelantada comprime las arterias vertebrales que llevan la sangre a la cabeza, lo cual reduce el suministro de sangre a la cara, partes del cerebro y el bulbo raquídeo, donde tienen su origen los nervios craneales de la participación social (V, VII, IX, X y XI). Cuando esto sucede, como era de esperar, mostramos un aspecto pálido, no tenemos una expresión facial espontánea y no estamos socialmente participativos. Si estos cinco nervios craneales no reciben la circulación sanguínea adecuada, pueden dejar de funcionar correctamente, y existe la posibilidad de que nos hallemos en un estado de estrés o de actividad vagal dorsal crónicos.

Muchos achaques, dolores y rigideces aparecen a lo largo del tiempo a causa del deterioro de la postura. De acuerdo con un boletín de la Clínica Mayo, «la postura de la cabeza adelantada conlleva una tensión muscular de larga duración, discos herniados, artritis y pinzamientos de nervios».[11]

El doctor Alf Breig, neurocirujano y premio Nobel, afirmó: «La pérdida de la curva cervical estira la médula espinal entre 5 y 7 cm y causa enfermedades».[12] La rigidez característica del cuello en el caso de la PCA también endurece toda la columna. De acuerdo con el doctor Roger Sperry, premio Nobel por sus investigaciones sobre el cerebro, «el 90 % de la estimulación y nutrición del cerebro es generada por el movimiento de la columna».[13]

Las personas con cifosis a menudo tienen dificultades respiratorias, un ligero dolor de espalda y sensibilidad y rigidez de la columna. Emocionalmente, pueden experimentar apatía e indiferencia hacia lo que está sucediendo, lo cual también es un síntoma del retraimiento vagal dorsal.

Vista lateralmente, la oreja debería estar directamente encima de la línea media del hombro. Sin embargo, a medida que envejecemos, muchos de nosotros sucumbimos a la postura de la cabeza adelantada (cabeza en protracción), y se puede ver cómo la oreja se ha adelantado con respecto al centro del hombro. En este caso, habitualmente estamos encorvados, la parte superior del tórax está hundida y la cabeza ya no permanece en equilibrio sobre el cuello. Los músculos del cuello han de esforzarse constantemente para evitar que la cabeza se incline todavía más hacia delante.

Según afirma A. I. Kapandji en *The Physiology of the Joints* [Fisiología de las articulaciones], «cada pulgada hacia adelante en la posición de la cabeza [...] puede aumentar su peso sobre la columna en cuatro kilos y medio».[14] La cabeza en sí pesa unos cinco kilos y medio, y muchos de nosotros la tenemos adelantada dos o tres pulgadas (entre 5 y 7,5 cm).

El hombre de la figura 3 vino a verme quejándose de dificultades respiratorias y fatiga general. En su caso la posición avanzada de la cabeza no era el resultado de tensiones musculares, sino de un trapecio flácido. Como he dicho con anterioridad, la PCA es el resultado de una disfunción del trapecio y del esternocleidomastoideo. El primero carece de suficiente tonicidad, mientras que hay partes del segundo que padecen tensión crónica. Si mejoramos pues el tono de estos músculos, la cabeza volverá a estar mejor alineada.

Muchos tipos de masaje y movimiento funcionan bien sobre los músculos del cuerpo en general. Sin embargo, estos dos músculos están inervados por nervios craneales, y con ellos utilizo un enfoque diferente. El primer paso para normalizar la tensión en el trapecio o el ECM es hacer el ejercicio básico (ver la segunda parte). A menudo veo que cuando un paciente realiza este ejercicio, incluso ya la primera vez su cabeza vuelve un poco hacia atrás.

Para mejorar todavía más respecto de la PCA y llevar la cabeza a una posición vertical, utilizo también otros dos ejercicios, el ejercicio de torcer y girar y los ejercicios de la salamandra. Las instrucciones se encuentran en la segunda parte.

## El tejido cicatricial como corresponsable de la PCA

El tejido cicatricial se forma después de las operaciones quirúrgicas para fortalecer el cuerpo en el caso de que se repita una herida similar en el mismo lugar en el futuro. El paciente puede saber intelectualmente que este refuerzo no es necesario, porque no es probable que vuelva a producirse otra incisión en el mismo lugar exactamente, pero el tejido conectivo no tiene manera de saber esto.

Aunque la operación en sí pueda haber sido necesaria, e incluso pueda haber salvado la vida, las capas de músculo y las fascias se contraen y engrosan a medida que la incisión se va curando, y esta contracción de la red de fascias se extiende más allá de la zona de la incisión para afectar a todo el cuerpo. Cada operación quirúrgica conlleva este efecto secundario negativo, que casi nunca se tiene en cuenta.

Aunque pueda no haber mucho tejido cicatricial visible en la superficie, es posible que exista una formación extensa de tejido cicatricial en los músculos y el tejido conectivo bajo la piel y en las capas más profundas de las fascias. A pesar de que la operación se hiciera con la intención de reducir al mínimo el daño a los tejidos, las cicatrices se forman en las capas más profundas.

Debería haber una pequeña cantidad de un fluido denso entre capas de músculos adyacentes y el tejido conectivo, para permitirles deslizarse libremente el uno sobre el otro. Sin embargo, durante la operación, este fluido a menudo se seca cuando se expone al aire, de manera que en lugar de deslizarse las capas empiezan a adherirse las unas sobre las otras.

Además, después de una incisión quirúrgica o de cualquier herida, las células del tejido conectivo producen cantidades extra de fibras de colágeno que pueden unir una capa de músculo o fascia a una capa adyacente. Cuando dos capas han crecido juntas, ya no se deslizan la una sobre la otra como hacían antes. Algunos cirujanos dedican un tiempo extra y una atención especial a asegurarse de que los tejidos de cada capa estén cosidos juntos sin implicar a tejidos de otras capas.

Desgraciadamente, muchos cirujanos no entienden la importancia de esto y pueden coser capas de tejidos juntas de manera aleatoria, para ahorrar tiempo y dinero. El resultado es que los músculos y el tejido conectivo son mucho menos flexibles en esa zona. El tejido cicatricial se siente más grueso y duro, y se forma no solo en la superficie, sino también en zonas más profundas. Si se trata de una cesárea, el tejido de la cicatriz va desde la superficie de la piel hasta el útero. Si se encuentra en el tórax o en el abdomen, el tejido cicatricial reduce el espacio disponible para la respiración.

Después de una operación la cicatriz lo junta todo en un nudo, las capas individuales se secan y se pegan entre sí y el movimiento queda reducido. A medida que el tejido conectivo de la parte frontal del cuerpo se contrae, encoge esa parte y estira todavía más la cabeza hacia delante y hacia abajo. Por consiguiente, recomiendo a todos los que hayan pasado por una operación del tórax o del abdomen que encuentren a un masajista experimentado en relajar las tensiones del tejido cicatricial.

La idea consiste en trabajar con las restricciones de cada capa de músculo y tejido conectivo, y luego liberar esas capas las unas de las otras, de manera que una capa pueda deslizarse libremente sobre la capa adyacente. Siempre quedo sorprendido por la mejoría que se observa en el movimiento de la cabeza y del cuello, la flexibilidad de la columna y la postura general después de liberar el tejido cicatricial.

## La PCA y la tensión del músculo suboccipital

Mientras los músculos esternocleidomastoideo y trapecio favorecen los movimientos rotatorios ordinarios de la cabeza sobre el cuello, la precisión de estos movimientos es obra de los pequeños músculos suboccipitales situados entre el occipucio y las primeras dos vértebras del cuello. Tres de estos músculos conforman una zona llamada *triángulo suboccipital* (ver «Músculos suboccipitales» en el apéndice).

Cuando estos músculos suboccipitales están contraídos, pueden presionar el nervio suboccipital (ver «Nervio suboccipital» en el apéndice) y las arterias vertebrales próximas, que están encajadas en el tejido conectivo del triángulo suboccipital. Esto reduce la afluencia de sangre al bulbo raquídeo, así como a los cinco nervios craneales cuya función es necesaria para la participación social.

Con la PCA, los músculos del triángulo suboccipital se contraen para impedir que la barbilla caiga hacia delante sobre el tórax. Si estos músculos se mantienen en un estado de contracción constante (durante meses o años), se van contrayendo cada vez más, lo cual acentúa la postura de la cabeza adelantada, y esto puede reducir en mayor medida el flujo de sangre hacia el bulbo raquídeo.

No hay que sorprenderse de que tanta gente con la PCA se queje de dolores de cabeza en la parte posterior del cuello, justo por debajo de la base del cráneo, donde están situados los músculos suboccipitales. La presión sobre estos músculos a menudo se manifiesta como un dolor en la parte de atrás del cuello. Es interesante observar que algunos clientes con dolor de cabeza afirman sentir como si no recibieran suficiente energía (aporte sanguíneo) en la cabeza.

He observado que los pacientes con asma presentan una función vagal ventral escasa. Además, la postura de su cabeza está casi siempre avanzada. Tienen la parte torácica de la columna rígida, y su tórax se expande poco en sentido lateral cuando inspiran. Cuando se reduce la PCA, su respiración mejora.

En general, el ejercicio básico libera la tensión de los músculos suboccipitales. El C1 se reposiciona en su sitio, se reduce la presión sobre las arterias vertebrales, aumenta el flujo de sangre hacia el bulbo raquídeo y esto, a su vez, mejora nuestra capacidad de participación social.

## CÓMO ALIVIAR LAS MIGRAÑAS

Al contrario de la EPOC, las migrañas no quitan años a la esperanza de vida, pero ciertamente reducen la calidad de esta. Hay muchos medicamentos disponibles para el dolor de cabeza, pero no funcionan siempre para todo el mundo. Algunos son costosos, y la mayor parte generan posibles efectos secundarios. Muchos preferirían prescindir totalmente de tomar medicamentos.

De los cuarenta y cinco millones de personas en Estados Unidos que cada año padecen de dolor de cabeza, veintiocho millones padecen migrañas.[15] Además de afectar a la calidad de vida, las migrañas son uno de los problemas de salud más costosos en términos de tiempo de trabajo perdido. Solo en ese país, este coste ha sido estimado en diecisiete mil  millones de dólares en 2005.[16]

*Migraña* viene del griego y significa 'un lado de la cabeza'. Si el dolor no está ubicado en un lado de la cabeza, no considero que se trate de migraña. Los dolores de cabeza de la migraña, a menudo llamados *dolores de cabeza tensionales*, van de moderados a importantes, y habitualmente son intensos, a veces pulsátiles, y normalmente duran desde dos horas hasta tres días. A menudo se presentan con síntomas de disfunción autónoma. Aparecen de repente y desaparecen igual de repentinamente. Esto sitúa las migrañas aparte de los dolores de cabeza que a menudo se describen como «sordos», «en los dos lados de la cabeza» o «como un casco apretado», o que llegan lentamente, aumentan de intensidad y acaban de manera gradual.

Las migrañas pueden ir acompañadas de otros síntomas, como visión borrosa, náuseas, vómitos, fatiga e hipersensibilidad a la luz, al ruido, a los olores y a ser tocados. Otros síntomas concomitantes incluyen las distorsiones visuales (ver auras) y mareos. En el caso de las mujeres, a veces informan de que se les presentan en un momento específico del ciclo menstrual.

Los médicos a menudo clasifican las migrañas en tipos distintos según los síntomas que las acompañan, y los pacientes habitualmente quieren darme información detallada sobre los síntomas, por ejemplo cuánto tiempo hace que empezaron a aparecer y cuánto tiempo duran. Aunque esta información sea importante para mi cliente, a mí como terapeuta no me ayuda en el tratamiento: sé que si puedo curar sus migrañas, los síntomas que van con ellas también desaparecerán. Para tratar una migraña de manera efectiva, solo necesito saber en qué lado de la cabeza aparece el dolor y qué partes de los dos músculos principales del cuello están implicadas.

Para establecer esto, muestro a los clientes cuatro dibujos de puntos gatillo para el trapecio y el esternocleidomastoideo (estos dibujos están basados en el trabajo de los doctores Janet Travell y David Simons, descrito más adelante). Las zonas rojas de los dibujos ilustran los patrones de dolor que pueden venir de tensiones en estos músculos. Le pido al paciente con migraña que indique el dibujo que mejor ilustre su dolor de cabeza y que me muestre exactamente dónde siente el dolor.

Sin dudarlo, todos han sido capaces de identificar cuál de los cuatro dibujos ilustra mejor el patrón de su dolor. Con esta información, sé exactamente qué músculo está implicado. Estoy interesado sobre todo en el *patrón del dolor*, que me dice con exactitud dónde debería intervenir con mis manos para producir un alivio duradero. En los dibujos «Dolor de cabeza» del apéndice (página 320), se muestran los principales patrones de tensión que causan estos dolores, los distintos patrones de dolor y dónde masajear específicamente para cada patrón. El descubrimiento de este enfoque alternativo para tratar los dolores de cabeza migrañosos no acudió de golpe como una gran revelación, sino bajo la forma de muchos hallazgos a lo largo de los años. En mi trabajo con el Rolfing y otros tipos de terapias orientadas al cuerpo, la mayor parte de mis clientes venían a verme porque tenían dolor en alguna parte del cuerpo.

Con los libros de la doctora Janet Graeme Travell (1901-1997) aprendí a utilizar los puntos gatillo para producir con éxito la relajación de los músculos y aliviar el dolor. La doctora Travell es coautora del libro en dos tomos *Dolor y disfunción miofascial: el manual de los puntos gatillo*, junto con el doctor David G. Simons y Lois Simons,[17] y trabajó como médico en la Casa Blanca, primero con John F. Kennedy y luego con Lyndon Johnson.

El presidente Kennedy sufría fuertes dolores de espalda derivados de sus heridas de cuando sirvió en la Marina en la Segunda Guerra Mundial. Su quinta y definitiva operación, en septiembre de 1957, le dejó desencantado con las soluciones quirúrgicas para su dolor de espalda. Más tarde, un programa conservador, que incluía inyecciones de agua salada diluida en los puntos gatillos, le proporcionó cierto alivio. Llevaba un aparato ortopédico para la espalda y tomaba baños calientes varias veces al día. A menudo utilizaba muletas para caminar, excepto cuando estaba en público. Sin embargo, Janet Travell pudo aliviar sus fuertes dolores crónicos de espalda.

La investigación de la doctora Travell demostró que la tensión en ciertos músculos genera patrones de dolor específicos. La mayoría de los masajistas inexpertos sencillamente aplican el masaje donde está el dolor, pero la tensión muscular a menudo produce dolor y otros síntomas en otras partes del cuerpo. El dolor que se encuentra distanciado de la fuente de tensión se conoce como *dolor irradiado*. La doctora Travell descubrió que tratar puntos específicos de los músculos no solo alivia el dolor próximo a esos puntos, sino que puede reducir también el dolor irradiado. Los llamó *puntos gatillo*.

Todos los músculos tienen puntos gatillo. El terapeuta a menudo observará que se sienten un poco más duros comparados con otras partes de la superficie del músculo, y el paciente también sentirá que son dolorosos. El masaje en esos puntos gatillo alivia el dolor de la zona localmente, así como el dolor irradiado que se presenta a distancia del músculo tenso. Aliviar la tensión del trapecio y el esternocleidomastoideo en la parte del cuello presionando los puntos gatillo apropiados alivia el dolor de las migrañas.

Compré dos pósteres para mi clínica que ilustran los puntos gatillo de muchos músculos importantes en un formato fácil de usar. Cada dibujo mostraba el patrón del dolor de un músculo, el músculo implicado y dónde masajear ese músculo para aliviar el dolor. Cuando los clientes venían para que les tratase el dolor, les pedía que me mostraran en el póster el patrón de dolor que sentían en el cuerpo. De ese modo sabía qué músculo estaba implicado y qué puntos gatillo, marcados con una «X», tenía que masajear para aportar alivio.

Cuando trataba los puntos gatillo de los músculos implicados en las migrañas, el dolor desaparecía, aunque hubiera estado atormentando al cliente durante veinte años o más.

A menudo mis clientes se sorprendían de lo rápidamente que encontraba el sitio que debía tratar y con qué eficacia podía tratar dolores que otros terapeutas no habían sido capaces de solucionar. Les daba fotocopias de los dibujos de esos músculos. Si el dolor regresaba, podían tratarse ellos mismos, o mostrárselos a otro terapeuta que los estuviera tratando. Cerca de un tercio de las personas que padecen migrañas pueden decir cuándo una está a punto de desatar su furia. Esto les da la oportunidad de acostarse, tomar una pastilla o, aún mejor, utilizar los ejercicios y el masaje que se describen más adelante en este apartado.

Mi siguiente descubrimiento importante que me llevó a elaborar un protocolo útil para tratar las migrañas se derivó de mis experiencias con la terapia craneosacral biomecánica. Los doce nervios craneales intercambian información entre el bulbo raquídeo y varias partes del cuerpo, principalmente desde y hacia las regiones de la cabeza y del cuello. Uno de estos nervios, el NC XI o nervio espinal accesorio, modula la tensión del esternocleidomastoideo y el trapecio en el cuello, que puede causar uno de los varios patrones de dolor que se corresponden con los dolores de la migraña.

La terapia craneosacral biomecánica ofrece técnicas específicas para liberar bloqueos del undécimo nervio craneal en el punto en que sale del cráneo. Obtengo los mejores resultados tratando las migrañas cuando mejoro el funcionamiento del NC XI antes de aliviar la tensión de los músculos con una ligera presión en los puntos gatillo. El alivio de la migraña es más rápido y dura más. La mayor parte de mis clientes se sorprenden de sentir alivio ya en el primer tratamiento.

Si el undécimo nervio craneal no está funcionando correctamente, la rama ventral del nervio vago y el noveno nervio craneal tampoco funcionan bien. Tratar uno de los tres nervios mejora enseguida el funcionamiento de los otros dos, de manera que, en la práctica, no hemos de tratarlos de uno en uno. Habitualmente, el ejercicio básico hace que estos tres nervios vuelvan a ser funcionales.

Algunos escritores sobre el tema de las migrañas creen que «las causas subyacentes de las migrañas son desconocidas»,[18] y el hecho de no conocer su causa hace que sean difíciles de tratar. Determinados estudios muestran que varios problemas psicológicos pueden estar asociados con las migrañas, entre ellos la actividad de la rama dorsal del nervio vago, la ansiedad y el trastorno bipolar.[19] Esto es interesante desde el punto de vista de la teoría polivagal. En el capítulo seis veremos algunas afecciones psicológicas y observaremos que tienen un aspecto fisiológico y que son expresiones de estados vagales no ventrales.

¿Tienen un componente musculoesquelético las migrañas? Aunque algunos fisioterapeutas y terapeutas corporales sean conscientes de esto, el componente muscular subyacente a las migrañas generalmente no está reconocido por los médicos e investigadores. El libro *Dolor y disfunción miofascial: el manual de los puntos gatillo* muestra patrones de dolor en un lado de la cabeza que están causado por tensión en el trapecio y el ECM. Estos son los patrones que muestro a mis clientes que se quejan de dolores de cabeza migrañosos, y con ellos pueden fácilmente identificar el patrón de su dolor.

A lo largo de los años he encontrado que mejorar el funcionamiento de los NC X y XI y a continuación aliviar la tensión de estos músculos utilizando los puntos gatillo apropiados, habitualmente alivia de manera efectiva las migrañas en cuestión de minutos. Incluso he tenido éxito con algunas personas que habían sufrido migrañas toda su vida, según podían recordar.

En mi clínica me gusta enseñarles a los clientes a aplicarse la técnica ellos mismos en el caso de que vuelvan a tener otro ataque de migraña. Por medio del ejercicio básico, pueden en primer lugar establecer el funcionamiento correcto de sus NC X y XI. Después, pueden encontrar y aliviar los puntos gatillo apropiados. Este tratamiento no requiere remedios farmacéuticos, no tiene efectos secundarios y es gratuito.

A partir del éxito de mi experiencia con el tratamiento de las migrañas, creo que la mayor parte de los que las padecen pueden tratarse a sí mismos con éxito con el ejercicio básico y las técnicas de masaje de autoayuda descritas en la segunda parte, antes que tomar analgésicos o someterse a otros tratamientos convencionales.

En mi clínica, ocasionalmente tengo pacientes que han padecido migrañas durante muchos años y lo han intentado todo antes de venir a verme. Quizá las hayan tratado con analgésicos con o sin receta, antidepresivos, betabloqueadores o fármacos desarrollados para combatir la epilepsia. Uno de los efectos secundarios más comunes de estos medicamentos es el daño hepático, que en el peor de los casos puede acabar favoreciendo la acumulación de fluidos alrededor del cerebro.

Estos clientes a menudo me dicen que toman mucha medicación y que les gustaría reducirla. Recuerdo a un carpintero de cuarenta y dos años que tomaba cada día entre quince y veinte analgésicos de venta libre y le preocupaban los efectos secundarios negativos, puesto que las instrucciones contenidas en el frasco recomendaban tomar un máximo de ocho comprimidos al día. Empezaba a tomar su primer analgésico por la mañana en cuanto abría los ojos, tanto si tenía dolor de cabeza como si no. Me dijo que los tomaba como medida de precaución, para no tener que esperar a que hicieran efecto en el caso de sufrir una migraña. Sin embargo, también se quejaba de que no siempre surtían efecto.

Primero le enseñé a autotratarse con el ejercicio básico, que es seguro, fácil de aprender y fácil de ejecutar. Luego le enseñé los cuatro dibujos de los patrones de dolor que se presentan en la mayor parte de las migrañas. Cuando hubo identificado el dibujo que se correspondía con el patrón que estaba experimentando, supe qué músculos necesitaban relajación y qué puntos gatillo del cuello podían relajar la tensión.

Su primera sesión conmigo redujo sustancialmente el número de sus dolores de cabeza y rebajó la intensidad de los pocos que sí aparecieron. Si vuelve el dolor después de haber aplicado el tratamiento, le explico a la gente cómo tratarse a sí misma de manera sencilla.

## Migrañas: estudio de un caso

Una mujer que había estado sufriendo migrañas durante casi diez años acudió a verme para que la tratara. Cuando vino a mi consulta estaba teniendo una migraña.

De media sufría un ataque fuerte al mes, que le duraba habitualmente entre tres y cuatro días. Había intentado tomar analgésicos, pero no le habían servido. En general procuraba evitar los desencadenantes conocidos, tales como el vino tinto fuerte, los aromas intensos, la luz del sol directa, etc., pero las migrañas seguían presentándose. Cuando sentía que le llegaba una, si podía retirarse y permanecer en la cama, normalmente el ataque no era tan fuerte.

Esta mujer era una periodista que escribía artículos sobre belleza para revistas. Podía organizarse para respetar sus plazos de entrega si le venía un dolor de cabeza, porque trabajaba desde casa y podía tomarse uno o dos días de descanso y retomar la tarea cuando se sentía en condiciones. Sin embargo, los dolores de cabeza le impedían asistir a muchos eventos sociales y disfrutar de sus fines de semana libres.

Cerca de un año antes de venir a verme, había empezado una nueva carrera como periodista de televisión, lo cual significaba que tenía más dificultades a la hora de organizarse en función de sus migrañas. Debía presentarse al trabajo y seguir el calendario del rodaje tanto si tenía una migraña como si no, así que pensaba que necesitaba un tratamiento más efectivo.

Primero comprobé su vago ventral (ver el capítulo cuatro) y observé que no estaba funcionando como sería deseable. Luego le expliqué cómo hacer el ejercicio básico y lo realizó ella misma; ni siquiera tuve necesidad de tocarla. Volví a testarla y vi que su vago ventral estaba funcionando correctamente.

A continuación le mostré los cuatro dibujos de los patrones de dolor de las migrañas e indicó el que se correspondía con su patrón de dolor. Le enseñé a utilizar sus propias manos para tratar los puntos gatillo ilustrados en el dibujo.

Evidentemente, habría podido utilizar mis manos para su tratamiento, pero quería que lo hiciera ella, de manera que si en el futuro volvía a experimentar una migraña pudiera acudir a su memoria muscular de cómo conseguir ella misma los resultados positivos. Aunque es agradable ver que la gente vuelve porque recuerda que la ayudé en el pasado, creo que es mejor que uno se ayude a sí mismo antes que depender de mí o de cualquier otro terapeuta.

Le pedí a esta mujer que explorara las zonas de su cuello que generalmente se correspondían con la posición de las $X$ de los dibujos. Utilizó los dedos para buscar las partes de los músculos que estaban duras o dolorosas. Si una zona $X$ no los estaba, sencillamente la ignoraba. Luego le hacía frotar suavemente las zonas duras o dolorosas hasta que sentía que se relajaban o suavizaban, o hasta que el dolor disminuía. Le enseñé qué hacer y dónde ponerlas, pero se trató a sí misma con sus propias manos. Al final de la sesión, la migraña había desaparecido.

Pudo vivir sin migrañas durante cuatro meses y medio. Luego, cuando sentía que una estaba a punto de manifestarse, volvía a hacer el ejercicio básico y a masajear los puntos gatillo. Los síntomas desaparecían rápidamente y no se convertían en una verdadera migraña.

## Capítulo 6

# Problemas Somatopsicológicos

Hace unas cuantas décadas, los médicos empezaron a diagnosticar algunos problemas de salud como *psicosomáticos*, término que significa que la mente causa problemas en el cuerpo. Sin embargo, pocos psiquiatras y psicólogos han investigado el caso contrario: ¿existe algo que se pueda considerar un problema somatopsicológico, en el que se vea que es la fisiología la que afecta a la mente?

La palabra *psicología* viene del griego antiguo y significa 'estudio de la mente'. Hoy en día, definir un problema como «psicológico» habitualmente significa que el psicólogo o el psiquiatra primero busca la solución en la mente o las emociones de los clientes, utilizando muy a menudo una terapia de tipo verbal.

En esta definición tradicional, más antigua, no se hablaba del cuerpo. Cuando Freud concibió el psicoanálisis para ayudar con los problemas psicológicos, su modo de tratamiento era cien por cien verbal. Dejaba que sus pacientes hablaran sin interrumpirlos, y él parecía escucharlos. No había diálogo; ni siquiera había contacto visual ni los miraba a la cara. La gente permanecía en tratamiento psicoanalítico durante años; a veces asistían a las sesiones varias veces por semana.

Antes de recibir formación como psiquiatra, hay que ser médico. Luego esa persona sigue su propio proceso de psicoanálisis, que puede durar varios años. Hubo un momento en que había muy pocos psiquiatras preparados, y la mayor parte de la gente no podía permitirse el tratamiento.

Los psicólogos crearon un nuevo marco, distinto del marco del psicoanálisis clásico. Los psicólogos clínicos se preparan durante un periodo de pocos años en un programa universitario. Para ayudar a sus pacientes a mejorar sus estados emocionales y cambiar su conducta, se basan en varios modelos de la psique humana y establecen un diálogo con ellos utilizando varios planteamientos verbales. En general buscan soluciones para problemas específicos. Aunque no es tan costoso como años de psicoanálisis, el tratamiento psicológico sigue siendo caro y requiere el tiempo de un profesional preparado para una situación concreta.

Algunos terapeutas ofrecen terapia de grupo, que es incluso menos cara, ya que varios pacientes comparten el coste de una sesión. Sin embargo, ese proceso es más aleatorio, ya que todos los participantes, tengan o no formación, pueden dar su opinión sobre el caso.

Actualmente, cada vez nos alejamos más de estas modalidades y nos basamos sobre todo en los medicamentos con receta para cambiar nuestras conductas y estados emocionales. Después de un tiempo inicial de consulta profesional para escoger el fármaco y la dosis, los pacientes pueden pasar largos periodos tomando sus remedios sin necesidad de volver a ver al profesional de la salud. A pesar del hecho de que los medicamentos con receta pueden ser caros, son rentables en comparación con los procesos terapéuticos individuales con psicólogos o psiquiatras. Sin embargo, habida cuenta de que cada vez más personas están tomando estos medicamentos, este tipo de tratamientos implican un gasto creciente para el individuo así como para las compañías de seguros y para las economías nacionales.

La psiquiatría y la psicología empezaron poniendo el énfasis exclusivamente sobre la mente, y a causa de la gran disponibilidad y el uso extendido de los fármacos podríamos estar dejando de lado algo que puede ayudar con los problemas de salud que este tipo de tratamientos intentan solucionar. Quizá haya algo disponible que no sea costoso y no tenga efectos secundarios negativos.

En este capítulo nos fijaremos en el cuerpo para buscar soluciones alternativas y complementarias a los problemas de salud psicológicos y mentales. Investigaremos la posibilidad de regular nuestro propio sistema nervioso, nuestro estado emocional y nuestra conducta. Exploraremos cómo los ejercicios de autoayuda y las técnicas manuales pueden ser perfectamente seguros y eficaces para conseguir cambios positivos.

A partir de mi experiencia clínica de los últimos doce años, creo que con una comprensión efectiva del funcionamiento de la teoría polivagal muchos podemos ayudarnos a nosotros mismos a tratar directamente nuestro propio sistema nervioso autónomo. Podríamos estar en condiciones de superar lo que con anterioridad se consideró que eran problemas psicológicos y psiquiátricos no tratables.

## Las emociones y el sistema nervioso autónomo

¿Somos abiertos, amigables, comunicativos y cooperativos? ¿Estamos encerrados en nosotros mismos, deprimidos o apáticos? ¿O estamos enfadados, agresivos, ansiosos, temerosos o retraídos? ¿Cómo reaccionamos ante otras personas cuando nos hallamos en estos distintos estados?

El modo en que la gente nos responde está basado en una combinación del estado en que se encuentran y el estado en que nos encontramos nosotros. Nuestras emociones surgen con la interacción que tiene lugar entre el estado de nuestro sistema nervioso autónomo y el de quienes se relacionan con nosotros.

En cuanto mamíferos, somos animales sociales, y necesitamos a los demás. Todos nos enfrentamos a desafíos e incertidumbres de vez en cuando, y para mejorar nuestras posibilidades de supervivencia y satisfacción dependemos de nuestra interacción con los seres que nos rodean (la familia, los amigos, los vecinos, los compañeros de trabajo y otros componentes de nuestra red social). La forma en que nos sentimos en una situación determinada o con respecto a una persona concreta es un factor de nuestra conducta. ¿Alguien necesita nuestra ayuda? ¿Nos gusta compartir nuestro tiempo con esa persona? ¿Acostumbra a darnos su apoyo? ¿Estamos dispuestos a apoyarla? ¿Trabajamos bien juntos? ¿Nos sentimos seguros? ¿Existe una posibilidad de cooperar, compartir y mantener una amistad?

Si somos solteros y tenemos una cita, ¿tenemos la posibilidad de intimidad y relación a largo plazo con la otra persona como pareja potencial? Si estamos casados o tenemos una relación en marcha, ¿pasamos suficiente tiempo juntos cuando los dos estamos participando socialmente? Cuanto más tiempo dediquemos a compartir buenos momentos, más unidos estaremos en los momentos difíciles.

Es básico que los cinco nervios craneales de la participación social funcionen correctamente para comunicarnos y unirnos con los demás. Estos cinco nervios facilitan nuestra audición, dan forma a nuestro discurso y nos ayudan a entender lo que se está diciendo. ¿Podemos mirar a otras personas de manera calmada y directa o las excluimos de nuestro campo visual? Si nos sentimos felices y seguros, en general podremos desarrollar una conversación normal, escuchar lo que se está diciendo y mirar a nuestro interlocutor para intercambiar pistas visuales significativas.

Considero que el sistema nervioso autónomo y los estados emocionales son las dos caras de una misma moneda. Si queremos mejorar nuestro estado emocional para ayudarnos a nosotros mismos o a otras personas, podemos hacerlo con actos físicos que mejoren nuestro sistema nervioso autónomo y nos saquen de un estado vagal dorsal o de estrés para introducirnos en la participación social.

## Un sistema nervioso autónomo autorregulado

La manera más natural y útil de conseguir la autorregulación es quizá la interacción social con gente que se encuentra en un estado de equilibrio y participación social. Si tenemos un problema, a menudo es suficiente hablar de él con un amigo. Podríamos sentarnos a comer o a tomar un café o una cerveza con ese amigo. Podríamos cantar, bailar o dar un paseo juntos.

Otro modo de regular nuestro sistema nervioso autónomo es hacer los ejercicios contenidos en este libro. Durante siglos se han utilizado con buenos resultados algunas otras prácticas procedentes de culturas y tradiciones del mundo; la meditación, el taichí y la respiración yóguica (*pranayama*) son algunos ejemplos. Cuando meditamos, estamos sentados inmóviles, superando el impulso de luchar o huir. También aprendemos a mantenernos despiertos, evitando la tendencia a retraernos y disociarnos. Cuando hacemos taichí, nos movemos lentamente, simulando los movimientos de un estado muy relajado. Movernos lentamente también facilita que sintamos nuestro cuerpo y estemos presentes en él.

Si somos capaces de mantener un estado vagal ventral, o por lo menos regresar a él rápidamente después de experimentar estrés o un retraimiento emocional, podremos conseguir una salud y un bienestar óptimos. Podremos abrir la puerta a la realización de nuestro potencial humano, disfrutar de estar con otras personas y hacer lo que queramos con nuestra vida.

## Una mirada nueva a diagnósticos psicológicos comunes

No soy psicólogo ni psiquiatra; sin embargo, en cuarenta y cinco años de profesión como terapeuta corporal, he tenido muchos clientes que han recibido un diagnóstico de un psicólogo o un psiquiatra. También he asistido a muchos cursos sobre el tema. Pero con quienes he aprendido más ha sido con los clientes que han compartido conmigo sus historias.

En este capítulo presentaré algunas de esas historias. Las historias y mis comentarios son puramente anecdóticos, basados en mis experiencias en mi consulta a lo largo de los años, vistos a la luz de la comprensión personal y limitada que tengo de la teoría polivagal y sus implicaciones. Espero que sean causa de inspiración, o quizá de provocación, para que les eches una mirada nueva a algunos de estos problemas, tanto si eres un profesional de la salud como si eres alguien que hace uso de los servicios de los profesionales de la salud o que quiere comprender mejor sus propios problemas para ayudarse a sí mismo o ayudar a sus seres queridos.

Creo que hay una interrelación entre la mente, el cuerpo y las emociones. Problemas tan variados como el estrés postraumático, la ansiedad, las fobias y los trastornos del espectro autista tienen un componente somático, y casi todos los casos de los llamados problemas psicológicos incluyen falta de flexibilidad y resistencia en el sistema nervioso autónomo.

Me ha parecido interesante y efectivo tomar en consideración el componente somático de lo que generalmente denominamos *problemas psicológicos*. Cuando consideramos la posibilidad de identificar y tratar las manifestaciones físicas del SNA al principio de los tratamientos psiquiátricos y psicológicos, un gran potencial sanador pasa a estar disponible.

Si efectivamente existe una unidad entre las emociones, la mente y el cuerpo, la consecuencia es que podríamos ser capaces de ayudar a las personas con diagnósticos psicológicos por medio de empezar a tratarlas con técnicas de terapias corporales, especialmente si estas pueden sacar a dichas personas de un estado de estrés o actividad vagal dorsal crónicos y fomentan una mayor flexibilidad de su respuesta autónoma.

## ANSIEDAD Y ATAQUES DE PÁNICO

Desde el inicio de la psiquiatría a finales del siglo XIX ha habido un gran interés en tratar los trastornos de ansiedad.

La ansiedad ocasional forma parte normal de la vida. Puede ser que nos sintamos ansiosos cuando tenemos un problema en el trabajo, antes de hacer un examen o cuando debemos tomar una decisión importante. Pero los trastornos de ansiedad implican más que una preocupación o miedo temporales. En algunos de nosotros, la ansiedad puede volverse excesiva, y aunque seamos conscientes de esto, tal vez tengamos dificultades para controlarla, de manera que puede influir negativamente en nuestro día a día.

Para la persona con un trastorno de ansiedad, esta no se va, y puede empeorar con el paso del tiempo. Las sensaciones de ansiedad pueden interferir en las actividades diarias, como el rendimiento laboral o escolar y las relaciones. Estudios recientes apuntan a que algunos tipos de ansiedad afectan al 18 % de la población de Estados Unidos en el periodo de un año. A lo largo de su vida, un 30 % de la población experimentará algún trastorno de ansiedad.[1]

Lo que llamamos *miedo* es un proceso psicológico que implica la activación del sistema nervioso ante una situación amenazadora. El miedo puede inmovilizarnos (por medio de la actividad vagal dorsal) o movilizarnos para la lucha o la huida (por medio de la actividad de la cadena simpática). Los síntomas físicos pueden incluir latidos cardiacos acelerados (taquicardia), respiración alterada, la emisión de altos niveles de hormonas del estrés, rubor, dificultades en el habla y transpiración de las palmas de las manos, las plantas de los pies y las axilas.

La ansiedad es parecida al miedo en cuanto a las manifestaciones físicas. Sin embargo, puede no presentarse necesariamente como respuesta a una situación real. Algo puede recordarnos un acontecimiento del pasado, o podemos proyectar nuestra imaginación a algo que podría pasar en el futuro. En cualquiera de los casos, la amenaza no está presente ahora; a pesar de ello, el estado emocional es real, y existe en el cuerpo en tiempo presente.

Cuando nos hallamos en un estado de ansiedad, no conseguimos sacarnos las preocupaciones de la cabeza. Si otra persona nos dice que no hay de qué preocuparse, esto no nos tranquiliza; a veces puede trastornarnos incluso más. Es posible que respondamos: «¿Me estás diciendo que lo que siento no es real?».

Los ataques de pánico son experiencias breves de intenso terror y aprensión. Surgen de manera brusca y habitualmente alcanzan su punto máximo en menos de diez minutos, aunque las sensaciones desagradables pueden seguir durante varias horas. A veces su causa concreta no es evidente. En otros casos, podemos determinar que se desencadenó por factores generales como el estrés, el miedo o incluso el ejercicio excesivo.

Cuando experimenta un ataque de pánico, la gente manifiesta señales de miedo reconocibles. Los síntomas físicos incluyen temblores, agitación, confusión, mareos, náuseas y dificultades para respirar. El aspecto que se presenta es de agotamiento, la piel está pálida y aumenta la transpiración en las palmas de las manos, las plantas de los pies y las axilas. Y el sudor tiene un olor característico.

Los perros y otros mamíferos responden inmediatamente a los olores corporales que surgen de distintos estados emocionales. Los humanos también reaccionamos instintivamente al olor del miedo de otra persona, aunque quizá no seamos conscientes de ello. Mucha gente intenta disimular las señales olfativas del miedo y de la ansiedad utilizando perfumes, desodorantes o polvos para los pies. Sin embargo, es difícil disimular una mano fría y húmeda y un apretón de manos flácido cuando se saluda a alguien.

A veces, los ataques de ansiedad y de pánico se pueden tratar de manera efectiva con ejercicios o técnicas manuales que nos ayudan a salir de un estado del sistema nervioso simpático o de activación vagal dorsal y nos llevan a entrar en un estado de participación social.

A veces hablamos de «la gota que colmó el vaso». Si una persona con ansiedad lleva a cabo el ejercicio básico de manera regular, podrá reducir al mínimo la frecuencia e intensidad de los ataques de pánico o de ansiedad y, en algunos casos, incluso podrá impedir esos ataques. Hacer el ejercicio con regularidad es como reducir la cantidad de agua del vaso, de manera que pueda contener muchas más gotas sin desbordarse.

También es importante ser consciente de que la ansiedad puede ser un efecto secundario de un medicamento o indicar un problema de abuso de una sustancia, ya que los fármacos y las drogas alteran el estado del sistema nervioso autónomo.

## Ansiedad y ataques de pánico: estudio de un caso

Tuve una clienta que estaba preocupada por la ansiedad y los ataques de pánico, que le impedían materializar su deseo de tener un bebé. También sentía un dolor en el lado derecho del abdomen.

La ansiedad había empezado quince años antes, cuando tenía dieciocho y se sometió a una operación de extracción de la válvula ileocecal. Los problemas causados por esta válvula pueden ser debilitantes, y a menudo se presentan junto con colitis, dolor abdominal, dolor en la ingle, abotargamiento, olor corporal desagradable, gases, distensión del vientre y problemas respiratorios como el asma y la EPOC.

La válvula ileocecal controla el flujo del quimo desde el intestino delgado al intestino grueso. El quimo es la masa espesa y semifluida compuesta por alimentos digeridos parcialmente y secreciones que se forma en el estómago y en el intestino delgado durante la digestión. Normalmente, la válvula está cerrada la mayor parte del tiempo, y se abre solo durante breves lapsos para permitir el paso del quimo. Cuando este llega al intestino grueso, el exceso de agua se absorbe en el cuerpo, y la fibra que queda y otros desechos se comprimen, se conforman como heces y se eliminan.

Los problemas surgen cuando la válvula ileocecal no se abre correctamente. También hay problemas si permanece abierta demasiado tiempo, permitiendo así que el quimo del intestino delgado pase al intestino grueso sin control o que retroceda desde el intestino grueso hacia el delgado.

Además de los síntomas de ansiedad, esta paciente tenía ocasionalmente episodios cortos de dolor intenso en el lado derecho del abdomen (donde se halla la válvula ileocecal o, como en su caso, donde había estado antes de ser operada). Su médico se tomó bastante en serio sus dolores físicos y quiso asegurarse de que la operación había ido bien. Le hicieron varias resonancias magnéticas y dos exploraciones laparoscópicas, pero todo parecía estar bien, y no pudieron encontrar nada que justificara su dolor.

Cuando le pregunté por qué la habían operado, me dijo que había sido a causa del dolor. Pero años después de la operación seguía teniendo dolor en la misma zona. A pesar de su dolor y sufrimiento psicológicos, el médico no mostró ningún interés por sus síntomas de ansiedad, aun cuando estos habían aparecido poco tiempo después de la intervención quirúrgica. Y ningún médico había evaluado nunca el funcionamiento de su sistema nervioso autónomo.

La rama dorsal del nervio vago inerva la mayor parte de los órganos digestivos, incluidos el intestino delgado, la válvula ileocecal, el colon ascendente y el colon transverso. Recibe información sensorial por parte de los órganos mismos y ejerce un control motor sobre sus funciones.

Lo primero que hice en mi tratamiento fue valorar el estado de su sistema nervioso mirando dentro de su garganta mientras ella decía «ah-ah-ah». La úvula se desviaba hacia un lado, lo cual indicaba una disfunción de la rama faríngea del nervio vago ventral, descrita en el capítulo cuatro. También hice la prueba de apretar el trapecio (ver el capítulo cinco) para comprobar el nivel de tensión en los dos lados de este músculo. Había una diferencia clara entre el lado derecho y el izquierdo.

Mi primer objetivo fue ayudar al sistema nervioso autónomo de la mujer a volver a un estado vagal ventral. Le enseñé a hacer el ejercicio básico. Uno de los beneficios de este ejercicio es que los clientes pueden realizarlo por su cuenta. Tardé menos de dos minutos en enseñarle cómo se hacía, y ella tardó menos de dos minutos en hacerlo. Después, se sintió mucho mejor y me dijo que ya no experimentaba ansiedad.

La tensión muscular del lado derecho del trapecio también se había relajado: cuando apreté, la tensión estaba igualada en los dos lados. Para asegurarme por partida doble de que se había producido un cambio deseable, volví a mirarle la garganta y vi que la úvula se elevaba simétricamente en los dos lados.

También apliqué una técnica de masaje visceral osteopático para relajar las tensiones en la válvula ileocecal, lo cual habitualmente acaba con el dolor de forma inmediata.

El cirujano de esta paciente consideró que la operación había sido un éxito en cuanto a su limitado objetivo de extirpar la válvula ileocecal. Sin embargo, hasta el momento en que vino a mi consulta, nadie había considerado la posibilidad de que su operación hubiera sido una experiencia traumática que había dejado su sistema nervioso autónomo en un estado de actividad vagal dorsal.

Con el tratamiento apropiado, esta clienta pasó de un estado de ansiedad debilitante al estado deseable de la participación social. Le remarqué que había hecho el cambio positivo ella sola, y le dije que podía volver a hacer el ejercicio en el futuro si sentía de nuevo ansiedad.

Le pedí que pensara en las dificultades que le había causado la ansiedad en el pasado. El solo hecho de pensar en mi pregunta fue suficiente para que se pusiese nerviosa y volviese a entrar en un estado de ansiedad. Se le fue la sonrisa y retuvo la respiración, y la piel de su cara palideció. Le pedí que repitiera el ejercicio básico, y volvió a decirme que se sentía mejor. Tenía un aspecto más relajado y un buen color de cara, y su respiración era más profunda. También me dijo que notó el cambio de la ansiedad a la calma.

Cuando le volví a pedir que pensara en los problemas que la ansiedad le había causado, pudo permanecer tranquila, y dijo que pensaba que podría controlar su ansiedad en el futuro. Volví a comprobar su sistema nervioso autónomo y descubrí que seguía estando en un estado de actividad vagal ventral. No tenía dolor.

Estas mejoras se manifestaron en una sola sesión. La clienta pensó que se había producido un milagro, después de todo el dolor y la ansiedad que había padecido antes de tratarse conmigo. Aunque me sentí halagado al oír esto, me pareció vergonzoso que el cirujano nunca hubiera examinado su sistema nervioso autónomo y que no tuviera nociones de masaje visceral.

Un año y medio más tarde recibí un correo electrónico de esta mujer. Me daba las gracias por el tratamiento y me escribía que ya no sufría ansiedad. Le sugerí que viniera a tener otra sesión conmigo para liberar cualquier tensión que pudiera quedar en el tejido cicatricial, ya que su mejoría a largo plazo dependía no solo de mejorar el funcionamiento del nervio vago, sino también de liberar el trauma retenido en el tejido cicatricial.

El dolor corporal puede causar ansiedad. Una operación quirúrgica, aunque elegida de manera consciente, sigue constituyendo un ataque contra la integridad del cuerpo, y, como cualquier trauma, puede dejar su marca.

## La regulación social de los estados de ansiedad

La interacción social diaria y sencilla con una familia, unos amigos y unos colegas que nos apoyen puede contribuir a la regulación de nuestro estado psicológico. No deberíamos subestimar la importancia de las charlas, de las conversaciones intrascendentes y de las situaciones sociales simples, como comer o tomar una taza de café con alguien o dar un paseo acompañados. Las buenas relaciones sociales ayudan a nuestros sistemas nerviosos a autorregularse.

Como en el caso de las malas hierbas del jardín, si hemos sido maltratados deberíamos eliminar o reducir al mínimo el contacto con la gente que nos hace sentir mal y elevar al máximo el tiempo que estemos con las personas que nos apoyan y hacen que nos sintamos mejor.

Si hemos vivido una situación traumática y luego establecemos relaciones sociales y dejamos el tratamiento, nos encontraremos con nuevas situaciones en las cuales tal vez volveremos a sentirnos amenazados. Al principio puede ser que necesitemos el apoyo de un terapeuta para que nos devuelva a nuestro estado de participación social, pero el resultado ideal es que dispongamos de las herramientas que nos permitan conseguirlo por nosotros mismos. Cada vez que remontamos, debilitamos la fuerza del apretón del patrón traumático; podemos descansar y restablecernos, y almacenar más energía para poder enfrentarnos a los próximos desafíos de la vida.

Si sentimos que nuestra red social es inadecuada, también podemos experimentar interacciones útiles y positivas por medio de dirigirnos a profesionales de la salud como masajistas, consejeros, *coaches*, psicólogos o psiquiatras. Podemos decidir consultar con un maestro o guía espiritual o religioso. También podemos hallar alivio en la oración o leer textos religiosos y espirituales para que nos ayuden a poner las cosas en su justa perspectiva.

## El tratamiento de la ansiedad en los niños

Los padres u otros adultos a menudo les dicen a los niños: «No hay nada que temer». En muchos casos, estas palabras tranquilizadoras pronunciadas por unos padres amorosos o un amigo cercano en el que confiamos son suficientes para hacernos sentir seguros.

Sin embargo, serían mucho más efectivas si el adulto empezara diciendo: «Comprendo que sientas miedo». Esto le da al niño la seguridad de que ha sido escuchado y el conocimiento de que el miedo (como otras emociones) es una experiencia vital normal.

El adulto puede luego continuar: «No hay nada que temer. Todo estará bien», y darle a continuación un pequeño abrazo, de manera que el niño sienta un contacto físico positivo y pueda percibir la relajación del adulto.

## FOBIAS

Las fobias constituyen la categoría más grande de los trastornos de ansiedad y pueden llegar a ser incapacitantes. Una fobia se caracteriza por una experiencia de miedo extremo, y hay un desencadenante específico que provoca el estado de ansiedad o el ataque de pánico. Fisiológicamente, el miedo surge de una reacción en la parte simpática del sistema nervioso autónomo.

Se calcula que entre el 5 y el 12 % de la población mundial sufre trastornos fóbicos.[2] Quienes los padecen prevén consecuencias terroríficas del encuentro con el objeto de sus miedos. Quieren huir, pero se sienten inmovilizados. Pueden comprender intelectualmente que su reacción de miedo es irracional y desproporcionada ante el peligro potencial, pero a pesar de ello el miedo sigue siendo abrumador.[3]

Los psicólogos y los terapeutas a menudo se concentran en el objeto del miedo, como puede ser las alturas (acrofobia), no tener suficiente espacio (claustrofobia) o las arañas (aracnofobia). Sus diagnósticos se enfocan en los desencadenantes, que pueden relacionarse o no fácilmente con experiencias del pasado (por ejemplo, la persona se encontró con alguien que amenazó su vida o con una situación de peligro vital). Una fobia también puede tener su origen en una experiencia virtual, en la cual la persona que la sufre en realidad no experimentó el hecho (por ejemplo, la fobia apareció a partir de que alguien contó una historia o de una escena de una película).

Una lista de fobias de Wikipedia —que hacía la observación de que la lista estaba incompleta e invitaba a los lectores a completarla—

incluía veintitrés entradas que empezaban con la letra *A*. Después estaban todas las demás que empezaban por otras letras. Esto nos da una idea del gran alcance de este problema, y da la impresión de que casi cualquier cosa puede desencadenar el mismo tipo de respuesta ansiosa.

Para comprender mejor algo, tendemos a clasificarlo y ponerle un nombre. Pero en lugar de considerar que la ablutofobia (el miedo a lavarse) es básicamente distinta de la acusticofobia (el miedo al ruido), por ejemplo, puede ser más útil apartar la atención de los desencadenantes y ponerla en comprender la actividad fisiológica del sistema nervioso autónomo en todos los casos de fobia.

Se puede ayudar a las personas que tienen alguna fobia haciendo que pasen de un estado de miedo extremo a un estado de participación social utilizando el ejercicio básico. El efecto puede ser parecido al que obtienen los padres cuando ayudan a sus hijos abrazándolos hasta que se relajan y se vuelven a sentir seguros.

Si bien el contacto físico es natural entre los padres y los hijos, en una intervención psicológica profesional no debería haber este tipo de contacto. Por ello, el terapeuta necesita encontrar otra manera de hacer que el cliente vuelva a sentirse seguro, y una solución ideal podría consistir en orientarlo para que utilice el ejercicio básico.

## CONDUCTA ANTISOCIAL Y VIOLENCIA DOMÉSTICA

La mayor parte de la gente considera que la conducta humana normal es la que expresa unos valores sociales positivos. Cuando alguien no es socialmente participativo, sin embargo, puede ser que tenga comportamientos que a los demás les resulte difícil comprender.

Algunas personas que llevan a cabo actos agresivos no tienen ni idea de que están haciendo algo malo; están convencidas de que el comportamiento o las características de la otra persona provocaron o justifican su conducta. En otras palabras, los individuos agresivos creen que sus actos son una respuesta natural: «Se lo merecía». Pueden incluso llegar a considerar que su acción está ayudando a la otra persona: «Es la única manera de que aprenda».

Puede ser difícil comprender por qué sujetos aparentemente normales cometen crímenes violentos. Si observamos sus actos, podemos llegar a la conclusión de que carecen de empatía, pero esto no nos explica lo que está sucediendo en su interior. ¿Qué los empuja? ¿Es el territorio, el poder, el dinero, el sexo, los celos o quizá una alienación? ¿O es acaso una sensación desagradable que se intensifica y luego estalla como una bomba en una conducta antisocial? Muchos crímenes violentos no son premeditados.

Escuché a un expresidiario de Dinamarca en una entrevista radiofónica. Había estado en la cárcel durante la mayor parte de su vida adulta por muchos delitos diferentes, entre ellos varios atracos a bancos. Después de cumplir su condena, se apuntó a un programa voluntario de rehabilitación que incluía yoga, meditación y ejercicios respiratorios, y sentía que ese programa le había dado la capacidad de controlar sus emociones y sus acciones.

Cuando el moderador le preguntó si tenía remordimientos por los efectos de sus actos sobre sus víctimas, contestó que no —no mientras cometía sus crímenes—. «En una guerra, los soldados enemigos no tienen rostro», dijo. Solo cuando abandonó sus actividades criminales y hubo seguido el programa de rehabilitación empezó a pensar sobre los efectos de sus acciones en los demás.

El autor de un crimen violento puede o no tener un motivo racional que otras personas puedan comprender, pero de alguna manera entró en un estado psicofisiológico de lucha o huida que guio sus acciones.

## Un «buen muchacho» comete crímenes de guerra

Un joven se alistó en el ejército para servir a su país y lo entrenaron para la lucha. También aprendió las normas de conducta previstas en un comportamiento marcial en zona de guerra, de acuerdo con la Convención de Ginebra: no torturar, no matar civiles, no violar, no robar.

Casi todos los soldados siguen estas normas, pero en ocasiones sucede algo diferente. En una ronda rutinaria, al mejor amigo de este joven soldado lo mató un francotirador enemigo. Luego, unos cuantos más de sus amigos murieron o resultaron heridos en una emboscada por una bomba situada en una cuneta. De repente, el soldado perdió la cabeza. Reunió a unos pocos civiles inocentes, los ató, violó a una de las mujeres delante de su familia y luego los mató a todos. Fue juzgado por el ejército, declarado culpable y condenado a una larga pena de prisión.

En su país, los padres y amigos del soldado estaban conmocionados. No podían creer que fuera capaz de hacer algo así: «Era un muchacho tan bueno…, y venía de una buena familia»; «Esta forma de proceder no tiene nada que ver con él»; «Había sido siempre un chico positivo, servicial y amigable». La denominación *trastorno explosivo intermitente* describe la incidencia de episodios peculiares de agresión a otras personas o a la propiedad. El individuo puede justificar que su conducta explosiva fue precedida por una sensación de tensión o excitación. Desde la perspectiva del sistema nervioso autónomo, la conducta explosiva intermitente es un ejemplo de extrema movilización acompañada de miedo. Como la ansiedad, da lugar a una conducta incontrolable de lucha o huida.

Regularmente aparecen en las noticias actos individuales de conducta explosiva: disparar a niños y maestros en una escuela primaria, hacer volar una iglesia o perpetrar ataques suicidas con bombas. Vemos las imágenes, quedamos impactados por los hechos y pensamos para nuestros adentros que no podemos comprender que alguien pueda hacer algo parecido a otras personas.

La conducta del individuo no parece estar justificada; los episodios violentos parecen ser zafiamente desproporcionados ante cualquier provocación. Si se le pregunta a la persona por qué cometió ese acto, puede ser que no sepa dar una respuesta, o, si la da, no tendrá sentido para nadie. Tal vez dirá que tuvo una sensación de alivio inmediatamente después. Sin embargo, las sensaciones de alivio tienen la vida corta, y cuando la tensión vuelva a subir, pueden repetirse episodios similares.

## Violencia doméstica continuada: estudio de un caso

La violencia doméstica es muy diferente a enfrentarse a un enemigo en una guerra o a ser víctima de un acto fortuito de violencia en la calle. Algunas personas pasan a ser víctimas de la violencia doméstica cuando una relación amorosa se corrompe.

Pasemos de enfocarnos en el autor del acto violento a hacerlo en la víctima. Un hombre y una mujer se atraen recíprocamente y pasan más tiempo juntos, hasta que deciden crear una familia. Ella se siente segura a su lado; puede ser que incluso sienta que la protege. Luego, un día, él de repente pierde los estribos y la golpea. Ella queda sorprendida y conmocionada, y empieza a llorar.

Cuando las cosas se tranquilizan, él la abraza y le dice que lo siente. Ella le pide que prometa que no volverá a hacerlo, y él lo hace. Después de un tiempo, el incidente queda olvidado. Al principio ella está cautelosa, pero él parece haberse estabilizado. La vida en común sigue como antes... casi.

Un día, de repente, él se enfada y la golpea otra vez. Ella no solo experimenta dolor físico; también se siente amenazada. Cuando la ira se le calma, él dice que lo siente. Otra vez se besan y recomponen, pero a medida que este ciclo se repite, hay un momento en que ella pasa de sentirse segura a vivir con un miedo constante. Físicamente él es más fuerte, de manera que en una pelea física ella no puede ganar. En ocasiones fantasea con golpearlo con una sartén mientras duerme.

Piensa en agarrar a los niños y huir, pero ¿adónde irá? ¿Dónde podrá vivir? ¿Cómo podrá mantenerse a sí misma y mantener a los niños? Y ¿qué dirá la gente? Se siente atrapada y no consigue ver una posibilidad viable. Se queda en el hogar de mala gana, pero la alegría que sentía originalmente por estar con él al principio de la relación ha muerto. Él siente que ella se ha enfriado emocionalmente, y esto le afecta todavía más: «¿Qué te pasa?».

Después de unos cuantos incidentes más, pierde toda voluntad de luchar o huir. Sencillamente aguanta, y se disocia del cuerpo cuando es atacada, como si no le importara lo que le está sucediendo. Puede ser que incluso se vea a sí misma desde la distancia cuando es golpeada. Solo espera que eso acabe pronto. Pero, con el tiempo, deja incluso de esperar.

Esta mujer ha recorrido un largo camino no deseado: el punto de partida fue el amor (la participación social), pasó por la movilización con miedo (la defensa o la huida) y ha acabado en la inmovilización con miedo. Se ha rendido a un estado que podemos describir como de *bloqueo*, que experimenta junto con emociones de apatía, desapego y desesperanza. Quizá el hecho de ceder y permanecer pasiva durante los ataques la ha ayudado a sobrevivir. Quizá habría recibido más daño si se hubiera defendido, o si hubiera huido y él la hubiera seguido.

Siente demasiada vergüenza para contárselo a otros, así que sufre en silencio. Las respuestas de los demás a menudo pueden sonar como una condena: «Si era tan terrible, ¿por qué no huiste?»; «¿Por qué no me llamaste? Te habría ayudado»; «¿Cómo pudiste permitirle que siguiera haciéndote esto?»; «Si fuiste una estúpida y no hiciste nada, es tu culpa». Estos comentarios le parecerían injustos cuando lo que ella necesita es la sensación de que la comprenden, de contar con seguridad y apoyo.

Posiblemente otras personas no comprenderían que su sistema nervioso había sido machacado y rebajado en la escala evolutiva desde la participación social hasta el estrés y finalmente hasta el retraimiento y la apatía. Su traumatizado sistema nervioso había contribuido a su conducta. La gente pensaba que era la misma persona a la que habían conocido con anterioridad; una mujer racional que funcionaba bien y era socialmente participativa. Algunas personas juzgan con rapidez, sin comprender los mecanismos instintivos emocionales que se hallan detrás de los cambios.

Como primer paso, una mujer que ha sido maltratada necesita contar con un entorno seguro en el que esté libre de más maltratos. Los acontecimientos del pasado ya han tenido lugar y no podemos cambiarlos, pero podemos cambiar el modo en que reaccionamos ante ellos emocionalmente.

¿Es posible recuperarse de esos maltratos y volver a tener una vida normal? Cuando la mujer a la que acabo de describir acudió a mí para recibir su primera sesión, ya había abandonado la relación. Lo primero que hice fue comprobar el funcionamiento de la rama ventral de su nervio vago. No me sorprendió encontrarla en un estado de actividad vagal dorsal. Hacia el final del primer tratamiento volví a efectuar la comprobación y encontré que había regresado a un estado de participación social. Antes de terminar la sesión hice algún trabajo adicional sobre su cuello y su espalda, y me dijo que se sentía mucho mejor.

Sin embargo, cuando volvió para su segunda sesión dos semanas más tarde, estaba sumida de nuevo en un estado de dolor, confusión, retraimiento y apatía. De nuevo respondió positivamente a la sesión y regresó a un nivel de participación social. Esto sucedió varias veces más. Cada vez que se iba de mi consulta había regresado a la participación social, y los efectos positivos duraban cada vez más. Con el tiempo, mis tratamientos fueron suficientes para sacarla del estado de miedo, tristeza y desesperación. Cada vez que regresaba a un estado de participación social, se sentía menos afectada por los estados emocionales más difíciles. Cuando una persona es socialmente participativa, aunque solo sea parte del tiempo, su interacción con los demás puede ser suficiente para que empiece a regular su propio sistema nervioso.

Esta paciente vino a verme antes de que yo desarrollara y pusiera a prueba el ejercicio básico. Después de unas cuantas sesiones, le enseñé a liberar la tensión de la parte posterior del cuello con la técnica de liberación neurofascial, que se describe en la segunda parte. En lugar de venir a verme para una sesión cada vez, podía utilizar la técnica para regularse ella misma siempre que se sintiera asustada, enfadada o impotente.

## La violencia doméstica no es solo pegarle a la mujer

Un hombre puede recibir palizas por parte de su mujer, los niños por parte de sus padres y los padres por parte de sus hijos. La violencia doméstica es un problema más serio de lo que muchos creen, ya que la mayor parte de las personas no admiten fácilmente haber sido víctimas de violencia doméstica, ya se trate de abusos sexuales o de maltrato físico o emocional.

Cuando hablo de la violencia doméstica en una clase, a pesar de que nadie diga nada, puedo ver fuertes reacciones emocionales en la cara de muchas mujeres. Pueden haber experimentado una conducta violenta por parte de un padre que les pegaba para dejar claro cómo debían comportarse, por parte de un novio que tenía expectativas en cuanto al sexo que no llegaban a materializarse, o por parte del marido por un desacuerdo sobre el presupuesto familiar. También puede ser que estas mujeres estén pensando en una amiga, una hija, su madre o cualquier otra persona próxima que sea víctima de la violencia doméstica.

¿Hasta qué punto está extendido el problema de la violencia doméstica, la violencia interpersonal y el acoso?

Los Centros para el Control y Prevención de Enfermedades (CDC) del Gobierno de Estados Unidos realizan un estudio permanente a escala nacional sobre la violencia sexual en parejas sentimentales.[4] Se ha puesto en evidencia que la violencia interpersonal, la violencia sexual y el acoso están extendidos en ese país. La violencia entre parejas sucede entre dos personas que tienen una relación estrecha, incluidos esposos actuales y parejas que estuvieron casadas, además de parejas circunstanciales. La violencia que se encontró incluye dañar o intentar dañar a la pareja golpeándola, dándole patadas o con otras manifestaciones de fuerza física. La frecuencia de dicha violencia va desde un episodio único hasta las palizas continuadas.

Los CDC informan de lo siguiente en un informe titulado *Intimate Partner Violence in the United States —2010* [Violencia entre compañeros íntimos en Estados Unidos —2010]:[5]

- Casi una de cada cinco mujeres (el 18 %) y uno de cada setenta y un hombres (el 1,4 %) han sido violados durante su vida.
- Una de cada cuatro mujeres (el 25 %) y uno de cada siete hombres (el 14 %) han sido víctimas de una violencia física «importante» por parte de una pareja íntima.
- Una de cada seis mujeres (el 17 %) y uno de cada diecinueve hombres (el 5 %) han sufrido acoso a lo largo de su vida.
- Las mujeres que experimentaron violencia física por parte de una pareja íntima, o violación o acoso por parte de cualquier persona durante su vida, tenían más probabilidades de sufrir asma, diabetes y el síndrome del colon irritable que aquellas que no habían sufrido esos problemas.
- Los hombres y las mujeres que experimentaron esos tipos de violencia tenían más probabilidades de sufrir frecuentes dolores de cabeza, dolores crónicos, dificultades para dormir, actividad limitada y mala salud física y mental que aquellos que no los habían experimentado.

Hay que tener en cuenta que este tipo de estadísticas siempre se quedarán cortas, porque muchas víctimas se sienten avergonzadas o amenazadas, y a menudo no denuncian esa violencia a la policía o a los profesionales de la salud y ni siquiera hablan de ello con los amigos o la familia.

La mayor parte de la victimización empieza en una etapa temprana de la vida. A menudo la violencia de la pareja íntima empieza con malos tratos emocionales, y puede luego avanzar hacia los malos tratos físicos, la agresión sexual o una mezcla de todo ello. Cuanto más tiempo continúe la violencia, tanto más serios serán los efectos psicológicos.

Las experiencias traumáticas tienen consecuencias tanto a largo como a corto plazo. Los síntomas pueden incluir escenas retrospectivas, ataques de pánico y problemas de sueño. A menudo las víctimas quedan con una autoestima baja, y pueden tener dificultades para confiar en los demás y para establecer relaciones. La rabia, el miedo, el retraimiento y el desamparo que sienten pueden desembocar en trastornos alimentarios, en síntomas que nacen del circuito dorsal del nervio vago y en pensamientos suicidas. La violencia de la pareja íntima está relacionada con conductas perjudiciales para la salud cuando las víctimas intentan hacer frente a su trauma de manera poco saludable, como con el tabaco, la bebida, las drogas o los comportamientos sexuales arriesgados.

Cuando una persona está siendo violada, su sistema nervioso a menudo se halla en estado de *shock* o de desconexión, y se vuelve vulnerable a la sugestión hipnótica, es decir, acepta plenamente cualquier cosa que le diga el abusador, sin evaluarlo críticamente. Algunas veces, las víctimas de abusos incluso han sido amenazadas de muerte: «Si alguna vez le cuentas esto a alguien, te mataré». Esto puede dificultar o incluso imposibilitar que hablen de lo que ocurrió. Un terapeuta que sospeche que este es el caso puede preguntar: «Solo contéstame sí o no: ¿alguna vez alguien te ha amenazado con hacerte daño si hablas de esto?». Si la respuesta es «sí», el terapeuta puede haber desbloqueado la puerta, si el paciente ya no está bajo el «hechizo» de abstenerse de hablar sobre lo sucedido.

## Cambios cerebrales debidos a la violencia doméstica

Tanto en las víctimas traumatizadas como en sus verdugos, hay cambios reales en la estructura y el funcionamiento de sus cerebros, especialmente en la amígdala.

La amígdala se encuentra en el lóbulo temporal, en el cerebro medio. Está implicada en la forma que tenemos de responder emocionalmente a los acontecimientos y a la información y contribuye a determinar nuestro comportamiento cuando nos enfrentamos a riesgos potenciales. En los escáneres, la amígdala muestra un aumento de la actividad durante las experiencias emocionales negativas, y cuando soportamos periodos de estrés repetidos o prolongados, aumenta de tamaño. Una amígdala más grande hace más fácil caer en un estado de estrés o de desconexión.[6]

El hipocampo se encuentra en los lóbulos temporales, cerca de la amígdala, y es donde almacenamos nuestros recuerdos no traumáticos. Al hacerse más grande la amígdala, el hipocampo se encoge debido a la exposición continuada a experiencias amenazadoras y peligrosas.[7]

## Cómo salir del pasado y reconectar con los sueños acerca del futuro

Si hemos sufrido un trauma, nos recuperaremos más rápidamente si podemos recordar los sueños de nuestra vida, nuestra misión o nuestras metas. En definitiva, aquello que le da sentido.

Le pregunté a mi clienta que había recibido malos tratos domésticos: «¿Cuál era el sueño que tenías para tu vida, y que has olvidado? ¿Qué es lo que quieres hacer?». Me dijo que quería tener una buena vida para ella y para su hijo. De esta manera empezó a mirar hacia delante para crear su futuro, en lugar de permanecer anclada en lo que había sucedido en el pasado.

Mi experiencia clínica es que la víctima de una sola experiencia traumática habitualmente puede regresar a un estado normal con rapidez. Por el contrario, la víctima de violencia doméstica puede haber sufrido una serie de ataques, tanto físicos como psicológicos, durante un largo periodo de tiempo, y es menos probable que tenga la capacidad de recuperarse rápidamente.

Para tener éxito con el tratamiento hay que volver a elevar al paciente al nivel de la participación social una y otra vez, hasta que esté lo bastante estabilizado para poderse administrar solo y funcionar normalmente. Recuperar los sueños anteriores es de ayuda en este proceso.

## EL TRASTORNO DE ESTRÉS POSTRAUMÁTICO

El trastorno de estrés postraumático (TEPT), a veces llamado síndrome de estrés postraumático, se ha convertido en un diagnóstico común. Con las guerras de Irak y Afganistán nos hemos vuelto cada vez más conscientes del enorme número de veteranos afectados por este trastorno.

### El trauma y el sistema nervioso autónomo

En condiciones ideales, si tenemos un sistema nervioso autónomo resiliente, volvemos a un estado de participación social después de que haya transcurrido un tiempo desde el acontecimiento traumático. Desgraciadamente, muchas personas no vuelven atrás.

Todos experimentamos acontecimientos que son intensos, horrorosos y angustiosos, pero reaccionamos de manera diferente ante ellos. Algunos son capaces de superarlos rápidamente, volver a un estado de equilibrio y participación social, y seguir adelante con sus vidas. A otros lo sucedido les cambia la vida, y los efectos pueden ser de larga duración, agotadores e incluso incapacitantes. Las consecuencias negativas pueden prolongarse incluso durante el resto de su vida. Si alguien está bloqueado en un estado de actividad simpática espinal, es acertado decir que padece *estrés postraumático*.

Sin embargo, después de un trauma, no todo el mundo se queda en un estado de estrés crónico. Mucha gente en realidad permanece en un estado de actividad vagal dorsal con conducta depresiva, y describir su problema como *estrés postraumático* no es exacto, da lugar a confusión y desemboca en tratamientos ineficaces. Sería más adecuado hablar de dos resultados diferentes después de un trauma: un estado crónico, postraumático, de activación simpática espinal (la respuesta de estrés de lucha o huida) o un estado postraumático de actividad vagal dorsal (de retraimiento o cierre) crónica.

A veces una persona con TEPT oscila entre estos dos estados. Ambos impiden un estado de participación social. El problema con el que se encontraban muchos soldados que regresaban a casa con un diagnóstico de estrés postraumático era que a menudo quienes los trataban no habían encontrado un tratamiento efectivo. Tristemente, muchos hombres y mujeres que han servido a su país en combate acaban aislados socialmente, y un número alarmante de ellos terminan suicidándose.

Considero que el uso de la expresión *trastorno de estrés postraumático* no es suficientemente específico y que a menudo da lugar a confusión. La etiqueta *estrés postraumático* describe una reacción física y emocional permanente ante un acontecimiento que sucedió en algún momento en el pasado. No dice nada sobre la naturaleza de los problemas que se derivan actualmente de aquel trauma; solo reconoce que algo traumático sucedió y que las repercusiones son permanentes.

Muchos pacientes que vienen a mi clínica con un diagnóstico de TEPT no tienen el sistema nervioso estresado (a través de la activación de la cadena simpática espinal) sino que en realidad se encuentran en un estado vagal dorsal crónico. No están movilizados para la lucha o la huida, sino inmovilizados en el miedo, la apatía y la desesperanza. Por consiguiente, intentar tratarlos como si estuvieran estresados puede ser confuso y contraproducente.

Tenemos una imagen más clara y más útil si distinguimos entre el estrés postraumático y el cierre postraumático. La conducta y los síntomas del paciente ¿constituyen muestras de actividad del sistema nervioso simpático o de actividad de la rama dorsal? La actividad de la cadena simpática da como resultado lo que habitualmente describimos como conductas de estrés, mientras que la actividad vagal dorsal deja a la persona retraída y exhibiendo una conducta depresiva. El cierre, en cualquier grado, tiene lugar a causa de un aumento de la actividad en la rama dorsal del vago (la rama antigua). Los mamíferos comparten esta reacción junto con todos los demás filos y casi todos los vertebrados, siguiendo toda la escala evolutiva hacia abajo hasta los peces sin mandíbulas, como las lampreas.

Al tratar el estrés postraumático, los terapeutas tienden a concentrarse en el trauma en sí antes que en la fijación psicofisiológica que siguió al evento. Recordar la experiencia y hablar de ella con alguien es ciertamente una manera de aliviar el estrés postraumático, pero no es la única, y a menudo puede salir el tiro por la culata, ya que la persona puede volver a traumatizarse con el recuerdo. En muchos casos es más fácil y efectivo para un terapeuta evitar el recuerdo del acontecimiento y trabajar con ejercicios o con tratamientos manuales para restablecer el estado de participación social.

Un proyecto llevado a cabo en Dinamarca implicó a un grupo de terapeutas que trataban a víctimas de traumas de las guerras de Afganistán e Irak. Entre los terapeutas había psicólogos tradicionales, un terapeuta craneosacral y terapeutas corporales que utilizaban varias modalidades de tratamiento. Todos los sujetos recibieron el mismo número de sesiones, que incluyeron terapias verbales y no verbales. Algunos comenzaron con la terapia craneosacral y se sometieron después a otras terapias corporales, y otros empezaron recibiendo modalidades de terapia verbal más tradicionales.

En el análisis final, los terapeutas observaron que los sujetos que habían empezado con la terapia craneosacral no verbal habían obtenido mejores resultados que los demás. Uno de los psicólogos del grupo, Marc Levin, consideró que cuando la gente se sentía segura y relajada después de la terapia corporal, se sentía más fuerte y por consiguiente más abierta cuando empezaba a hablar de lo que había experimentado. Por contraste, cuando la gente hablaba primero de sus experiencias, se le hacía más difícil liberarse; el trauma pudo incluso haberse reavivado en algunos participantes.[*]

Cuando la gente recuerda acontecimientos traumáticos en una sesión de terapia, puede caer en un trance hipnótico y reavivar el estado emocional derivado de aquel evento. Si el terapeuta hace un comentario del tipo «aquello fue terrible», esta observación puede grabarse encima de la propia experiencia de la persona, de manera que ya no es solo el cliente el que está convencido: ahora hay alguien más –una figura con autoridad– que está de acuerdo en que eso fue un agravio, y esto puede reforzar el efecto. Es así como es posible que las personas salgan de la sesión en peores condiciones que cuando entraron.

## La actividad de la rama dorsal y el TEPT

La finalidad de mis tratamientos para quienes tienen un diagnóstico de TEPT es sacarlos de un estado de actividad de su circuito simpático espinal o de su nervio vagal dorsal y llevarlos a un estado de participación social. El siguiente desafío es ayudarlos a permanecer socialmente participativos repitiendo el tratamiento siempre que sea necesario.

Es incorrecto suponer que la actividad de la rama dorsal es un asunto puramente psicológico que se ha de tratar verbalmente. Es más correcto hablar de un estado psicofisiológico. Los médicos a menudo tratan las manifestaciones mentales de la actividad de la rama dorsal bioquímicamente, con fármacos antidepresivos, muchos de los cuales tienen un efecto estimulante en el sistema nervioso. Esto ayuda a la gente a movilizarse en general, pero no produce las conductas sociales deseables, o estados de felicidad o gozo.

Una nueva concepción del estrés y el papel de las ramas del nervio vago puede ser de gran ayuda para tratar muchos trastornos

---

[*] No hay ningún informe publicado sobre este proyecto de tratamiento. He elaborado este resumen a partir de conversaciones personales con el psicólogo Marc Levin a lo largo de varios años.

psiquiátricos y psicológicos. Los estados fisiológicos causados por la activación de los órganos viscerales a través de la rama vagal dorsal dan como resultado un tremendo desgaste de recursos y una pérdida de la calidad de vida, no solo en los individuos en sí, en sus familias y en las personas a su alrededor, sino también por el impacto económico que tiene sobre la sociedad el tratamiento de estos problemas psicológicos. Creo que es posible llevar a un individuo deprimido al nivel más alto de la función autónoma con las técnicas manuales sencillas y baratas que se describen en este libro.

## Cómo restablecer el buen funcionamiento después de un acontecimiento traumático

El sistema nervioso autónomo normalmente tiene una capacidad inherente de autorregulación. Si nos sentimos seguros tanto en nuestro entorno como en nuestro cuerpo, es natural que seamos socialmente participativos —que compartamos y nos sintamos a gusto con los demás—. De la misma manera, podemos estar inmovilizados sin miedo para descansar, regenerar el cuerpo y reproducirnos.

La interacción social con personas con las que nos sentimos seguros a menudo restablece nuestra capacidad de pasar de un estado de estrés o desconexión a otro de participación social. Sin embargo, no siempre ocurre esto. La situación real puede haber pasado, hemos dejado de correr o de luchar y ahora estamos libres de lo que nos amenazaba o del peligro, pero nuestro sistema nervioso puede haber quedado bloqueado en el pasado y permanecer en un estado de lucha, huida o parálisis (disociación). El estrés postraumático se presenta cuando las respuestas de supervivencia de lucha, huida o parálisis han sido despertadas pero no plenamente descargadas.

Cuando nuestro sistema nervioso no está bien regulado, nos disociamos. Perdemos el contacto con nuestro cuerpo, con la otra gente o con el aquí y el ahora, de manera que nos volvemos ineficaces y vulnerables. Muchas palabras y expresiones utilizadas comúnmente describen este estado: *aislado*, *ausente*, *fuera de mí*... En cuanto al sistema nervioso, hemos perdido la funcionalidad de la rama ventral del nervio vago. Esto se puede observar por medio de la prueba de la función vagal que se describe en el capítulo cuatro.

El truco para restablecer la autorregulación vagal consiste en hacer algo para estar otra vez centrados, volver a estar presentes con nuestros sentidos, estar en nuestro cuerpo y regresar al aquí y ahora. A algunas personas les ayuda la meditación o la oración, a otras ir a pescar o irse a un lugar tranquilo para poder pensar.

En la segunda parte de este libro presento algunos ejercicios que ayudan a la mayor parte de la gente a volver a entrar en contacto consigo misma restableciendo la función vagal ventral en pocos minutos. También presento una técnica manual llamada *técnica de liberación neurofascial*, por la cual una persona puede ayudar a otra a restablecer la función vagal.

Algunos de nosotros tal vez busquemos la ayuda de un terapeuta, *coach* o maestro. Lo importante no es cómo llamen a su método estos profesionales de la salud, o qué resultados positivos afirmen que pueden conseguir, sino saber si su método va a funcionar con nosotros. Si las pruebas mostraban que el nervio vago ventral no funcionaba bien antes de la intervención, las mismas pruebas deberían mostrar que el nervio vago vuelve a estar funcional después de aplicado el tratamiento.

Si estamos intentando restablecer la regulación de nuestro sistema nervioso con la interacción social, tenemos que estar seguros de que aquellos a los que elegimos para interactuar estén funcionando bien. Un modo sencillo de valorar esto es preguntarnos: «Cuando estoy con esta persona, ¿me siento mejor después?». Todos hemos tenido experiencias de haber estado con gente y habernos sentido peor a continuación.

Una vez que volvemos a estar equilibrados y autorregulados, deberíamos sentir que tenemos mayor resiliencia cuando estamos con las mismas personas que nos dejaron abatidos en un primer momento. En un contexto ideal, nos deberían afectar menos, o como mínimo deberíamos recuperarnos más rápidamente. Aunque a veces podemos reducir la cantidad de tiempo que pasamos con la gente que nos saca de quicio, no siempre podemos evitarla, de manera que es importante que seamos capaces de responder con mayor resiliencia.

También es importante ser paciente. Autoayudarnos con éxito aunque sea una sola vez hará que nos resulte más fácil en la próxima ocasión. Estar vivos implica enfrentarnos a una sucesión constante de desafíos, amenazas y peligros, y la regulación es un proceso constante de enfrentarnos con éxito a la siguiente dificultad cuando surge. Lo tendremos más fácil a la hora de afrontar un nuevo desafío si podemos mantenernos centrados, no nos alteramos y mantenemos o recuperamos rápidamente el buen funcionamiento de la rama ventral del nervio vago.

## LA DEPRESIÓN Y EL SISTEMA NERVIOSO AUTÓNOMO

La depresión sigue siendo la causa principal de incapacidad médica en Estados Unidos y Canadá, y representa casi el 10 % de todas las incapacidades médicas.[8] En los últimos años, los médicos han estado prescribiendo cada vez más antidepresivos.[9] En Dinamarca, donde vivo, casi el 8,3 % de la población los toma.[10] La forma más común de tratamiento de la depresión es la medicación con antidepresivos, que actualmente ocupan el tercer lugar entre los medicamentos con receta en Estados Unidos, con unas ventas globales de más de nueve mil ochocientos millones de dólares en 2013.[11]

Las personas con un diagnóstico de depresión o que se encuentran deprimidas suelen perder interés en actividades que antes les resultaban placenteras. Experimentan pérdida de apetito, o bien comen en exceso, o sufren problemas digestivos. Tienen menos energía y se vuelven individuos inactivos, introvertidos, apáticos, incapaces y asociales. Se pueden sentir tristes, ansiosos, vacíos, desesperados, inútiles, culpables, irritables, avergonzados o agitados. Pueden sentir letargo y falta de energía, y que sus actividades no están orientadas a un objetivo. Pueden tener problemas para concentrarse, recordar detalles o tomar decisiones, y a menudo están atormentados por los dolores de la fibromialgia. Pueden pensar en suicidarse, intentarlo o realmente llevar a cabo este acto. Todos estos pueden ser síntomas de actividad en la rama dorsal del nervio vago.

Si consultamos con un médico porque no nos sentimos bien, nos hará preguntas y averiguará, a partir de nuestras respuestas, si estamos deprimidos o estresados. En lugar de considerar la posibilidad de que el problema sea transitorio, el médico supone que es semipermanente, y nos receta medicación. A menudo pasamos por un periodo de adecuación de la dosis antes de sentirnos mejor. A partir de ahí, puede ser que tomemos ese medicamento durante meses o incluso años.

Muchas personas que vienen a verme desean dejar de tomar medicación. Aunque las apoyo en su deseo, les digo que lo hagan únicamente de acuerdo con el médico que se la prescribió. También les recomiendo que consulten en Internet para enterarse de los efectos secundarios negativos del medicamento y encuentren toda la información disponible sobre los síntomas de abstinencia que podrían presentarse si dejan de tomarlo.

Un estudio publicado en el *Journal of the American Medical Association* [Revista de la Asociación Médica Estadounidense] mostraba que las prescripciones de antidepresivos no funcionan mejor que los placebos en los casos de depresión leve.[12] Es bien sabido que estos fármacos a menudo tienen efectos secundarios negativos. A pesar de ello, los antidepresivos siguen siendo el tipo de medicamento más consumido en Estados Unidos, con doscientos setenta millones de recetas emitidas cada año.[13]

Esto da lugar a algunas preguntas evidentes: ¿por qué prescriben tantos antidepresivos los médicos? ¿Nos beneficiaría hacer un planteamiento nuevo? Yo creo que el problema subyacente es una falta de comprensión de la naturaleza del sistema nervioso autónomo, que normalmente debería ser flexible y resiliente, y verse afectado por factores estresantes solo temporalmente. La teoría polivagal puede mostrar el camino para ese nuevo enfoque.

La literatura médica generalmente se ha centrado en la fisiología del estrés crónico y ha prestado menos atención a la fisiología subyacente a la depresión. Cuando las personas acuden a mi clínica con un diagnóstico de depresión hecho por un psicólogo o un psiquiatra, o cuando muestran una conducta depresiva, encuentro que su problema está habitualmente acompañado por un estado de actividad de la rama dorsal del nervio vago.

Antes de la teoría polivagal, no había un modelo fisiológico para los problemas vagales dorsales en términos del sistema nervioso, y quizá por eso ha sido tan difícil encontrar tratamientos seguros y efectivos, aparte de los fármacos, para afecciones como la depresión. La teoría polivagal de Stephen Porges se enfoca en las relaciones existentes entre el sistema nervioso autónomo, las emociones y nuestra conducta, y su trabajo ha despertado un interés creciente en las aplicaciones de esta nueva concepción por parte de psicólogos, psiquiatras y una serie de especialistas en el tratamiento del trauma con talento e intuitivos.

## EL TRASTORNO BIPOLAR

El trastorno bipolar es un patrón conductual marcado por periodos de actividad intensa, entusiasmo y euforia (manía) alternados con periodos de conducta depresiva.

La manía se caracteriza por unos niveles anormalmente altos de energía y un humor entusiasta, jubiloso y eufórico. A estos periodos de manía les siguen otros de actividad de la rama dorsal del nervio vago, que se expresan como un bajo nivel de energía. En algunas personas, estos cambios de humor están separados por periodos de sentimientos «normales». En otros individuos, los estados de actividad de la rama dorsal y la manía se alternan sin descanso. Estos últimos a menudo están disociados en cuanto a la percepción del propio cuerpo y pueden padecer síntomas psicóticos como confusión y alucinaciones. Los problemas bipolares afectan a un 4 % de la población de Estados Unidos.[14]

Desde la perspectiva de la teoría polivagal, la fase maníaca puede verse como una activación de la cadena simpática espinal. En un estado maníaco, la persona gasta grandes cantidades de energía y ejecuta muchas acciones sin necesariamente disfrutar de ellas o quedar satisfecha. En mi clínica, muchos me dicen que tienen un diagnóstico emitido por un psicólogo o un psiquiatra. Yo no estoy preparado o cualificado para hacer este tipo de diagnósticos. Mis observaciones son anecdóticas, basadas en el tratamiento de esos clientes. Y me parece extraordinario que el mismo planteamiento —unas técnicas para establecer la participación social— pueda ayudar a tanta gente con distintos diagnósticos psicológicos o psiquiátricos, incluido el trastorno bipolar.

## Trastorno bipolar: un caso de estudio

Hace unos cuantos años vino a verme una mujer de unos cincuenta para recibir terapia craneosacral. Le pregunté qué cambio positivo andaba buscando. Me dijo que había oído buenos informes sobre nuestra forma de terapia craneosacral y que «quería relajarse más».

Siguió contando que tenía un diagnóstico de trastorno bipolar y había estado entrando y saliendo con regularidad del hospital psiquiátrico durante los últimos veinte años. Experimentaba periodos de letargo seguidos de otros de actividad frenética.

En Dinamarca, algunos hospitales tienen un sistema de atención psiquiátrica algo flexible. Después de que los pacientes han sido admitidos y tratados durante un tiempo, pueden pedirle al psiquiatra que les den de alta cuando creen que pueden arreglárselas, y más tarde pueden ser readmitidos cuando sienten que lo necesitan. Esta clienta me dijo que cuando no se encontraba en un estado depresivo se sentía empujada a actuar, hasta el punto de ponerse frenética y querer poder hacerlo todo. Luego, cuando se hundía en la depresión, hacía que la ingresaran en el hospital.

Cuando esta mujer me contó su historia, pude leer en su lenguaje corporal que estaba disociada, y esto me lo confirmaron sus palabras. En lugar de estar centrada y cómoda en su cuerpo, me dijo que se sentía como si estuviera observando su vida desde fuera mientras pasaba delante de ella.

Muchas mujeres experimentan depresión posparto después de dar a luz, y los estados bipolares de esta mujer habían empezado poco tiempo después del nacimiento de su hijo. No es insólito que una depresión posparto provoque una crisis no solo en quien la sufre, sino también en el matrimonio. A causa de la depresión y desconexión inducidos por la rama dorsal de la mujer, el marido puede sentir que esa ya no es la misma persona de la que se había enamorado. La vida de esta pareja en concreto dio un giro desafortunado, ya que el nacimiento del bebé no les trajo la alegría que habían soñado.

La depresión posparto se puede complicar si el nacimiento ha sido difícil, especialmente si acabó con una cesárea. Incluso cuando la cesárea es necesaria por razones médicas para salvar la vida del niño o de la madre, sigue siendo un trauma para el cuerpo de esta última y deja tejido cicatricial no solo en los músculos del abdomen, sino también en el útero. Pueden pasar años antes de que una mujer supere la depresión posparto y, desgraciadamente, algunas nunca la superan.

Le dije a esta clienta que yo no estaba cualificado para tratar su afección psiquiátrica, pero que intentaría ayudarla a relajarse haciendo que su sistema nervioso autónomo adquiriese mayor flexibilidad. Como terapeuta corporal, tengo cuidado de no sugerir que puedo tratar con éxito un problema psiquiátrico. Si un cliente tiene un diagnóstico psiquiátrico y no me siento totalmente tranquilo tratándolo, a veces decido no hacerlo. Si eres terapeuta y en algún momento tienes dudas en un caso así, siempre puedes pedirle que consulte con su psiquiatra o psicólogo para que determine si hay alguna razón por la cual no deberías tratarlo.

Encontré que sus primeras dos vértebras cervicales estaban giradas, y que le iría bien que pudiésemos mejorar el funcionamiento de la rama ventral de su nervio vago. Le enseñé a hacer el ejercicio básico para mejorar la posición de estas vértebras. Después, cuando volví a efectuar la comprobación, las vértebras del cuello estaban menos giradas y el nervio vago ventral era funcional.

Una semana más tarde, cuando la mujer volvió para su siguiente sesión, parecía otra persona; estaba calmada y centrada. Comprobé su función vagal y la posición de sus dos primeras vértebras. Estas seguían estando bien; los efectos del primer tratamiento se habían mantenido. Me dijo que ahora tenía una buena energía y podía hacer las cosas, pero que las hacía con calma. Se sentía confiada y preparada para seguir adelante con su vida otra vez.

Sentí que había resuelto el problema de su sistema nervioso. Debido a su trastorno bipolar, había oscilado entre estados agitados de estrés y estados colapsados de retraimiento vagal dorsal, sin encontrar la forma de volver a la participación social. Ahora que regresaba de un estado de participación social, se sentía fuerte y su sistema nervioso estaba flexible. Podía sentirse estresada o agotada temporalmente, y regresar a la participación social cuando el problema pasaba.

Le dije que podía volver si pensaba que necesitaba ayuda otra vez. Le aconsejé que fuera a un buen psicólogo y que utilizase la ayuda para llevar sus relaciones de una manera nueva y estructurar sus planes para el futuro.

Para entonces su hijo había crecido; iba a la universidad y vivía por su cuenta. Mi cliente expresó pesar por haberse perdido gran parte de la experiencia de la maternidad al haber pasado tanto tiempo en el hospital psiquiátrico. En los veinte años transcurridos desde el parto también había perdido oportunidades para formarse, labrarse un futuro profesional y conseguir un trabajo significativo. Además, estaba viviendo con un hombre que había encajado en su vida mientras era maníaca depresiva, pero la relación ya no tenía sentido para ella.

Sin embargo, no estaba triste, sino que se sentía tranquilamente optimista. No se manifestaba ni maníaca ni deprimida al valorar su situación; estaba calmada y hablaba con una voz clara mientras expresaba su determinación de crearse una buena vida llena de significado.

## EL TRASTORNO DE DÉFICIT DE ATENCIÓN E HIPERACTIVIDAD

Además de la estimulación crónica del sistema nervioso simpático en los niños con trastorno de déficit de atención e hiperactividad (TDAH), creo que puede haber otra causa física.

Tuve cinco clientes –todos chicos con TDAH– durante el mismo periodo de tiempo y observé que todos tenían hernia de hiato.[*] Esto me hizo pensar que la razón por la cual pasaban continuamente de una posición a otra era con el fin de cambiar el grado de tensión en el diafragma. Después de estar unos segundos en la nueva posición, también esta se volvía incómoda, y necesitaban volver a moverse.

Pude aliviar sus síntomas con una combinación de dos técnicas. Con el ejercicio básico abordé la disfunción del nervio vago, lo cual hizo que el tercio superior del esófago se relajara. Esto permitió que, a continuación, la técnica de la hernia de hiato estirara suavemente el esófago, de manera que el estómago pudiera liberarse del diafragma y situarse en su posición normal.

---

[*] Ver, en el capítulo cinco, «Alivio de la EPOC y de la hernia de hiato» para saber más sobre las hernias de hiato y su tratamiento.

Muchas personas cuentan con un diagnóstico de un psicólogo o un psiquiatra y nadie ha tenido en consideración la posibilidad de que sus problemas tengan su origen en una disfunción del sistema nervioso autónomo. Según mi experiencia, llevar a la persona a un estado vagal ventral a menudo hace que sus problemas disminuyan o desaparezcan.

# Capítulo 7

# LOS TRASTORNOS DEL ESPECTRO AUTISTA

La denominación *trastornos del espectro autista* (TEA) abarca el autismo, el síndrome de Asperger y otras afecciones (el TDAH no se considera un trastorno del espectro autista). Estos trastornos abarcan un amplio abanico de síntomas, grados de deterioro e incapacidades que pueden aparecer en niños o en adultos. Estos síntomas, considerados trastornos cerebrales del desarrollo, pueden dar lugar a dificultades significativas en los aspectos social, conductual y comunicacional. Sin embargo, no hay pruebas neurales para estos trastornos.

Hay muchos tipos de autismo distintos. Los trastornos afectan a cada individuo de una manera única, y van desde los muy ligeros hasta los muy importantes. Las personas con TEA comparten algunos síntomas, y aparentemente su cerebro procesa la información de manera distinta a como lo hacen los demás. Las causas exactas de los trastornos del espectro autista son desconocidas. Las investigaciones sugieren que tanto los genes como el entorno tienen un papel importante.

Las evidencias que apuntan a los genes se basan en parte en la observación de que si un gemelo idéntico es autista hay muchas probabilidades de que también el otro lo sea. Sin embargo, a pesar de gastar cientos de millones de dólares, los investigadores todavía han de identificar qué genes pueden estar defectuosos en los casos de autismo. En teoría, esto debería determinarse pronto, pero por el momento no hay una cura prometedora para los TEA basada en las investigaciones genéticas.

Los diagnósticos del espectro autista se basan en primer lugar en las observaciones conductuales efectuadas por los psicólogos. Sin embargo, quienes hacen las pruebas en general no tienen en cuenta los indicios fisiológicos del área del sistema nervioso autónomo que rige sobre la participación social. Pero el sistema nervioso autónomo determina en parte el estado emocional, y este es un factor que contribuye a determinar la conducta. Creo que si cambiamos el estado emocional de una persona, podemos cambiar su conducta.

¿Es posible que algunos casos de trastornos del espectro autista puedan entenderse como manifestaciones de una disfunción del sistema nervioso autónomo? Estas personas permanecen frecuentemente en un estado permanente de lucha o huida, o de retraimiento vagal dorsal. Algunas veces, sin ninguna razón aparente pasan de repente de uno de estos estados a otro, sorprendiendo a sus cuidadores. Su conducta es a menudo impredecible e inadecuada para la situación.

Basándome en mi experiencia clínica, sugiero que las pruebas del espectro autista deberían incluir una valoración del funcionamiento del nervio vago ventral. Si muestra una disfunción, una ulterior investigación debería determinar si, al poner al paciente en un estado de participación social estableciendo la funcionalidad de este nervio, se producen cambios positivos en su conducta. Estoy convencido de que este sería el caso.

## ¿Cuál es la incidencia del autismo?

El número creciente de personas a las que se les han diagnosticado trastornos del espectro autista hace que esta sea la incapacidad del desarrollo que aumenta más rápidamente, con un incremento del 10 al 17 % anual en Estados Unidos. Cerca de uno de cada sesenta niños recibe un diagnóstico de TEA, según cálculos de los CDC en su red de control de discapacidades del desarrollo y del autismo (Autism and Developmental Disabilities Monitoring Nertwork, ADDM por sus siglas en inglés).[1] Según otros estudios, los trastornos del espectro autista afectan a uno de cada noventa niños.[2]

Los costes económicos del autismo son enormes, no solo para las familias sino también para la sociedad en su conjunto, a medida que las exigencias de cuidados de la salud relacionados con él y otros servicios aumentan vertiginosamente. El coste del autismo a lo largo de una vida de duración promedio es de casi dos millones y medio de dólares por persona en Estados Unidos,[3] lo que da un total anual de unos veinte mil millones.[4] Otros cálculos aproximados nos hablan de que el coste de atender a los niños con autismo en este país se sitúa entre los sesenta y un mil millones y los sesenta y seis mil millones anuales; en el caso de los autistas adultos, se ha calculado que estos costes son de entre ciento setenta y cinco mil millones y ciento noventa y seis mil millones al año.[5]

Un hecho todavía más importante es la pérdida humana para nuestra sociedad. Entre los costes personales del autismo está la pesada carga emocional que este «cobra» a los padres, que no se puede calcular en dólares. Antes de que el niño naciera, los padres tenían el sueño y la esperanza de formar una familia como las demás, con niños que pudieran llevar una vida normal. A menudo, los individuos autistas no pueden conservar un trabajo y formar parte de la población activa, o pueden tener dificultad en ser padres. Sean cuales sean las metas que tuviese con anterioridad, la familia debe dar prioridad al cuidado del hijo de una manera imprevista.

## El autismo y el sistema nervioso autónomo

La actividad de la cadena simpática espinal o la actividad vagal dorsal pueden ser características fisiológicas del sistema nervioso de las personas que se encuentran dentro del espectro autista. También podrían presentar un problema físico surgido de una disfunción de sus órganos.

Los familiares o los cuidadores de quienes sufren TEA es muy posible que observen que estos, en ocasiones, reaccionan con miedo y pánico incluso sin una razón aparente. Es posible que esto se deba a que son individuos hipersensitivos y reaccionen a estímulos del entorno que otras personas no perciben o ante algo que les recuerde algún acontecimiento de su pasado; también puede ser que, sencillamente, estén imaginando algo peligroso. Otras personas que observen su conducta de manera objetiva concluirán que esas reacciones no tienen fundamento y decidirán que no hay nada de qué preocuparse.

A veces, aquellos que se encuentran dentro del espectro autista están atrapados en estados de lucha o huida o de desconexión, o fluctúan entre estos dos estados. Pueden hallarse en un estado de retraimiento, encerrados en sí mismos y apáticos en un momento dado, y pasar a mostrarse extrovertidos, asustados o agresivos en el instante siguiente. Para los que no comprenden su conducta, reaccionan de maneras aparentemente extrañas e impredecibles, lo cual a menudo hace que parezcan tener un comportamiento asocial. Muchos padres o cuidadores están confundidos y sorprendidos por estos cambios súbitos de conducta, porque no son conscientes de nada que pudiera estar produciendo esos cambios emocionales.

Las pruebas psicológicas valoran la conducta y definen distintos tipos de autismo, pero no contemplan los factores fisiológicos subyacentes en términos de la nueva interpretación de Porges del funcionamiento del sistema nervioso autónomo. Como resultado, los tratamientos se concentran sobre todo en enseñar a los padres a que intenten adaptar su conducta para responder a las necesidades especiales del niño, en lugar de mejorar el estado de este para que no tenga esas necesidades especiales.

La teoría polivagal presenta un nuevo modelo bioconductual que vincula la conducta autista con estados fisiológicos específicos del sistema nervioso autónomo. Esto nos da la posibilidad de desarrollar estrategias más efectivas para tratar el autismo.

Cuando vemos que muchas de estas personas se están viendo afectadas por la actividad de su cadena simpática espinal o vagal dorsal o están oscilando entre las dos, podemos simplemente decir que no están socialmente comprometidas. Así, podemos centrarnos en aplicar o desarrollar intervenciones que les ayuden a estar socialmente participativas y que mejoren el funcionamiento de la rama ventral de su nervio vago y de los otros cuatro nervios craneales asociados, con el resultado de unas conductas más sociales.

Porges escogió trabajar con niños autistas, y ha tenido éxito en la mejora de la conducta de muchos de ellos. Interpretó este hecho como una confirmación de que el modelo del sistema nervioso presentado en la teoría polivagal tenía cierta validez. Yo me inspiré en su trabajo y también he estado tratando a personas autistas con cierto éxito.

## UNA ESPERANZA PARA EL AUTISMO: EL PROTOCOLO DEL PROYECTO DE ESCUCHA

En su teoría polivagal y su Proyecto de Escucha, Stephen Porges hizo importantes distinciones que apuntan a las funciones especializadas de los nervios craneales que van a los músculos del oído medio y a cómo el hecho de oír bien permite la participación social.[6]

Porges hizo un avance en nuestra comprensión de la capacidad auditiva, uno de los problemas que afectan al 60 % de los niños autistas. Lo escuché mientras lo explicaba en un congreso (*Breath of Life Conference*) en Londres los días 23 y 24 de mayo de 2009. Describió de qué manera los problemas asociados con la escucha y el procesamiento de las voces humanas podían estar relacionados con el mal funcionamiento de los nervios craneales V y VII –en lugar del VIII, como en la sordera normal– y cómo los mecanismos implicados en la escucha pueden jugar un papel importante en la sintomatología del autismo.

Las personas que se encuentran dentro del espectro autista representan de muchas maneras un desafío para los padres, los maestros y otros cuidadores. Cualquiera que trabaje con niños autistas observa que a menudo parecen no poder comprender lo que los demás están diciendo y no pueden mantener una comunicación recíproca normal. Muchos no parecen entender el significado de lo que se les está diciendo, y una buena parte de ellos no hablan en absoluto. Esto es especialmente complicado para los psicólogos y los psiquiatras, porque la dificultad para comunicarse verbalmente que tienen de forma habitual los autistas hace que las terapias basadas en la palabra no sean útiles.

Por ello, como práctica estándar, se comprueba el NC VIII (nervio auditivo), que tiene fibras sensoriales profundas en el oído interno, para averiguar si la capacidad auditiva es suficiente. La mayor parte de las personas que se encuentran dentro del espectro autista superan la prueba de audición estándar, que habitualmente se hace en una habitación tranquila en la que no hay ruido de fondo, o con el sujeto dotado de auriculares que eliminan los sonidos menos las frecuencias que se están probando.

El problema que presenta esta prueba es que solo mide una parte del mecanismo auditivo. Porges se dio cuenta de que para poder oír y comprender lo que se dice se necesitan otros dos nervios craneales: el nervio trigémino (NC V) y el nervio facial (NC VII).

Para aprender a hablar, primero necesitamos poder oír y comprender el lenguaje hablado. Porges descubrió que muchas personas que se encuentran dentro del espectro autista presentan una disfunción en los nervios craneales V y VII, que interfiere en su capacidad de oír y comprender el lenguaje hablado. Estos nervios tienen su origen en el bulbo raquídeo y cada uno presenta varias ramificaciones con distintas funciones, dos de las cuales van a parar a dos músculos que están en el oído medio. El NC VII va al estapedio, un pequeño músculo situado en el oído medio, y el NC V, al *tensor tympani*, en el tímpano.

Una de las muchas funciones del NC VII es su inervación del estapedio. Cuando este funciona correctamente, ayuda a reducir el volumen de los sonidos que están por encima y por debajo de la gama de frecuencias de la voz femenina, para ayudar al niño a concentrarse en los sonidos que están en el abanico de frecuencias de la voz de la madre. Cuando este músculo funciona correctamente, el niño puede escuchar con facilidad la voz de su madre por encima del sonido ambiental, aprender el lenguaje a partir de lo que esta dice y comunicarse con ella y con otras personas.

Además de inervar el estapedio, el NC VII tiene también otras ramificaciones, una de las cuales controla los músculos de la cara (que se han definido como «órganos de la expresión emocional»). Cuando este nervio no funciona correctamente, a menudo hay una falta de expresión facial, una característica de los niños y adultos que tienen un diagnóstico de autismo. El efecto de una cara inexpresiva hace difícil para la gente leer sus emociones en una conversación. A causa de esto, las otras personas tienden a pensar que los individuos autistas carecen de empatía.

Hay una conexión neurológica entre una audición correcta y los músculos que abren los ojos. El músculo anular plano de alrededor del ojo está inervado por el séptimo nervio craneal, y los individuos que tienen problemas de audición a menudo tienen los párpados caídos. Levantar las cejas, como hacemos cuando algo que acabamos de oír nos «abre los ojos», puede ayudarnos a comprender el lenguaje hablado. Todos estos factores indican lo importante que es que funcione bien el NC VII para la audición.

Una rama del NC V regula la tensión del músculo *tensor tympani*, que está implicado en la regulación de la trompa de Eustaquio, que conecta con la garganta. El *tensor tympani* es parecido al estapedio y regula la rigidez de los osículos (los pequeños huesos del oído medio). Al tensarse la cadena de los osículos aumenta la tensión del tímpano y disminuye el volumen de los sonidos de fondo de baja frecuencia.

Una de las funciones de los músculos estapedio y *tensor tympani* es amortiguar los sonidos, como los producidos por la masticación. Si los músculos del oído medio no se contraen suficientemente, los sonidos de baja frecuencia pueden percibirse con un volumen extremadamente alto e incluso pueden impedir oír los sonidos de la voz humana. Este problema es conocido como *hiperacusia*; a quien lo tiene, los sonidos entrantes pueden hacérsele molestos o incluso dolorosos. Algunos niños autistas se ponen los dedos en los oídos para impedir la entrada a los sonidos, especialmente los de baja frecuencia.

En estas circunstancias, el niño procesa la información acústica solo dentro de un abanico limitado de frecuencias, de manera que los sonidos que se sitúan en la banda de frecuencias de la voz humana se pueden confundir con los sonidos de fondo, mientras que los sonidos más bajos pueden amplificarse de manera funcional. Los niños hipersensibles al sonido podrían reaccionar de manera excesiva a la voz de otras personas, especialmente las voces graves de algunos hombres. Cuando se pone los dedos en los oídos, esto se puede interpretar como que el niño no quiere escuchar lo que se dice, cuando en realidad lo que está haciendo es intentar proteger sus oídos de una experiencia dolorosa.

Los ruidos de cada día que incluyen frecuencias bajas (por ejemplo los aspiradores, el tráfico o las escaleras mecánicas) les parecen insoportablemente altos a las personas que sufren hiperacusia. No pueden comprender lo que se les dice a causa de los ruidos de fondo, que les molestan enormemente, aunque esos mismos ruidos no sean molestos para los demás.

Uno de mis clientes, un muchacho de once años, se metía los dedos en los oídos para reducir el sonido cada vez que pasaba un tren a cierta distancia de la ventana de mi consulta. Yo nunca había reparado en el ruido de los trenes con anterioridad, y mis otros clientes tampoco parecían reaccionar a él.

Otro tipo de disfunción de los músculos y los nervios puede tener como resultado un problema de signo contrario en relación con la escucha y la comprensión de lo que se está diciendo. El tono muscular puede ser insuficiente para amplificar el sonido de manera adecuada, de modo que no pasa suficiente sonido, y el niño puede parecer sordo a lo que se le está diciendo. Esto a menudo se interpreta como falta de interés en la comunicación y la actividad social, o como que el niño no quiere contestar o hacer lo que se le pide.

A veces los niños que presentan este problema pueden volverse muy hábiles en la lectura de los labios y la interpretación del lenguaje corporal. Pueden parecer capaces de mantener una conversación y ser sociables, pero tienen un problema cuando la persona que está hablando no está directamente delante de ellos para que puedan leerle los labios.

Algunos adultos también han de batallar para comprender lo que se está diciendo si no pueden ver la cara de su interlocutor. La gente que lee los labios fija la mirada sobre la boca de la otra persona, contrariamente a quienes oyen con normalidad, que miran a los demás a los ojos, o que miran para otro lado mientras escuchan. Quienes tienen dificultades para comprender lo que se está diciendo cuando hablan simultáneamente varios individuos quizá eviten ir a fiestas o a restaurantes muy concurridos y prefieran encontrarse con las personas de una en una. O pueden utilizar otra estrategia: hablar todo el tiempo, para no revelar que no pueden comprender a los demás.

Los niños que se encuentran dentro del espectro autista pueden tener grandes dificultades para funcionar normalmente en una clase ruidosa. Cuando un niño es excesivamente sensible al ruido, un nivel alto de ruido de fondo puede resultarle doloroso, mientras que los niños cuyo oído interno funciona normalmente encuentran aceptable el mismo nivel de ruido.

Los sonidos ambientales pueden causar ráfagas de dolor en los niños con hiperacusia grave. Para ellos, recorrer los varios paisajes sónicos de la vida diaria puede ser parecido a la experiencia que tienen las ratas encerradas en una jaula y que son estresadas con descargas eléctricas en unos intervalos de tiempo imprevisibles. Es posible que ni siquiera sean conscientes de que tienen un problema. Si nacieron con hiperacusia, podrían no saber que su experiencia traumática ocasional no es normal y limitarse a conformarse («así es la vida»).

Imagina que estás viendo una película con el sonido elevado al máximo: las voces de los actores te están gritando, y estás impaciente por abandonar el cine. Sales tapándote las orejas. Pero ¿y si fueras un niño autista que no puede salir del cine?

Para investigar las implicaciones de la disfunción del nervio craneal, y en última instancia demostrar la validez de la teoría polivagal, Stephen Porges creó su Protocolo del Proyecto de Escucha para un programa de investigación que llevó a cabo con sujetos que se encontraban dentro del espectro autista.[7] En la investigación, controlada por expertos, describe sus estudios empíricos con la aplicación del Protocolo del Proyecto de Escucha entre niños autistas (ver más adelante).

Las investigaciones de Porges y sus artículos científicos de los últimos veinte años han abierto nuevos caminos para el tratamiento de los problemas de autismo. Identificar un modelo fisiológico que pueda ser parcialmente responsable de los patrones de la conducta autista es un paso adelante significativo en nuestra comprensión del autismo, y ha abierto posibilidades para nuevos tipos de tratamiento. El método que desarrolló ya ha ayudado a mucha gente a mejorar sus capacidades de comunicación y de conducta social.

Porges postuló que la razón por la cual muchos niños autistas tienen dificultades para utilizar el lenguaje con el fin de interactuar es un defecto en la regulación neural de los músculos del oído medio, como se ha explicado anteriormente. Como ya he señalado, el NC V y el NC VII, dos de los nervios craneales necesarios para la participación social, tienen su origen en el bulbo raquídeo, y presentan ramificaciones que van a esos dos músculos del oído medio.

Porges trató a un gran grupo de niños con diagnóstico de autismo utilizando una intervención terapéutica ingeniosa. En el Protocolo del Proyecto de Escucha, además de autismo, muchos de ellos también tenían hiperacusia. Todos los niños, después de pasar por unas pruebas de audición exhaustivas, recibieron sesiones de cuarenta y cinco minutos al día durante cinco días.

En una publicación, Porges y su grupo demostraron que la música especialmente alterada por ordenador mejoraba las habilidades auditivas y aumentaba la regulación vagal ventral del corazón.[8]

Una segunda publicación describe dos pruebas realizadas por el equipo de Porges. La primera comparó a un grupo de niños que solo llevaba auriculares con otro grupo que recibía música alterada por ordenador, procesada con un algoritmo para mejorar las características acústicas de la prosodia. En la segunda prueba, un grupo recibió la música alterada por ordenador y el otro la misma música, pero sin alterar. En ambas pruebas, solo el grupo que había recibido la música alterada por ordenador mostró una reducción de la hipersensibilidad auditiva.[9]

Yo mismo tuve la oportunidad de escuchar esa música especial. Después de unos minutos, sentí como si los músculos del oído medio hubieran sido estimulados y ejercitados. El tímpano me picaba y sentía como si las estructuras del oído medio estuvieran saltando, danzando y vibrando. Y, lo más importante, experimenté una mejoría auditiva y en mi capacidad de oír el habla con más claridad.

En sus conferencias, Porges presentaba vídeos inspiradores que mostraban algunos de los cambios que tenían lugar en los niños y cómo, cuando podían comprender lo que se decía, salían de su anterior aislamiento y empezaban a relacionarse con los demás. Porges trabaja constantemente para mejorar la estimulación acústica que utiliza y el modo de emitirla. En el momento de escribir estas líneas, en 2016, estaba llevando a cabo pruebas clínicas en Melbourne, Los Ángeles y Toronto.

## EL PAPEL DEL OÍDO EN LOS TRASTORNOS DEL ESPECTRO AUTISTA

Para ser sociable y poder comunicarse en las dos direcciones, la gente ha de poder oír e interpretar el sentido de las palabras pronunciadas por los demás. Como he explicado anteriormente, los problemas de escucha y comprensión caracterizan a muchas personas que se encuentran dentro del espectro autista. Este fenómeno es bien conocido. Stephen Porges lo puso en evidencia en su presentación de la teoría polivagal, y yo lo he confirmado en mi consulta. Sin embargo, estos problemas de audición se relacionan, la mayor parte de las veces, con un NC V y un NC VII disfuncionales (como descubrió Porges) y no con el NC VIII, el nervio auditivo, que a veces se supone, incorrectamente, que es el responsable exclusivo de la audición.

Cuando un niño autista, con Asperger o con alguna otra dificultad viene a mi clínica, les pregunto a sus padres cómo oye. Invariablemente, me dicen que su audición ha sido comprobada por un especialista, que determinó que era normal. La mayor parte de los niños autistas han pasado por pruebas de audiometría con un especialista de la manera habitual: les ponen auriculares y responden cuando oyen los distintos volúmenes y frecuencias de sonido a través de los auriculares.

A los padres les dicen casi siempre que el niño oye bien, pero esto no va al núcleo del problema auditivo. No se trata de que el niño oiga tonos sueltos en una prueba en la que no hay ruidos de fondo. La pregunta debería ser: ¿puede el niño escuchar la voz humana en presencia de ruido de fondo? ¿Tiene la capacidad de filtrar los ruidos de fondo, especialmente los que son de baja frecuencia?

Una madre me trajo a su hijo de nueve años a causa de su conducta agresiva en la escuela. Habitualmente hago mi propia prueba, sencilla, para comprobar la capacidad del paciente de oír bien. Le digo al niño que se gire, de manera que me dé la espalda y no pueda leer mis labios. Luego le mando una tarea sencilla de hacer; por ejemplo, que se ponga el abrigo.

A menudo el progenitor protesta, porque dice que esto pone al niño en situación de desventaja, ya que le es más fácil responder si ve la cara de quien le habla. Esta madre en concreto dijo algo por el estilo. Le pregunté qué pasaba cuando el niño estaba en la habitación de al lado y no le veía la cara y ella intentaba que hiciese algo.

—Si no contesta, mantengo la calma y se lo digo otra vez —fue su respuesta.

—Y si sigue sin contestar, ¿qué hace?

Me respondió:

—Se lo digo por tercera vez. Si entonces no lo hace, sé que no quiere contestarme. A veces me irrito tanto que le doy una bofetada.

Desde el punto de vista del niño, estaba ocupado haciendo algo y no era consciente del mensaje de su madre porque sus nervios craneales quinto y séptimo no estaban funcionando lo suficientemente bien para filtrar el ruido de fondo. Probablemente, ni siquiera se daba cuenta de que su madre le estaba hablando. Y luego, de repente, sin que él comprendiera el porqué, su madre iba y le daba una bofetada y le gritaba enfadada.

Aunque ella le hubiera repetido algo tres veces, él no había podido oír y comprender lo que le decía. En su frustración por no recibir respuesta, lo abofeteaba, pero desde el punto de vista del niño, esto le llegaba sin previo aviso y de forma inexplicable. Así, él podía lógicamente interpretar el mensaje de su madre como:

«Si quieres la atención de otra persona, golpéala, y luego dale tu mensaje».

A veces, cuando el niño estaba en la escuela y le pedía a uno de sus compañeros que hiciera algo, si el otro no lo hacía enseguida lo abofeteaba sin previo aviso para captar su atención. No es sorprendente que este niño tuviera dificultades para jugar con los otros compañeros. Sin darse cuenta, su madre le había enseñado ese modelo de conducta antisocial.

En mi clínica, cuando los niños están de espaldas y no responden a mi simple requerimiento de ponerse el abrigo, no doy por sentado que me han oído y comprendido solo porque yo he hablado. Por el contrario, sospecho que hay una disfunción del NC V y el NC VII. Si esto es lo que sucede y los autistas no pueden comprender lo que los demás están diciendo, naturalmente tendrán dificultades para aprender cómo usar el lenguaje para que otras personas los entiendan y ayuden.

## La evolución del oído

Al principio de la evolución de los seres terrestres, los grandes depredadores, incluidos los dinosaurios y otros grandes lagartos, recorrían la Tierra, y a menudo se alimentaban de pequeños mamíferos. Los animales más grandes que podían amenazar a esos dinosaurios y lagartos golpeaban la tierra con sus patas cuando caminaban o corrían, produciendo unos sonidos de percusión de baja frecuencia. Los dinosaurios recibían estas vibraciones de baja frecuencia en las terminaciones nerviosas que envolvían los grandes huesos de su esqueleto.

La información de que se estaba acercando un potencial depredador tenía una importancia crucial, especialmente para la protección de su progenie. Pero esas criaturas no podían oír los sonidos de alta frecuencia. Los paleontólogos han descubierto que los huesos de su oído medio estaban conectados a la mandíbula, al contrario de lo que ocurrió en las especies posteriores. Por ello, se piensa que los dinosaurios «oían» registrando las vibraciones de baja frecuencia en los huesos de su esqueleto, pero que no podían oír los sonidos de alta frecuencia que hacían los mamíferos.

Los mamíferos hemos desarrollado unas orejas que nos permiten oír frecuencias más altas. Nuestros huesos del oído medio, separados de la mandíbula, vibran por el impacto de las ondas sonoras que están en el aire. Las «voces» de los mamíferos se sitúan dentro de un rango de frecuencias más elevado que el retumbar sordo de los dinosaurios y los grandes lagartos. Así, los primeros mamíferos podían comunicarse entre sí sin ser detectados por los animales más grandes y más rápidos que eran sus depredadores, y esto constituía una ventaja potencial en su lucha por la supervivencia.

Sin embargo, si los mamíferos dejáramos entrar indiscriminadamente todos los sonidos del entorno en nuestros oídos, incluidas las frecuencias muy altas y las muy bajas, experimentaríamos una cacofonía confusa. Las frecuencias más altas y las más bajas ahogarían los sonidos de las voces de los mamíferos. En el caso de los humanos, los sonidos que se encuentran dentro del abanico de frecuencias vital de la voz femenina puede ser que lleven información por parte de la madre determinante para la supervivencia del niño en una situación peligrosa.

¿Cómo se concentra nuestro oído en estas frecuencias importantes? La capacidad de los mamíferos de filtrar y descartar sonidos depende de los distintos niveles de tensión de los músculos estapedio y *tensor tympani*, situados en el oído medio. Estos bloquean tanto los sonidos de alta frecuencia como los de baja frecuencia y permiten solamente el impacto de los sonidos que se encuentran aproximadamente dentro de la escala de la voz humana. Un músculo estapedio que funcione bien puede filtrar y descartar los sonidos que se sitúen por encima y por debajo de la escala de la voz humana, incluso sonidos altos que nos ensordecerían.[10]

La evolución de las estructuras del oído y el sentido del oído está bien documentada en el campo de la biología evolutiva, desde los tiempos de los primeros dinosaurios hace ciento noventa millones de años hasta hoy. En los mamíferos, tres pequeñas partes del hueso de la mandíbula se separaron del resto. Estos tres huesecillos se llaman, en conjunto, *osículos* (la raíz *os-* significa 'hueso' y *osículo,* 'huesecillo'). Estos tres huesos se llaman martillo (*malleus*), yunque (*incus*) y estribo (*stapes*), porque su forma se parece a la de estos objetos. Están unidos por articulaciones sinoviales y mantenidos juntos por un ligamento en una «cadena» flexible.

El movimiento de los osículos está controlado (facilitado o restringido) por ajustes en la tensión del *tensor tympani* y el estapedio, que están unidos a los osículos en los extremos opuestos de la cadena. Estos músculos afectan a la audición de distintas maneras. La membrana timpánica (el tímpano) tiene forma redonda, como la piel de un tambor. El músculo *tensor tympani* la conecta al martillo, uno de los osículos.

Los cambios de tensión en el músculo *tensor tympani* determinan cuánto puede vibrar el tímpano. El aumento de la tensión se correlaciona con sonidos más fuertes. El *tensor tympani* está inervado por una rama del quinto nervio craneal y actúa como una especie de control que determina qué volumen de sonido puede pasar a los receptores del nervio acústico situados en lo profundo del canal auditivo.

El estapedio, que tiene un milímetro de largo aproximadamente, es el músculo más pequeño de todo el cuerpo. Está inervado por una rama motora del séptimo nervio craneal, que modifica su grado de tensión. El estapedio es también un músculo muy delgado. Tiene su origen en una pequeña cavidad que rodea los huesos del oído medio, y se introduce en el cuello del estribo. El estapedio solo transmite cierta gama de frecuencias, según el alcance de su tensión y relajación. Con un oído normal, las frecuencias de sonido de la voz humana femenina pasan fácilmente, mientras que los sonidos que están por encima y por debajo de estas frecuencias son en gran parte filtrados y descartados.

Para registrar los cambios de frecuencia cuando alguien está hablando, se necesita que el músculo estapedio funcione bien para que pueda seleccionar la gama de sonidos que necesitamos para oírnos, comprendernos y comunicarnos entre nosotros. Esta función es crucial para un niño que está aprendiendo el vocabulario y la entonación del lenguaje.

## El tratamiento de la audición en los niños autistas

Una característica común a las personas socialmente participativas es que habitualmente tenemos una voz melodiosa que consigue transmitir cómo nos sentimos. Esta melodía vocal, o entonación, hace que sea más fácil que nos entiendan. En contraste, las personas autistas a menudo tienen una voz plana, monótona, que puede llegar a sonar mecánica y robótica.

Quizá la razón de que su voz carezca de entonación es que no la pueden escuchar en la voz de los demás a causa del mal funcionamiento del NC VII. Si un niño no puede oír y apreciar la melodía con la que se expresa la voz de los demás, o sentir las emociones transmitidas por dicha melodía, no será capaz de comprender los beneficios que tiene el uso de la melodía en su propia voz, y mucho menos aprender a expresarla.

Esta cualidad de la voz en principio no es un problema en sí. En cuanto ayudamos a una persona que se encuentra dentro del espectro autista a alcanzar un estado de participación social al mejorar el funcionamiento de sus nervios craneales, la cualidad de su voz cambia; enseguida pasa a hablar con una mejor entonación, y es más fácil para los demás entender lo que está diciendo.

A veces la audición puede mejorarse con el ejercicio básico por medio de aumentar el flujo de sangre al bulbo raquídeo, donde tienen su origen los nervios craneales V y VII. El ejercicio básico también puede liberar la tensión que hay entre la base del cráneo (donde se encuentra el núcleo del NC V) y las primeras tres vértebras. Asimismo, la técnica de liberación neurofascial puede ser suficiente para restablecer el buen funcionamiento de estos nervios y mejorar la conducta social.

Con lo que aprendí con el estudio de la terapia polivagal, desarrollé mi propia aproximación a los trastornos del espectro autista. Evalúo el funcionamiento de los nervios craneales V, VII, IX, X y XI, y luego utilizo una selección de técnicas craneales biomecánicas para liberar las restricciones y permitir el funcionamiento adecuado de estos nervios. Sobre la base de mi experiencia clínica y la retroalimentación obtenida por parte de mis estudiantes, he confirmado que es posible mejorar las capacidades comunicativas de algunas personas a las que les han diagnosticado autismo. Varios de mis pacientes que originalmente me visitaron con un diagnóstico de autismo fueron evaluados nuevamente después de mi tratamiento y se encontró que ya no eran autistas.

A lo largo de los años he aprendido a ser prudente en cuanto a hablar de «curar el autismo». Habitualmente me limito a decir que he ayudado a algunas personas con un diagnóstico de autismo a mejorar sus capacidades auditivas y a desarrollar más empatía y mejores capacidades de comunicación. Muchos profesionales que trabajan en este campo creen que el autismo no se puede curar y son más receptivos a la afirmación de que en muchos casos es posible mejorar la comunicación.

## EL TRATAMIENTO DEL AUTISMO

A lo largo de los años he ayudado con éxito a muchos niños y jóvenes catalogados dentro del espectro autista. Muchos de esos niños y jóvenes no tienen una conducta social normal; no parecen estar interesados en los demás, pues evitan mirarlos o establecer contacto visual. Parecen carecer de empatía y prefieren pasar el tiempo solos o jugando con sus aparatos electrónicos.

Los padres pueden llamar «amigos» a otros jóvenes si pueden estar sentados con sus hijos en una misma habitación durante cierto tiempo. Sin embargo, los niños realmente no interactúan con esos amigos, sino que siguen sentados en su propio mundo, jugando los unos al lado de los otros pero cada uno por su cuenta.

Algunos autistas carecen de capacidad de comunicación verbal y no pueden tomar parte en una conversación significativa. No parecen capaces de escuchar o comprender lo que se está diciendo, y no son juguetones. Algunos no hablan en absoluto; otros, cuando hablan, pueden ir repitiendo como loros lo que acaba de decir alguien o repiten frases de una película. A veces siguen hablando sin hacer pausas para permitir una respuesta de la otra persona.

Para empezar a comprender los distintos comportamientos mostrados por las personas que se encuentran dentro del espectro autista, he observado que esas personas no son socialmente participativas y que tienen una neurocepción defectuosa. He podido ayudar a algunos de estos individuos y ponerlos en un estado de participación social. En varios casos, he podido restablecer una función vagal normal y he mejorado el funcionamiento de los otros cuatro nervios craneales implicados en la participación social. Esto los sacó de su estado de estrés o de retraimiento vagal dorsal y mejoró espontáneamente sus habilidades comunicativas.

Quizá uno de los descubrimientos más inesperados que efectué al hacer terapia corporal consistió en encontrar tensión en la parte derecha del músculo esternocleidomastoideo (ECM), y una deformación coincidente del cráneo llamada *síndrome de la cabeza plana* o *plagiocefalia*, en todos los pacientes con TDAH o con un diagnóstico perteneciente al espectro autista. La investigación publicada en la revista *Pediatrics* afirmaba que esta deformación del cráneo, que habitualmente solo afecta a uno de los lados, está presente en un porcentaje más elevado en los niños con autismo y TDAH que en los niños que no presentan estos problemas.[11]

El ECM está conectado a la base del hueso temporal, a un lado del cráneo, de manera que la tensión crónica en este músculo deforma de manera visible el cráneo de un modo particular. Aunque este grupo de clientes está compuesto principalmente de niños y jóvenes, la deformación del cráneo no se da solo en ellos; la veo también en muchos adultos que tienen dificultades para ser socialmente participativos. Este mismo enfoque puede conseguir mejoras parecidas en los adultos.

¿Puede ser que algunas formas características del cráneo apliquen presión sobre ciertos vasos sanguíneos o nervios situados dentro del cráneo? El cráneo de un bebé está compuesto de varias placas, conectadas por un tejido conectivo fuerte. Una tracción constante sobre el hueso temporal producida por una tensión crónica del ECM puede estirar el cráneo del bebé y deformarlo. Si la tensión de este músculo no se libera, el cráneo permanece deformado mientras el niño va creciendo.

Muchos padres vienen a verme porque ya saben que su hijo tiene la parte posterior de la cabeza plana. En el caso de que no sean conscientes de ello, les muestro cómo palpar la forma de la cabeza del niño y observar cualquier asimetría antes de empezar el tratamiento. Relajar la tensión del músculo esternocleidomastoideo en un lado a menudo produce una mejora observable en la forma de la cabeza del niño en pocos minutos.

## Técnica para redondear la parte posterior plana de la cabeza

Empiezo sintiendo los dos lados del músculo esternocleidomastoideo y trabajo sobre el lado que está más tenso. Agarro la parte superior del ECM del niño en ese lado de manera firme pero suave entre los dedos índice y pulgar. Esto no ha de causar dolor (ver «Esternocleidomastoideo» en el apéndice). Le pido a uno de los padres que sostenga el pie del niño en el lado donde vamos a liberar el ECM y que se lo doble suavemente hacia abajo por la articulación del tobillo con una mano y con la otra doble los dedos hacia arriba. Después de un minuto o dos, el niño se relaja y el ECM está mucho más relajado y flexible. Cuando este músculo ya no tira en un lado de la parte posterior del cráneo, la parte que estaba plana se llena, se redondea y los dos lados pasan a estar simétricos. El fundamento de esta técnica se encuentra en el libro de Tom Myers *Anatomy Trains* [Vías anatómicas], en el que describe «la línea frontal superficial».[12]

A continuación el padre y yo volvemos a examinar la parte posterior de la cabeza. Siempre se ha vuelto más simétrica. Cuando el niño regresa para otro tratamiento, observo que los cambios se han mantenido.

## Autismo: estudio de un caso

Al ser tan emocionante para mí ver los cambios en los niños que trataba y saber de sus mejorías, el siguiente paso consistió en averiguar si otras personas podían aprender el sistema y tener un éxito parecido. En mi escuela de Copenhague ofrecíamos un programa de dos años basado en las técnicas craneales biomecánicas que había aprendido de mi maestro Alain Gehin. Durante muchos años, en el primer día del curso les enseñaba a los estudiantes mi técnica de liberación neurofascial (ver la segunda parte). De esta manera empecé a darme cuenta de lo simple y potente que es esta técnica.

El segundo día preguntaba si alguno de mis estudiantes había probado las técnicas que habían aprendido y, en caso afirmativo, qué habían experimentado. En cierta ocasión un hombre joven llamado Thor explicó su éxito a la clase. Había vuelto a casa con la idea de repasar las técnicas que había aprendido ese primer día y trató a su hermano pequeño, William, de diecisiete años, que tenía un diagnóstico de autismo infantil.

William era asocial; permanecía sentado en su silla mirando su PlayStation o jugando con sus llaves. No hablaba ni establecía contacto visual con nadie. También podía estar de mal humor. Si se sentía molesto por algo, aunque pudiera parecerle trivial a otros, se retraía en sí mismo y ponía mala cara. Thor contó un episodio de mutismo que duró tres meses después de que a William le hicieran llevar una camiseta que no le gustaba. Aunque solo llevó la camiseta durante un día, estuvo poniendo mala cara y en silencio durante tres meses.

Después de que Thor le aplicó la técnica de liberación neurofascial, William se recostó en la silla y lo miró a los ojos, cosa que nunca había hecho. Luego se levantó e hizo equilibrios sobre un pie. Como muchas personas con autismo, William nunca había podido tener suficiente equilibrio para mantenerse sobre un pie. Luego cambió de pie y se mantuvo sobre él. Esa única técnica fue suficiente para que William entrara en un estado de participación social. Empezó a comunicarse con su familia y otros alumnos en la escuela y a hacer amigos.

Thor me pidió que tratara a William, y lo traté cuatro o cinco veces. Pero la mayor parte del trabajo sobre su sistema nervioso lo habían efectuado los tratamientos de Thor antes de que su hermano viniera a verme.

En los meses siguientes William hizo muchos amigos, viajó a otros países europeos de vacaciones, hizo teatro, asistió a clases de yoga y comenzó a salir con chicas. Se licenció en la Universidad de Copenhague en Estudio de los Medios y luego se sacó un máster

La última vez que lo vi me dijo que le iba muy bien y me contó orgulloso que había ido de vacaciones a Ámsterdam con tres de sus amigos, todos jóvenes adultos con diagnósticos problemáticos. Habían organizado el viaje ellos mismos: habían reservado el hotel, encontrado los restaurantes y visitado museos. Se habían divertido juntos. Habían disfrutado del viaje. William había alcanzado la categoría de maestro de ajedrez y ganado a varios otros maestros internacionales. También está empezando a trabajar, como aprendiz, como diseñador de sonido para una empresa danesa de *software* que elabora videojuegos.

En YouTube se puede ver a Thor explicando la historia de William (ver «autismo, William, Stanley»).

## Consideraciones especiales en relación con el tratamiento de niños autistas

Tratar a niños (especialmente los que se encuentran dentro del espectro autista) con técnicas manuales tiene sus dificultades específicas. Incluso los niños que no tienen autismo no se suelen estar quietos mucho rato sobre una camilla de masaje. Algunos han efectuado incontables visitas a médicos y hospitales, donde han sido obligados a permanecer quietos durante un examen o a recibir inyecciones dolorosas.

Es difícil imaginar cómo podría sentirse seguro un niño que ha tenido esas experiencias negativas, especialmente en el primer tratamiento: debe permanecer tumbado de espaldas en una posición de total indefensión, en una habitación que no le es familiar, y ver acercarse a un completo desconocido que empieza a hacerle algo. Comprensiblemente, esto desencadena una resistencia, y se necesita paciencia, habilidad y experiencia por parte del terapeuta para ayudar a que estos niños se sientan seguros.

Además, a muchos niños autistas no les gusta que los toquen. Un tratamiento a menudo se convierte en una danza improvisada entre el niño, los padres y yo mismo antes de que pueda ganarme la suficiente confianza del niño para que se relaje sobre la camilla y me permita tocarlo para poder tratarlo. Por otra parte, encuentro que tener éxito con un niño autista es una experiencia profundamente satisfactoria.

Si estás trabajando con niños autistas, hay unas cuantas cosas que deberías saber. Cuando entran en tu espacio por primera vez, es natural que se sientan inseguros. No te conocen, y a menudo reaccionan con miedo al ver la camilla de masaje, que tiene el aspecto de la camilla de exploración de un médico. Puedes tener las mejores intenciones terapéuticas, pero ellos no lo saben. Es contraproducente que tú o los padres los sujetéis, porque se sentirán incluso más amenazados, y quizá violados.

Todos los niños pueden ser reacios a que los toquen, especialmente un extraño. Muchos de estos pacientes sienten dolor en la cabeza y el cuello, donde yo quiero trabajar. Quizá me permitan tocarles la rodilla o el codo, pero rechazan mis manos cuando intento tocarles la cabeza o el cuello. Las técnicas que utilizo deben ser pues muy efectivas, puesto que cuento con un margen muy reducido para poder tocar a estos niños, especialmente al principio de su primera sesión.

Antes que nada he de hacer que se sientan seguros, y esto puede ser que no suceda de ninguna de las maneras en el tratamiento inicial. Puedo darle al niño unos juguetes para que juegue y esperar a que se concentre en ellos, o puedo hacer que la madre o el padre se tienda en la camilla a su lado, o quizá incluso que el niño quede tendido encima de ellos. Mantengo el contacto visual con el niño, y cuando veo en él cualquier expresión de dolor o incomodidad, hago una pausa en lo que estoy haciendo y dejo que se relaje antes de seguir adelante.

Mi regla principal cuando trato a niños, especialmente niños autistas, es que se han de sentir seguros y hay que respetarlos en todo momento. Este es un requisito previo para determinadas técnicas que ayudan a su sistema nervioso.

En mi clínica, cuando programo la visita de un niño para un primer tratamiento, me gusta hablar primero con uno de los padres por teléfono: no quiero hablar de los «problemas» del niño delante de él. Les digo a los padres que no esperen grandes cambios en la primera sesión, y que quizá no tendré ni siquiera la posibilidad de tocar al niño, y mucho menos aplicarle la técnica, la primera vez. Les comunico que mi sistema incluye respetar la resistencia del niño en la primera sesión y no forzarlo más allá de su zona de confort. También les digo que no deberán intentar ayudarme obligando al niño a quedarse quieto en la camilla.

Si el niño tiene una buena primera o segunda sesión conmigo (lo cual incluye haber logrado que la parte posterior de su cráneo esté más simétrica y redondeada; ver la «Técnica para redondear la parte posterior plana de la cabeza» en la página 262) aceptará más fácilmente otra sesión y estará más dispuesto a permanecer quieto y a permitirme que trabaje con él. En lugar de reaccionar con miedo y pánico, es fácil que me mire y sonría. Creo que esto es significativo, puesto que una de las características de los niños que se encuentran dentro del espectro autista es que habitualmente evitan mirar a los demás, establecer contacto visual o sonreír.

Un problema de las personas autistas que carecen de una comunicación verbal recíproca normal es que no pueden comprender la palabra hablada lo suficientemente bien para saber qué pueden esperar de un encuentro terapéutico. Si bien el valor de la terapia puede ser obvio para los padres o para el profesional de la salud, los niños autistas pueden no entender por qué están allí o la importancia de lo que pueden obtener del tratamiento. Lo más probable es que no sean conscientes de que hay algo en ellos que no funciona o de que su vida puede mejorar.

Su conducta cambia, sin embargo, cuando se dan cuenta de que están seguros con el terapeuta, especialmente si el tratamiento les hace sentir mejor.

## OBSERVACIONES FINALES

Si bien la teoría polivagal me ha proporcionado una claridad y una comprensión crecientes en relación con el tratamiento de distintos problemas emocionales, físicos y mentales difíciles, los hallazgos en cuanto al tratamiento de personas que se encontraban dentro del espectro autista han sido posiblemente los más profundos.

Una característica común de estas personas es que tienen dificultad para comunicarse de manera normal, no solo con quienes forman parte de su día a día, sino también con sus cuidadores y con aquellos que intentan tratarlas. Estas dificultades de comunicación limitan las posibilidades que tienen en la vida, y también limitan el efecto de los esfuerzos que hacen los demás para comunicarse con ellos y tratarlos. Esto les ocasiona sufrimiento a ellos y a sus familias. Comprensiblemente, sus cuidadores a menudo se sienten impotentes y rechazados, y sienten que no son aptos para la tarea. Ayudar a las personas que se encuentran dentro del espectro autista es un viaje a una vasta zona todavía inexplorada.

Para los cuidadores y los terapeutas, intentar comprender la idiosincrasia de la conducta autista solo puede añadir más confusión. Sin embargo, cuando observamos a los autistas desde el punto de vista de la teoría polivagal, nos damos cuenta de que podemos ayudar si mejoramos su función vagal ventral.

En cualquier momento dado, cada individuo puede encontrarse solamente en uno de los tres estados autónomos. Quienes se encuentran dentro del espectro autista pueden pasar de repente de un estado de estrés a otro de retraimiento sin que los demás puedan entender por qué. Lograr el estado de participación social mejorando el funcionamiento de los nervios craneales puede tener el potencial de estabilizar a estas personas frente a estos cambios y reducir algunas de las dificultades que experimentan habitualmente.

Además, corregir los problemas auditivos mejorando el funcionamiento de los nervios craneales quinto y séptimo a menudo produce una mejoría espectacular de las capacidades comunicativas de la persona, su conducta social y su empatía. Los cambios positivos de esta naturaleza tienden a autoalimentarse, lo cual contribuye aún más a su desarrollo.

Cuando dos personas son socialmente participativas y se comunican cara a cara, transmiten información sobre su estado emocional por medio de pequeños movimientos de los músculos faciales. Esto también estimula los nervios de los músculos de la cara de ambas, de manera que los nervios craneales quinto y séptimo les proporcionan una retroalimentación continua y una idea clara de lo que están sintiendo ellas mismas y de lo que sienten sobre la otra persona.

Nuestra sociedad se apoya cada vez más en los correos electrónicos y los mensajes de texto. Los presentadores de televisión a menudo tienen caras inexpresivas o ponen expresiones artificiales. Cada vez más gente mitiga su expresión facial con el bótox o reduce su expresividad con la cirugía plástica. Sin embargo, cuanto más nos comuniquemos sin vernos las caras y sin sentir el cambio de tono en nuestras voces, más impersonal será el intercambio, y estaremos menos capacitados para comunicarnos emocionalmente. Podemos hablar, pero si nos limitamos a emitir palabras, solo estamos transfiriendo datos.

Los teléfonos son mejores para la comunicación que los correos electrónicos, porque permiten captar los cambios en la expresión vocal. Skype y FaceTime nos proporcionan el sonido de la voz y la expresión facial, pero nada supera la comunicación cara a cara.

Cuanto menos se relacionen los niños con adultos que se comuniquen plenamente, utilizando una voz melodiosa y un rostro expresivo, menos usarán y desarrollarán ellos la expresividad facial. ¿Debe sorprendernos que haya un número creciente de niños con autismo, el TDAH y otros trastornos de la comunicación?

Dificultades parecidas a las que nos encontramos al relacionarnos con personas con autismo las tenemos de vez en cuando al relacionarnos con personas «normales» en nuestro día a día. Nuestras interacciones con los demás serían muy fáciles si tanto nosotros como ellos pudiéramos ser socialmente participativos todo el tiempo. En primer lugar, es útil que nos demos cuenta de que no nos encontramos en un estado vagal ventral todo el tiempo, y los demás tampoco. En segundo lugar, ahora sabemos que podemos hacer algo para ponernos a nosotros mismos o a la otra persona en un estado de participación social.

Siento que acabamos de empezar a explorar el potencial de la teoría polivagal, no solo para ayudar a las personas que tienen un trastorno del espectro autista, sino también para ayudarnos a cada uno de nosotros en todas nuestras relaciones con los demás.

# EJERCICIOS PARA RESTABLECER LA PARTICIPACIÓN SOCIAL

La segunda parte explora el poder sanador del nervio vago. Solo es posible gozar de una salud óptima si la rama ventral de este nervio funciona correctamente. Los ejercicios y las técnicas que se muestran en ella deberían ayudar a la mayor parte de la gente a pasar de un estado crónico de actividad de la cadena simpática espinal (estrés) o de actividad vagal dorsal (retraimiento) a un estado de participación social. Estos ejercicios se pueden utilizar también para evitar que aparezcan problemas en el sistema nervioso autónomo y mantener un nivel general de bienestar.

La primera vez que realices estos ejercicios, te recomiendo que empieces a llevar un diario sencillo, en el que escribas los síntomas o problemas que te preocupen. Además, echa un vistazo a los muchos síntomas indicados en la lista «Las cabezas de la hidra», al principio de la primera parte. Quizá quieras añadir uno o más a la lista.

Anota cuántas veces ha aparecido un determinado síntoma. Por ejemplo, el síntoma puede estar presente «todo el tiempo», «cada mañana», «una vez a la semana» o «una vez al mes». Si tienes una migraña todos los días, el objetivo es ciertamente quedar totalmente libre de las migrañas; sin embargo, cualquier mejoría sería bienvenida como un resultado positivo.

Anota también lo fuertes que son los síntomas. Puedes escribir, por ejemplo: «Me molestan, pero puedo pasar el día»; «Me obligan a tomar medicación»; «Son tan fuertes que no puedo ir a trabajar o participar en actividades sociales normales»; «No puedo dormir», o «No puedo salir de la cama por la mañana». O quizá prefieras evaluar el dolor o el síntoma utilizando una escala del uno al diez.

Después de haber hecho los ejercicios, puedes retomar la lista y anotar cualquier cambio; por ejemplo: «Las migrañas son menos frecuentes», «El dolor es menos agudo» o «Gasto menos en analgésicos cada mes». Enfócate en cómo te han ayudado los ejercicios, en que los síntomas no son tan frecuentes o en que el problema no es tan grave. Quizá los síntomas que queden disminuirán o desaparecerán a medida que hagas los ejercicios.

También podrías observar otros cambios positivos; por ejemplo: ¿duermes mejor? ¿Respiras mejor? ¿Tienes un apetito más normal? Todo esto contribuye a una mejor salud y resiliencia.

## EL EJERCICIO BÁSICO

La finalidad de este ejercicio es mejorar la participación social. Reposiciona el atlas (C1, la primera vértebra cervical) y el axis (C2) y aumenta la movilidad del cuello y de toda la columna (ver «Atlas» y «Axis y atlas» en el apéndice, página 324). Aumenta el flujo de sangre al bulbo raquídeo, de donde parten los cinco nervios craneales necesarios para la participación social. Esto puede tener un efecto positivo en la rama ventral del nervio vago (NC X), así como en los nervios craneales V, VII, IX y XI.

El ejercicio básico es efectivo, fácil de aprender y fácil de hacer, y se tarda menos de dos minutos en llevarlo a cabo. Habitualmente enseño este ejercicio a mis clientes en su primera sesión.

## Antes y después de realizar el ejercicio básico

Antes de practicar el ejercicio básico es útil valorar la relativa libertad de movimiento de la cabeza y del cuello. Se hace girar la cabeza hacia la derecha hasta donde pueda llegar cómodamente. Se regresa al centro, se hace una pausa y se gira la cabeza a la izquierda. ¿Hasta dónde podemos girar la cabeza en cada sentido? ¿Hay dolor o rigidez?

Después de hacer el ejercicio, se repiten los mismos movimientos. ¿Hay alguna mejoría en el rango de movimiento? Si hubo dolor cuando se giró la cabeza al principio, el ejercicio ¿ha reducido el grado de dolor?

La mayoría de las personas a las que he tratado quedan sorprendidas al experimentar una mejoría en el rango de movimiento cuando giran la cabeza a la derecha y a la izquierda. Un mejor movimiento del cuello a menudo supone una mejoría en la circulación de la sangre hacia el bulbo raquídeo, lo que a su vez mejora el funcionamiento de la rama ventral del nervio vago.

Tú o tu cliente probablemente querréis repetir el ejercicio cada vez que haga falta.

## Instrucciones para el ejercicio básico

Las primeras veces que se hace este ejercicio, habría que estar tendidos sobre la espalda. Después de familiarizarse con él se podrá efectuar sentados en una silla, de pie o tumbados.

1. Tumbado cómodamente sobre la espalda, entrecruza los dedos de una mano con los dedos de la otra (figuras 4, 5 y 6).
2. Coloca las manos detrás de la cabeza, con el peso de esta descansando cómodamente sobre los dedos entrecruzados. Deberías sentir la dureza del cráneo con los dedos y los huesos de los dedos en la parte posterior de la cabeza. Si los hombros están rígidos y no puedes poner las dos

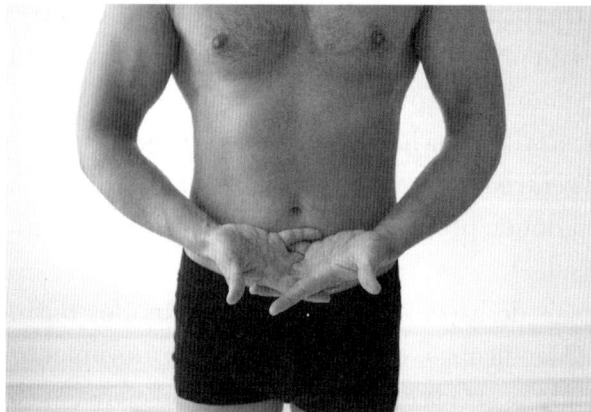

**Figura 4.** Dedos entrecruzados

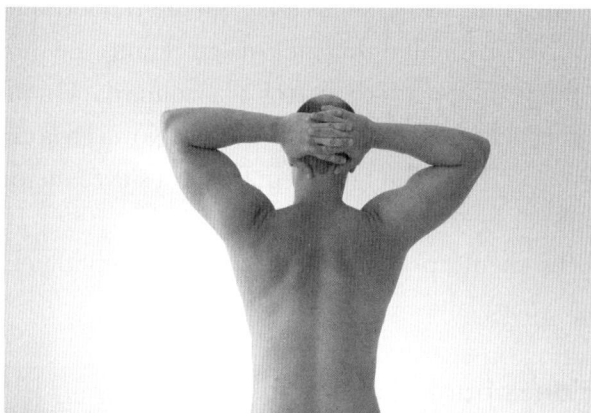

**Figura 5.** Manos detrás de la cabeza

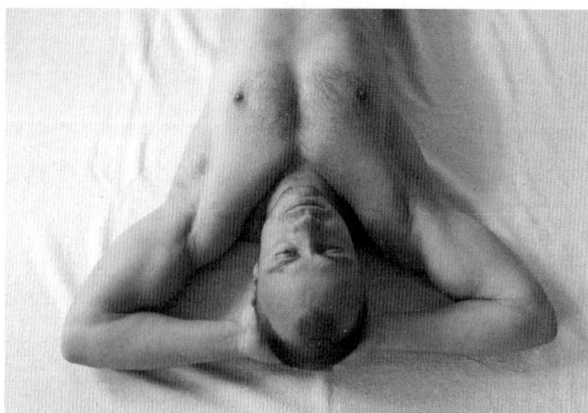

**Figura 6.** Tumbado bocarriba

manos detrás de la cabeza, será suficiente con que uses una mano, con los dedos y la palma tocando ambos lados de la parte posterior de la cabeza.

3. Manteniendo la cabeza en su sitio, mira a la derecha moviendo solo los ojos, tanto como puedas cómodamente. No gires la cabeza; limítate a mover los ojos. Sigue mirando a la derecha (figura 7).

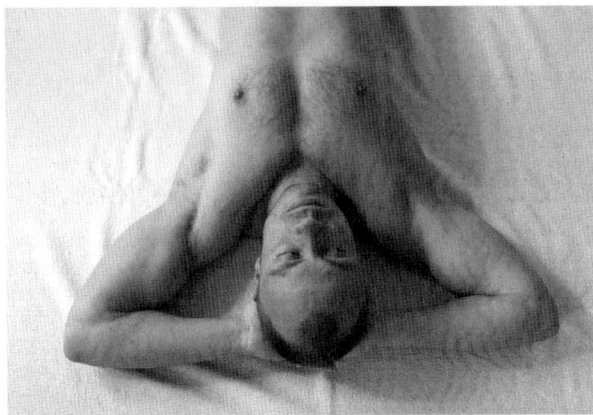

**Figura 7.** Mirando a la derecha

4. Después de un periodo breve de tiempo –hasta treinta o incluso sesenta segundos–, tragarás, bostezarás o suspirarás. Esto es indicativo de relajación del sistema nervioso autónomo. (Una inspiración normal es seguida por una exhalación, pero un suspiro es diferente: después de inspirar, sigue otra inspiración encima de la anterior, antes de la exhalación).

5. Haz que los ojos regresen a la posición original, de mirada hacia delante.

6. Mantén las manos en su sitio y la cabeza quieta. Esta vez mueve los ojos hacia la izquierda (figura 8).

7. Mantén los ojos en esa posición hasta que notes un suspiro, un bostezo o una deglución.

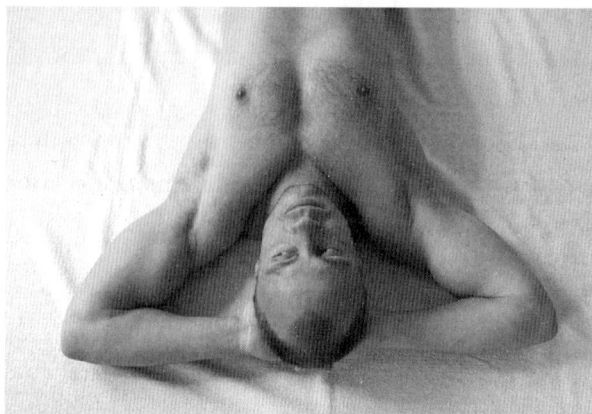

**Figura 8.** Mirando a la izquierda

Ahora que has finalizado el ejercicio básico, quita las manos de debajo de la cabeza y siéntate o levántate.

Valora lo que has experimentado. ¿Ha habido alguna mejoría en la movilidad del cuello? ¿Ha cambiado tu respiración? ¿Notas algo más?

NOTA: Si te sientes mareado al sentarte o levantarte, probablemente sea porque te relajaste cuando estabas tumbado y tu presión sanguínea ha bajado. Esta es una reacción normal. Generalmente pasan uno o dos minutos antes de que la presión sanguínea se normalice y bombee más sangre al cerebro.

## Las vértebras cervicales y la disfunción vagal ventral

Cuando testo a un cliente y veo que tiene una disfunción vagal ventral, también observo que tiene una mala alineación de las vértebras cervicales superiores, es decir, una rotación de la vértebra C1 (el atlas) y un desplazamiento de la C2 (el axis) fuera de sus posiciones correctas. La aplicación del ejercicio básico casi siempre reposiciona estas vértebras, y cuando vuelvo a testar al cliente encuentro que tiene la función vagal ventral correcta.

La rotación de la C1 y la C2 puede presionar la arteria vertebral, que abastece los lóbulos frontales y el bulbo raquídeo, donde tienen su origen los cinco nervios necesarios para la participación social. Por mis observaciones clínicas, creo que es suficiente un pensamiento negativo para sacar de su sitio estas dos vértebras, lo cual influye en nuestra postura y nuestra fisiología.

Lo he demostrado unas cuantas veces en mis clases avanzadas de terapia craneosacral. Primero, hacía que mis estudiantes observaran la posición de mi C1. Me tumbaba de espaldas, y los alumnos podían determinar la posición de mi C1 colocando suavemente la yema de los pulgares en los procesos transversos de esta. Si no había rotación de la C1, los pulgares estaban casi horizontales; sin embargo, si un pulgar estaba más alto que el otro, ello era indicativo de rotación de la vértebra.

Al principio del experimento, un estudiante observó que sus pulgares estaban en posición horizontal. A continuación, pensé en algo que me molestaba. Inmediatamente, los procesos transversos de la C1 se desplazaron; un lado subió y el otro bajó. Pareció que la posición de la vértebra había rotado aproximadamente cuarenta y cinco grados respecto a la horizontal; una parte (la anterior) estaba hacia arriba y la otra (la posterior), hacia abajo. (Aunque esta observación es contraria a las posibilidades anatómicas reales de que la C1 rote sola, es lo que se percibe con los pulgares cuando están comprobando suavemente los procesos transversos de la vértebra. La única explicación que concibo es que la rotación incluya una combinación compleja del reposicionamiento de la C1, la C2 y la C3 en su conjunto. De alguna manera, la C1 debe de deslizarse fuera de la articulación para poder girar todavía más).

La experiencia me resultó muy desagradable, ya que tuve que sufrir un cambio de estado que me alejó de la participación social. Los otros alumnos de la clase pudieron observar un cambio en mi respiración y una pérdida de color en mi cara. Luego hice que mi estudiante aplicara la técnica manual para la liberación miofascial (ver la «Técnica de liberación neurofascial», en la página 281) para volver a alinear mis C1 y C2. Estas vértebras no volvieron a su sitio tan rápidamente como habían salido de su posición. El estudiante tuvo que repetir la técnica varias veces hasta que la C1 estuvo nuevamente horizontal. Al final volví a sentirme yo mismo.

La rotación de la C1 y la C2 tiene un valor para la supervivencia en términos evolutivos: ejerce presión sobre la arteria vertebral y reduce el flujo de sangre hacia el bulbo raquídeo, lo cual afecta al funcionamiento de los cinco nervios necesarios para la participación social. Esto nos pone en un estado vagal no ventral, lo cual, en caso de peligro, puede contribuir a nuestra supervivencia por medio de apagar las funciones superiores cuando hemos de luchar o huir, o cuando no podemos enfrentarnos a la situación del momento desde el punto de vista físico o emocional.

Si nuestra neurocepción registra de pronto señales del entorno que indican que estamos amenazados o en peligro, este cambio en nuestra fisiología debería ser instantáneo, y lo es. Es interesante observar que si bien nuestro sistema nervioso se altera con rapidez, tarda más tiempo en regresar a la normalidad cuando volvemos a sentirnos seguros.

No es necesario un trauma para influir en la C1 y la C2; el recuerdo de un hecho pasado puede tener el mismo efecto. Estudios efectuados con la ayuda de escáneres cerebrales cuyos sujetos fueron mujeres con trastorno de estrés postraumático mostraron una reducción de la afluencia de sangre a los lóbulos frontales del cerebro cuando oían contar los hechos traumáticos.[1]

¿Por qué un trauma, el recuerdo de un trauma o incluso un pensamiento negativo pueden llevar a un cambio estructural como la rotación de la C1 y la C2? Diez pequeños músculos conectan el hueso occipital, situado en la base del cráneo, con estas dos vértebras. Ocho de estos músculos son los denominados *músculos suboccipitales*, y se apoyan en la superficie posterior de las vértebras. Otros dos músculos, el *rectus capitis lateralis* y el *rectus capitis anterior*, se apoyan sobre la superficie frontal de esas mismas dos vértebras. Están inervados por el nervio occipital, situado en el cuero cabelludo en la parte posterior de la cabeza (ver «Músculos suboccipitales» y «Nervio suboccipital» en la página 323, y «Arterias vertebrales» y «Músculos suboccipitales con vértebra» en la página 324). Tensiones inapropiadas en cualquiera de estos diez músculos son suficientes para hacer girar y mantener fuera de sitio a la C1 y la C2.

Los procesos transversos de cada vértebra cervical tienen aberturas (llamadas *foramen*) para permitir el paso de las arterias vertebrales. La rotación o desviación de las vértebras puede torcer o presionar esas arterias, con la consecuencia de que el flujo de sangre se reduce, como ocurre con una manguera de jardín: si se dobla, el flujo de agua se reduce o se interrumpe. La cantidad de sangre que pasa a través de estas arterias vertebrales depende de la posición de las vértebras cervicales.

Cuando hacemos el ejercicio básico, apoyamos el peso de la cabeza sobre los dedos. Esta presión es suficiente para estimular el nervio occipital, lo cual provoca que esos músculos se relajen y se equilibren entre sí. Cuando realizamos el ejercicio básico, las primeras dos vértebras cervicales se sitúan en una posición mejor la una respecto a la otra.

Cuando la C1 y la C2 se ponen en su sitio, se alivia la tensión sobre las arterias vertebrales, lo cual proporciona un mejor flujo de sangre hacia el cerebro y el bulbo raquídeo y nos permite regresar al estado de participación social. Es necesaria una provisión de sangre adecuada a los nervios craneales, al bulbo raquídeo y al cerebro para que el sistema nervioso social funcione correctamente, y también para otras funciones corporales.

Por consiguiente, en coincidencia con la realineación de la C1 y la C2, se produce un alivio de muchos de los síntomas que con anterioridad describí como «las cabezas de la hidra».

## ¿Por qué movemos los ojos en el ejercicio básico?

En el ejercicio básico movemos los ojos porque hay una conexión neurológica directa entre los ocho músculos suboccipitales y los músculos que mueven nuestros globos oculares.

Podemos experimentar esta conexión entre el movimiento de los ojos y los cambios de tensión de los músculos suboccipitales de manera directa si ponemos los dedos tranversalmente en la parte posterior de la cabeza, justo debajo y paralelos al límite inferior del cráneo. Dejando la cabeza quieta, si movemos los ojos a derecha o izquierda, arriba o abajo, o en diagonal, una leve presión de los dedos debería detectar un ligero movimiento de las vértebras cervicales superiores o un cambio en el grado de tensión de los músculos del cuello debajo de los dedos con cada movimiento ocular.

En mi clínica he observado que las personas socialmente participativas tienen la C1 y la C2 bien posicionadas. También tienen un sistema nervioso autónomo que funciona bien, que es flexible y capaz de responder de manera apropiada a diversas situaciones y estados interiores.

La participación social no es un estado fijo, y tampoco debería quedar fija la posición de la C1 y la C2 después de hacer el ejercicio básico. Estos huesos se mueven en el instante en que nuestro estado psicológico cambia en un momento de felicidad, satisfacción, miedo, ira o retraimiento, o cuando nuestro estado fisiológico se mueve entre la participación social, la activación vagal dorsal o la activación de la cadena simpática espinal.

Nuestro sistema nervioso autónomo está explorando constantemente tanto nuestro entorno externo como el interno. Cuando todo va bien, la C1 y la C2 se ponen en su sitio y recibimos el flujo de sangre adecuado en el bulbo raquídeo. Cuando hay un estado vagal dorsal o actividad en la cadena simpática espinal, ambas vértebras giran respecto a su posición, y se reduce el flujo de sangre al origen de los cinco nervios craneales en el bulbo raquídeo y a algunas zonas del cerebro. Este mecanismo fisiológico nos aleja de la participación social, pero también nos permite reaccionar cuando nos encontramos ante un peligro o una dificultad. Este mecanismo es instintivo e inmediato, y evita el pensamiento consciente. Habitualmente no nos percatamos del cambio.

Una de las bases de mi tratamiento para el estrés y la depresión consiste en realinear la C1 y la C2 utilizando el ejercicio básico o con la técnica manual de liberación miofascial, que explico en el siguiente apartado. Estas intervenciones liberan los desequilibrios en la tensión en los pequeños músculos que mantienen el cráneo y las primeras dos vértebras alineados entre sí, y esto reposiciona el atlas y el occipucio. Una mejor alineación de las vértebras, especialmente la C1 y la C2, aumenta el flujo de sangre al cerebro y habitualmente produce una rápida mejoría en el funcionamiento de los cinco nervios necesarios para el estado de participación social.

Hay otros tipos de terapia manual para poner la C1 en su sitio, en los que se utilizan técnicas de manipulación basadas en toques breves aplicados a alta velocidad. Sin embargo, prefiero utilizar una técnica suave. Si puedo darle al cuerpo la información correcta con un toque suave en el sitio adecuado, se equilibrará solo. Como no podemos colocar la C1 y la C2 en su sitio y pretender que permanezcan así de manera permanente, deberíamos repetir las técnicas de equilibrado con frecuencia, o cada vez que sea necesario.

## TÉCNICA DE LIBERACIÓN NEUROFASCIAL PARA LA PARTICIPACIÓN SOCIAL

Antes de oír hablar de la teoría polivagal o de tratar a algún cliente que tuviese un trastorno del espectro autista, había desarrollado una técnica manual sanadora para aplicar sobre la base del cráneo que, casualmente, pude utilizar más adelante para ayudar a muchas personas a mejorar sus habilidades sociales y comunicativas. A veces, en mi clínica decido utilizar esta técnica en lugar del ejercicio básico. La he bautizado como *técnica de liberación neurofascial*.

Desarrollé esta técnica sobre la base de mi comprensión de los principios de la terapia craneosacral biomecánica, la osteopatía y la liberación del tejido conectivo (Rolfing). La he utilizado con gran éxito durante los últimos veinticinco años y la he enseñado a unos cuantos miles de terapeutas.

Esta técnica tarda menos de cinco minutos en aplicarse, no exige realizar un esfuerzo físico y es muy efectiva. Uno se la puede aplicar a sí mismo o para tratar a otra persona.

## Cuándo utilizar la técnica de liberación neurofascial

El ejercicio básico es un método sencillo de autoayuda y un modo fácil y efectivo de conseguir que el nervio vago ventral funcione mejor. Sin embargo, si eres terapeuta corporal, quizá prefieras utilizar tus propias manos antes que darle a la gente ejercicios para hacer. O quizá quieras combinar los ejercicios de autoayuda con las técnicas manuales.

La técnica de liberación neurofascial puede servir como alternativa al ejercicio básico. Es especialmente valiosa para tratar a bebés, niños y adultos con un trastorno del espectro autista, que carecen de las necesarias habilidades de comunicación para captar las instrucciones relativas al ejercicio básico. Constituye un método no verbal para conseguir cambios beneficiosos en el sistema nervioso de otra persona.

Si practicas el masaje u otras modalidades manuales, te sugiero que apliques esta técnica o le pidas a tu cliente que efectúe el ejercicio básico al principio de las sesiones. Esta recomendación está en línea con la investigación de Porges, Cottingham y Lyon (ver la página 139) y garantizará que el sistema nervioso autónomo de tu cliente esté flexible y que él o ella consiga el máximo beneficio de tu tratamiento. También te aconsejo que termines las sesiones con esta técnica.

## Instrucciones para la técnica de liberación neurofascial

Si estás acostumbrado a hacer masajes, deberás utilizar tus manos de una manera nueva para tener éxito con esta técnica. Practícala sobre ti mismo y aprende la forma de conseguir la liberación antes de intentarlo con otra persona. Para conseguir la participación social con esta técnica, hay que estimular los reflejos de los nervios del tejido conectivo suelto situado justo debajo de la piel en la base del cráneo. Esto equilibra los grados de tensión de los músculos pequeños situados entre la base del cráneo y las vértebras del cuello.

Te será más fácil aprender esta técnica si la persona está tendida bocabajo, de manera que puedas ver tus propios dedos. Empieza con un lado de la parte posterior de la cabeza.

1. Presiona suavemente la base del cráneo en un lado y siente la dureza del hueso occipital. Comprueba la movilidad de la piel en un lado del occipucio. Desliza la piel sobre el hueso hacia la derecha, con suavidad. Luego déjala volver a su sitio.

2. A continuación desliza la piel a la izquierda, y déjala regresar a su sitio. ¿En qué dirección has encontrado más resistencia?

3. Desliza la piel en la dirección de más resistencia. Procede muy lentamente y estate preparado para parar a la primera señal de resistencia, que puede presentarse cuando la piel se haya desplazado tres milímetros o menos. Detente ahí y mantén esa posición. Sigue sintiendo la ligera resistencia. En esos momentos de pausa, la persona suspirará o tragará, y la resistencia de la piel se diluirá.

4. Cuando vuelvas a comprobar la piel, debería deslizarse fácilmente en las dos direcciones.

5. Aplica esta técnica en el otro lado.

Cuando vuelvas a comprobar el nervio vago (ver el capítulo cuatro), debería estar funcionando correctamente. Además, debería haber una mayor libertad de movimiento al girar la cabeza a la derecha y a la izquierda.

## Instrucciones para la técnica de liberación neurofascial con las dos manos

Después de haber practicado con una mano, se pueden utilizar las dos.

1. Coloca un dedo de una mano sobre el occipucio, en la base posterior de la cabeza, sobre un lado. Comprueba la capacidad de deslizamiento de la piel encima del hueso, como se ha descrito anteriormente. La piel debería deslizarse sobre el hueso más fácilmente en una dirección que en la otra.

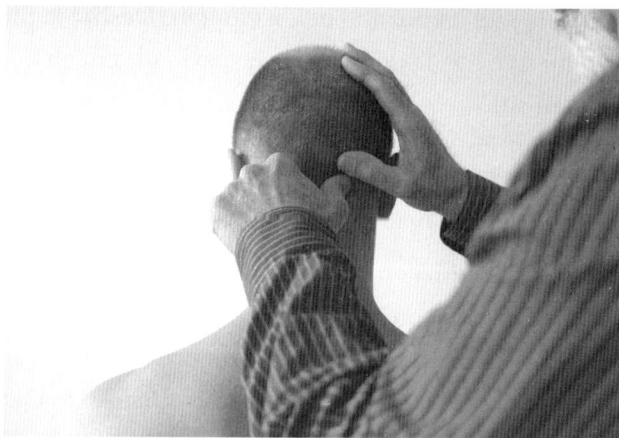

**Figura 9.** Deslizando la piel del occipucio con las dos manos

2. Coloca un dedo de la otra mano en la parte alta del cuello, en el mismo lado. Si presionas un poco más profundamente, deberías poder sentir los músculos. Utiliza ese

dedo para comprobar la capacidad de deslizamiento de la piel encima de los músculos de esa parte del cuello. Debería moverse más fácilmente en la dirección contraria a la dirección en la que el otro dedo está deslizándose sobre el cráneo (figura 9).

3. Después de haber efectuado la comprobación, aligera la presión. Deja que los dedos de las dos manos deslicen la piel en direcciones opuestas, hasta notar resistencia.

4. Detente y mantén esa ligera tensión. Espera hasta conseguir un suspiro o una deglución.

5. Afloja los dedos y permite que la piel regrese a su posición original.

6. Haz lo mismo con la piel del lado contrario del occipucio y del cuello.

Cuando vuelvas a comprobar el nervio vago, debería estar funcionando correctamente. También debería haber más libertad de movimiento al girar la cabeza a la izquierda y a la derecha.

## Aplicación correcta de la técnica de liberación neurofascial

La clave del éxito de la técnica de liberación neurofascial radica en hacer deslizar la piel y detenerse a la primera señal de resistencia. Utiliza la yema de los dedos para conectar con la piel empleando el toque más ligero que puedas imaginar. Luego desliza la piel a lo largo de un recorrido muy breve sobre las capas subyacentes de músculos, huesos y tendones.

Esta técnica difiere de las utilizadas en otras modalidades de masaje, que se centran sobre todo en el sistema muscular, y por tanto hacen presión sobre el cuerpo. Por favor, lee con atención las instrucciones paso a paso para seguirlas correctamente.

Esta técnica manual estira el tejido conectivo suelto que se encuentra justo por debajo de la piel (para tener una idea de lo fino y delicado que es este tejido, busca en You Tube «Strolling under the Skin» [Paseando bajo la piel]) y que cuenta con muchas terminaciones nerviosas propioceptivas. Cuando se desliza suavemente la piel a lo largo de una distancia muy corta encima de los músculos y los huesos, se crea una ligera tracción en este tejido suelto, lo cual es suficiente para estimular los nervios.

Deslizas la piel a lo largo de un recorrido breve, hasta sentir la primera señal de resistencia, y como estás trabajando directamente sobre los nervios propioceptivos no necesitas utilizar la fuerza requerida por la mayor parte de las modalidades de masaje enfocadas en los músculos. Si usas una fuerza innecesaria y sigues empujando después de la primera señal de resistencia, o si deslizas la piel demasiado rápidamente, los músculos y los ligamentos se tensarán. No se puede causar ningún daño de esta manera, pero la liberación requerirá mayor tiempo. Lo peor que puede ocurrir es que no se consigan los cambios deseados.

A veces puede suceder que estés empujando tan suavemente que la otra persona diga que no siente nada. ¡Esta es una buena información!

A medida que avances con el tratamiento, observarás una mejoría palpable en cuanto a la capacidad de deslizamiento de la piel.

## LOS EJERCICIOS DE LA SALAMANDRA

Los ejercicios de la salamandra aumentan progresivamente la flexibilidad de la columna torácica, lo cual libera el movimiento de las articulaciones entre cada costilla y el esternón. Esto aumentará la capacidad respiratoria, ayudará a reducir la posición de la cabeza adelantada llevándola hacia atrás y alineándola mejor y reducirá la escoliosis (curvatura anormal de la columna).

El 80 % de las fibras del nervio vago son fibras aferentes (sensoriales), lo cual significa que llevan información de todo el cuerpo al cerebro. Solo un 20 % son fibras eferentes (motoras), es decir, que llevan instrucciones del cerebro al resto del cuerpo. Algunas de las fibras aferentes de partes del NC IX y el NC X controlan la cantidad de oxígeno y dióxido de carbono en la sangre. Cuando mejoramos nuestro patrón respiratorio con estos ejercicios, le decimos al cerebro (por medio de los nervios aferentes) que estamos seguros y que nuestros órganos viscerales están funcionando correctamente. Esto, a su vez, facilita la actividad vagal ventral.

Pero ¿qué viene antes? El patrón respiratorio limitado ¿es el resultado de un vago ventral que no funciona bien, o el mal funcionamiento del vago ventral es causado por la retroalimentación procedente de un patrón respiratorio deficiente? Si hay tensiones en el diafragma y los músculos que mueven las costillas, la retroalimentación de los nervios vagales aferentes que controlan esos movimientos informará de una respiración anormal, lo cual puede impedir un estado de actividad vagal ventral, de la misma manera que restablecer la actividad vagal ventral mejorará las condiciones fisiológicas. En la práctica, mejorar cualquiera de los dos factores será útil, independientemente de cuál sea el que se alteró antes.

La posición de la cabeza adelantada reduce el espacio en la parte superior del tórax disponible para la respiración. Los ejercicios de la salamandra pueden generar más espacio en la parte superior del tórax para el corazón y los pulmones. Aliviar la posición adelantada de la cabeza también quitará presión a los nervios que llegan, desde la médula espinal, al corazón, los pulmones y los órganos viscerales. Al mejorar la alineación de las vértebras cervicales, los ejercicios de la salamandra también alivian la presión sobre las arterias vertebrales y pueden mitigar algunos dolores de espalda entre los hombros.

Cuando se hacen los ejercicios de la salamandra, se lleva la cabeza al mismo nivel que la columna. Esta posición es parecida a la de una salamandra, que no tiene cuello, de manera que su cabeza es como otra vértebra al final de la columna. Una salamandra no puede flexionar, extender, girar o doblar lateralmente la cabeza por separado con respecto al resto de las vértebras de la columna o levantar la cabeza por encima del nivel de las vértebras espinales, como sí pueden hacer los reptiles y los mamíferos. Este ejercicio se realiza con la cabeza alineada con la columna.

En cuanto a los movimientos de la columna, estos ejercicios ponen la cabeza en una posición que no es ni elevada ni baja. El tórax (que forma parte de la columna) ahora puede doblarse mejor de lado, de alguna manera de forma parecida a como lo hace la salamandra. Se pueden utilizar los movimientos laterales de las vértebras torácicas para aliviar las tensiones musculares entre las costillas y la columna vertebral en la región torácica. Esto contribuye a la libertad de movimiento de las costillas y facilita una buena respiración.

En cuanto a la extensión y flexión de la columna humana, hay normalmente mayor flexibilidad en las vértebras del cuello y las lumbares y menor en las del tórax. Sin embargo, la flexibilidad de la columna en el tórax aumenta enormemente cuando nos doblamos de lado. Las articulaciones de las vértebras torácicas se desbloquean, lo cual permite que esa parte de la columna se doble lateralmente con más facilidad.

## Nivel 1: ejercicio de la media salamandra

Para hacer la primera parte del ejercicio de la salamandra a la derecha, tienes que sentarte o ponerte de pie en una posición confortable.

1. Sin girar la cabeza, mira a la derecha.
2. Siempre con la cabeza encarada hacia delante, dóblala hacia el lado derecho, de manera que la oreja derecha se acerque al hombro derecho, sin levantar el hombro (figura 10).
3. Mantén la cabeza en esta posición durante un lapso de treinta a sesenta segundos.

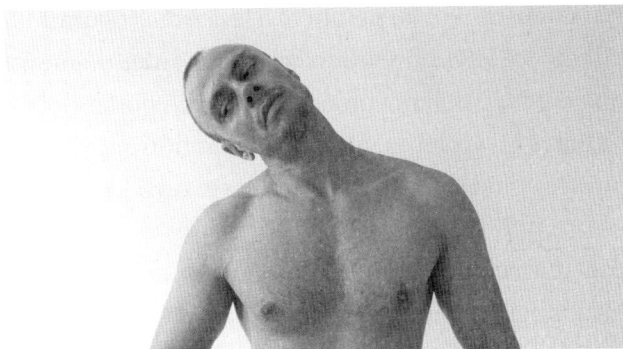

**Figura 10.** Media salamandra con los
ojos mirando a la derecha

4. Luego devuelve la cabeza a la posición neutra y gira los ojos para que miren otra vez hacia delante.
5. Ahora, haz lo mismo hacia el otro lado: mira a la izquierda y dobla la cabeza hacia el lado izquierdo. Después de un lapso de treinta a sesenta segundos, vuelve a poner la cabeza en posición erecta, con los ojos mirando hacia delante.

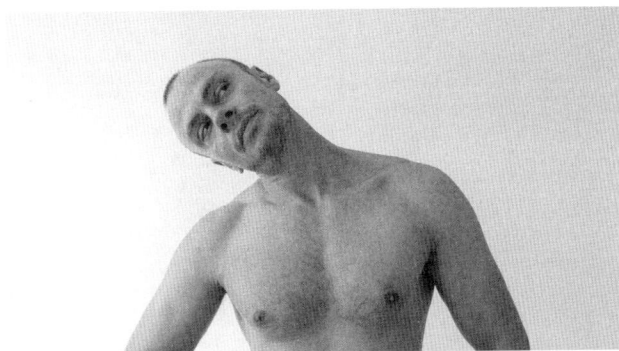

**Figura 11.** Media salamandra con los ojos hacia la izquierda

## Una variante de la media salamandra

En esta variante del ejercicio de la media salamandra, sigue las mismas instrucciones que antes, pero haz que los ojos miren a la *izquierda* mientras doblas la cabeza a la *derecha* (figura 11). Este movimiento de los ojos en sentido contrario antes de mover la cabeza aumenta el rango del movimiento; deberías poder doblar la cabeza todavía más a la izquierda. Mantén la posición entre treinta y sesenta segundos, y luego haz lo mismo con el otro lado.

## Nivel 2: ejercicio de la salamandra completo

El ejercicio completo de la salamandra implica doblar lateralmente toda la columna, no solo el cuello. También se lleva a cabo en una posición corporal diferente.

1. Ponte en el suelo a cuatro patas, apoyando el peso del cuerpo sobre las rodillas y las palmas de las manos. Se pueden colocar las manos en el suelo, pero es mejor poner las palmas sobre un escritorio, una mesa, el asiento de una silla o los cojines de un sofá. La cabeza debería estar al mismo nivel que la columna (figura 12).

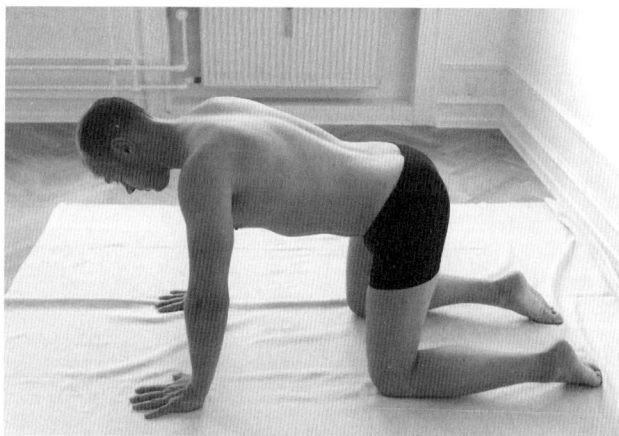

**Figura 12**. Salamandra a cuatro patas

2. En este ejercicio, las orejas no deberían estar ni por encima ni por debajo del nivel de la columna. Para encontrar

la posición correcta de la cabeza, levántala ligeramente por encima de lo que te parezca correcto. Deberías poder sentir que está ligeramente levantada. Luego, bájala un poco por debajo de lo que parezca correcto. Deberías poder sentir que está ligeramente más baja de como debería estar. Ve alternando las dos posiciones. Levanta un poco la cabeza y luego bájala. Intenta encontrar una posición intermedia en que no tengas la sensación de que la cabeza está ni demasiado levantada ni demasiado baja. Aunque quizá no encuentres nunca esa posición exacta, puedes empezar a concentrarte en ello.

3. Una vez encontrada una buena posición para la cabeza con respecto a la columna, mira a la derecha moviendo los ojos solamente, mantenlos en esa posición y dobla la cabeza a la derecha acercando la oreja derecha al hombro derecho.

4. Completa el movimiento permitiendo que la torsión lateral siga más allá del cuello, hasta la base de la columna.

5. Mantén esta posición durante un lapso de treinta a sesenta segundos.

6. Haz que la columna y la cabeza regresen a la posición central.

7. Repite todos los pasos, pero con el lado izquierdo (figura 13).

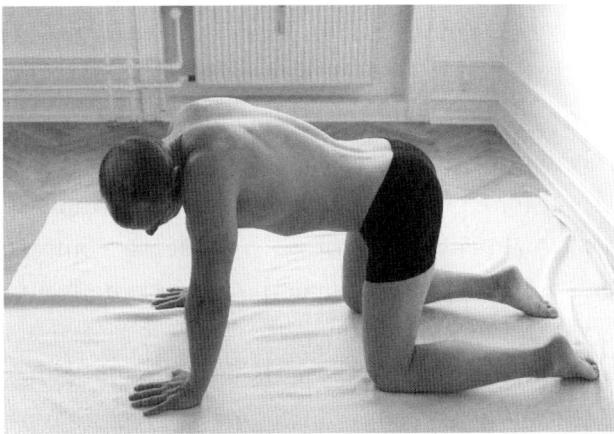

**Figura 13.** Salamandra con la cabeza hacia la izquierda

## MASAJE PARA LAS MIGRAÑAS

En el apéndice encontrarás dibujos de cuatro modelos diferentes de dolor de cabeza de tipo migrañoso marcados en rojo (ver las ilustraciones «Dolor de cabeza», página 320). La *X* en los dibujos indica la ubicación de los puntos gatillo en la superficie de los músculos que se pueden masajear para liberar la tensión de los músculos afectados.

Los cuatro dibujos muestran los cuatro patrones típicos de dolor migrañoso. Encuentra el que se corresponde con tus síntomas. Una vez identificado, podrás ver qué parte de qué músculo está tensa y dónde masajear.

Los puntos gatillo, cada uno marcado con una *X* en cada dibujo, son zonas de la superficie del músculo en las que hay una concentración elevada de terminaciones nerviosas. Algunas de ellas se percibirán más gruesas o duras que el resto del músculo. La gente a menudo encuentra que los puntos gatillo que se han de liberar duelen cuando se aplica presión.

## Cómo encontrar y aliviar la tensión en los puntos gatillo

Cuando se trabaja con nervios situados en la superficie muscular, normalmente es suficiente un toque ligero para liberar la tensión de todo el músculo. En lugar de masajear todo el músculo, como en el masaje ordinario, habitualmente basta con masajear los puntos gatillo. No hay que esforzarse o presionar fuertemente sobre el cuerpo.

Masajear los puntos gatillo en profundidad o aplicando mucha fuerza normalmente es doloroso y puede ser contraproducente. Bajo una presión excesiva, el cuerpo no se siente seguro y el sistema nervioso autónomo se pone en un estado de activación simpática o de retraimiento dorsal vagal. Esto no es perjudicial, pero es ineficaz, porque el organismo necesita luego tiempo para volver a estabilizarse.

Traza pequeños círculos sobre el punto gatillo. A continuación, detente y espera hasta observar una reacción del sistema nervioso, bajo la forma de un suspiro o una deglución. A los pocos minutos, la intensidad del dolor debería empezar a disminuir o desaparecer. Se puede repetir el tratamiento cada vez que se necesite aliviar una migraña.

No hay que tratar todas las *X* del dibujo. Aunque una *X* indique un punto gatillo relacionado con un determinado patrón de dolor, si no se siente nada duro o doloroso en ese punto concreto de la superficie del músculo, ese punto gatillo no está activo. No pierdas tiempo intentando liberarlo; en lugar de ello, céntrate en los puntos gatillo que sientas duros, gruesos o dolorosos.

## EJERCICIO SOBRE EL ECM PARA LA TORTÍCOLIS

Este ejercicio ampliará el rango de tu movimiento cuando gires la cabeza, aliviará los síntomas de la tortícolis y te ayudará a prevenir los dolores de cabeza migrañosos. Es parecido a los primeros movimientos que hacíamos cuando éramos bebés y estábamos tumbados bocabajo apoyados sobre los codos, con la cabeza libre de moverse para poder mirar a nuestro alrededor.

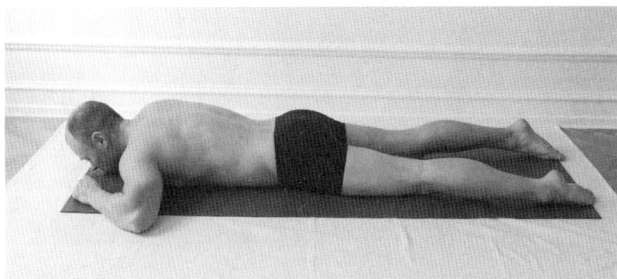

**Figura 14.** Tumbado bocabajo

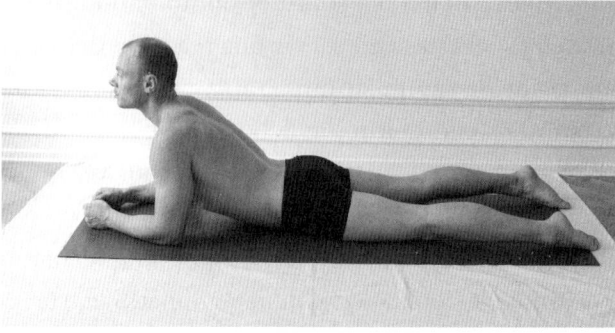

**Figura 15.** Levantando la cabeza

1. Tiéndete bocabajo (figura 14). Levanta la cabeza y recoge los brazos debajo del pecho. Apoya el peso de la parte superior del cuerpo sobre los codos (figura 15).
2. Gira la cabeza hacia la derecha todo lo que puedas sin llegar a forzar. Permanece en esta posición durante sesenta segundos.
3. Vuelve a llevar la cabeza al centro.
4. Ahora, gira la cabeza a la izquierda tanto como puedas sin forzar, y mantente en esta posición durante sesenta segundos (figura 16).

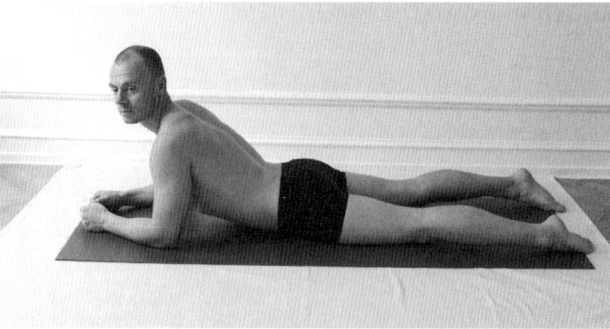

**Figura 16.** Girando la cabeza a la izquierda

Si con este ejercicio ha mejorado la rotación de la cabeza pero el movimiento todavía no es todo lo bueno que quisieras hacia uno de los lados, la limitación probablemente es debida a otro músculo, el *levator scapulae*, que está inervado por los nervios espinales C3 a C5. Este tipo de tortícolis no desaparecerá solamente al mejorar el funcionamiento del NC XI, el trapecio y el esternocleidomastoideo (ver «El músculo *levator scapulae*» en la página 172).

Parte de la rigidez se puede deber también a una hernia de hiato y al acortamiento del esófago, puesto que el nervio vago se envuelve alrededor de este (ver «Alivio de la EPOC y la hernia de hiato» en la página 157).

## EJERCICIO DE TORCER Y GIRAR EL TRAPECIO

El ejercicio de torcer y girar el trapecio mejora el tono de este músculo si está flácido y equilibra cada una de sus tres partes entre sí. También ayuda a alargar la columna, mejorar la respiración y corregir la postura de la cabeza adelantada. Esto, a su vez, a menudo alivia el dolor de hombros y de espalda.

Este ejercicio puede beneficiar a cualquiera, no solo a quienes tienen la cabeza adelantada (PCA). Se tarda menos de un minuto en hacerlo, y enseguida se perciben efectos positivos. Es una buena idea tomarse un momento para practicar este ejercicio después de haber estado sentados un rato y repetirlo regularmente de vez en cuando. Yo lo hago casi cada vez que me levanto de delante del ordenador. Cada vez que realices el ejercicio experimentarás una mejoría en la respiración y la postura, y los efectos positivos son acumulativos.

Con este ejercicio, la idea no es fortalecer o estirar el trapecio. Se parte del supuesto de que este músculo está lo suficientemente fuerte y solo necesita que se estimulen los nervios de las fibras musculares flácidas. Se trata de despertarlas para que asuman una parte del trabajo, como hacían cuando éramos bebés y gateábamos.

Cuando un bebé está tumbado bocabajo, utiliza todas las fibras de las tres partes del músculo trapecio para mantener los omóplatos juntos, levantar la cabeza y girarla para mirar a su alrededor. Más tarde, también utiliza todas estas fibras nerviosas cuando se levanta sobre piernas y manos para gatear y mirar el entorno.

Sin embargo, cuando el bebé se pone de pie, las fibras del trapecio dejan de utilizarse por igual. Algunas se tensan más mientras que la energía abandona a otras, de manera que se vuelven flácidas. La cabeza ya no se aguanta de la misma manera con las tres partes del trapecio. Con el tiempo, tiende a deslizarse hacia delante, de manera que el centro de las orejas se sitúa por delante del centro de los hombros y estos muestran una tendencia a estirarse hacia delante y hacia abajo, hacia la línea central.

Después de hacer este ejercicio, todas las fibras musculares de las tres partes del trapecio tendrán un tono más uniforme. Así, cuando estés de pie o sentado, tu cabeza se deslizará por sí misma hacia atrás y hacia arriba de manera natural, lo cual reducirá la PCA y mejorará tu postura.

## Instrucciones para el ejercicio de torcer y girar

Este ejercicio tiene tres partes. La diferencia entre las tres es la posición de los brazos.

1. Siéntate de manera confortable sobre una superficie firme, como el asiento de una silla o un banco, con la cara mirando al frente.
2. Cruza los brazos, con las manos apoyadas ligeramente sobre los codos (figura 17). Deberás girar enérgicamente la cintura escapular, primero hacia un lado y luego hacia el otro, sin parar, y sin levantar las caderas.

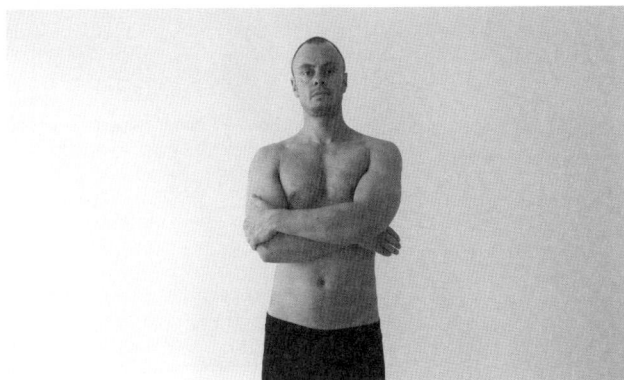

**Figura 17.** Las manos sobre los codos

3. En la primera parte del ejercicio, deja caer los codos y que descansen delante de tu cuerpo. Gira los hombros de manera que los codos se muevan, primero hacia un lado y luego hacia el otro. Al girar los hombros de lado a lado, los brazos se deslizan suavemente sobre el estómago, y esto activa las fibras del trapecio superior (figura 18).

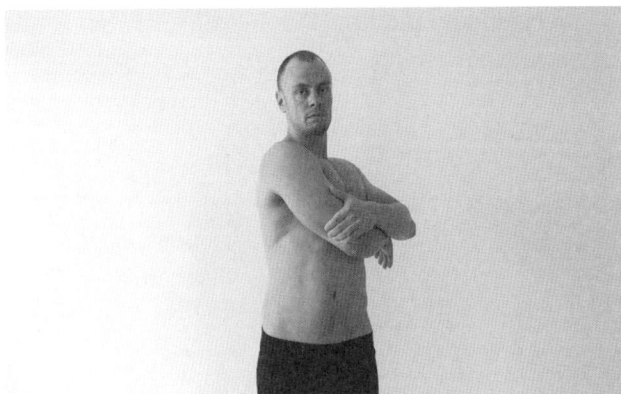

**Figura 18.** Giro del trapecio

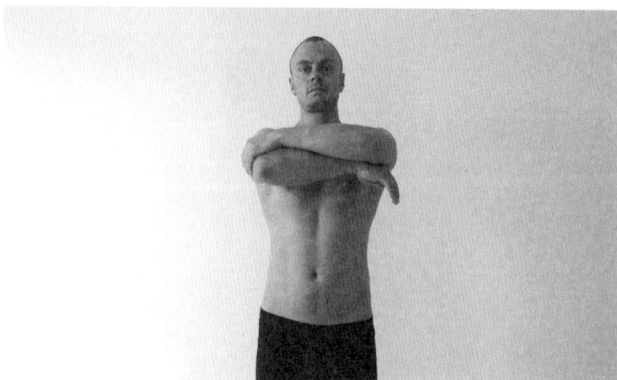

**Figura 19.** Giro del trapecio con los codos levantados

4. Hazlo tres veces. No fuerces y tampoco detengas el movimiento. Mueve los hombros sin forzarlos o frenarlos. Los movimientos han de ser suaves y relajados.

5. La segunda parte del ejercicio es como la primera; la única diferencia es que hay que levantar los codos y mantenerlos delante del tórax, a la altura del corazón (figura 19). Gira los codos primero hacia un lado y luego hacia el otro (figura 20). Hazlo tres veces. Se activarán las fibras musculares del trapecio medio.

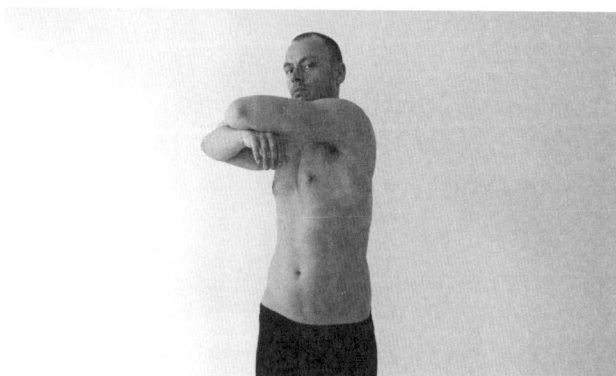

**Figura 20.** Giro del trapecio hacia la derecha

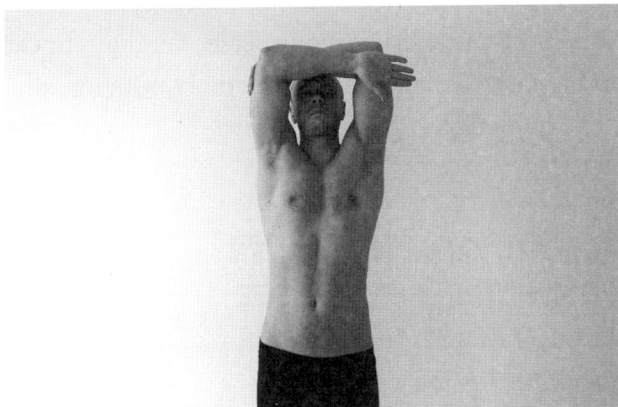

**Figura 21.** Codos levantados

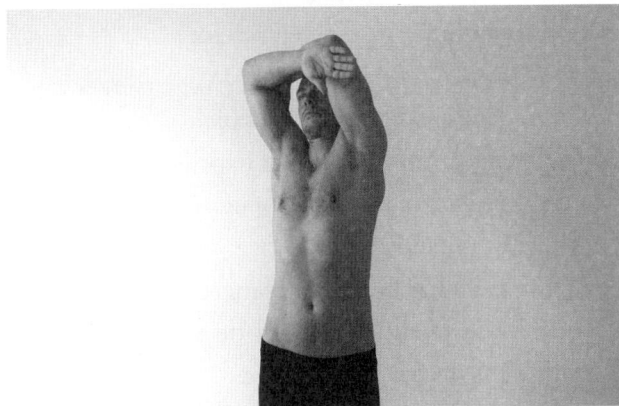

**Figura 22.** Giro del trapecio con los brazos levantados

6. En la tercera parte del ejercicio, levanta los codos tan arriba como puedas sin forzar (figura 21). Gira los codos de un lado a otro tres veces (figura 22). Se activarán las fibras musculares del trapecio inferior.

Después de hacer el ejercicio puede ser que sientas que tu cabeza está más ligera y que se ha movido hacia atrás y hacia arriba, lejos de la postura de la cabeza adelantada. No es raro que alguien que tenga una PCA considerable acabe midiendo algunos centímetros más la primera vez que realiza el ejercicio. Si alguien te ha estado observando desde un lado, verá que tu cabeza se ha movido en parte hacia atrás a partir de la posición adelantada, si tenías esta tendencia.

## ESTIRAMIENTO FACIAL NATURAL EN CUATRO MINUTOS, PRIMERA PARTE

Los beneficios de este tratamiento suave y placentero incluyen la relajación de los músculos faciales y conseguir una sonrisa más natural al mejorar la funcionalidad de los nervios craneales V y VII. Lo puedes hacer para ti mismo y compartirlo con otras personas. Estos son los beneficios de este ejercicio:

- Mejora la circulación hacia la piel.
- Da vida a los músculos de la expresión del tercio medio de la cara, en la zona que se encuentra entre los ángulos de la boca y los ángulos de los ojos.
- Mejora la circulación de la sangre hacia la piel de la cara.
- Aporta una cualidad juvenil de vivacidad que uno puede sentir y los demás pueden ver.
- Ayuda a sonreír con más naturalidad y más a menudo.
- Hace que la cara responda mejor a la interacción con los demás y, por consiguiente, aumenta el sentido de la empatía.
- Hace que los pómulos planos se vean un poco más prominentes y que los pómulos muy salidos lo estén un poco menos.

Antes de aplicar esta técnica mírate la cara en un espejo. Si vas a aplicar la técnica a otra persona, dale un espejo de mano para que pueda ver su cara y observar los cambios. Fijaos sobre todo en la parte de la piel que hay alrededor de los pómulos.

Aplica la técnica a un lado de la cara en primer lugar. Luego, comprueba si puedes ver o sentir una diferencia entre los dos lados. Habitualmente, las diferencias se hacen evidentes al hablar o al sonreír. Luego, aplica el tratamiento al otro lado: debería volver a haber más simetría.

## Dónde aplicar la técnica

Hay un punto en la cara que es la terminación del meridiano de acupuntura del intestino grueso, llamado IG 20 (ver «Puntos de acupuntura» en el apéndice). En el masaje chino, japonés y tailandés, es un punto de belleza. En el masaje tailandés clásico este punto es conocido como *bambú dorado*; en la medicina tradicional china, como *fragancia de bienvenida*. El caso es que abre las ventanas de la nariz, y mejora así la respiración.

Este punto de la medicina china es interesante en términos de la anatomía occidental. Se halla directamente sobre la unión de dos huesos de la cara, el maxilar y el premaxilar. Hace mucho tiempo, ambos huesos eran dos elementos separados en el desarrollo evolutivo de nuestra especie, pero no tardaron en calcificarse en un hueso único. En la anatomía moderna, el maxilar y el premaxilar son concebidos como un solo hueso, llamado *maxilar*.

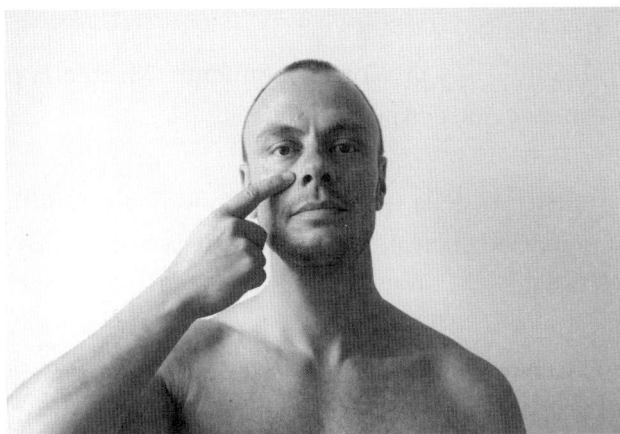

**Figura 23**. Masaje del IG 20

La terminación del meridiano del intestino grueso es fácil de encontrar. Toca suavemente la piel unos tres milímetros al lado de la parte superior del pliegue supraalar (el pliegue que hay entre la mejilla y el labio superior), cerca del límite exterior de la ventana de la nariz. Si se explora la zona con el dedo, este punto se encuentra fácilmente porque es más sensible que el resto de la piel circundante (figura 23).

## Cómo y por qué aplicar la técnica

La superficie de la piel de la cara está inervada por ramificaciones del quinto nervio craneal. Al tocar la piel de la cara con suavidad se estimulan estas terminaciones nerviosas.

1. Con un toque muy ligero, roza la superficie de la piel en el punto de acupuntura IG 20. Luego, deja que la punta del dedo se funda con la piel.
2. Desliza la piel hacia arriba y hacia abajo para hallar qué dirección presenta la mayor resistencia. Presiona suavemente sobre esa resistencia. Detente.
3. Mantente en ese punto y espera a sentir que cede.
4. Desliza la piel hacia dentro hacia la mitad de la cara, y hacia fuera hacia el lado para encontrar la dirección de mayor resistencia.
5. Detente ahí y presiona ligeramente. Mantén la presión y espera a que ceda la resistencia.

Los músculos de la cara están inervados por ramificaciones del séptimo nervio craneal. Justo debajo de la piel hay dos capas de músculos faciales.

6. Deja que la punta del dedo se hunda suavemente en las capas de músculos situadas bajo la piel en el mismo punto.

Deja que la primera capa de músculo se adhiera a la punta del dedo como si fuera un velcro.

7. Si pones cuidado en no presionar demasiado fuerte, y si sientes lo que está sucediendo debajo de las yemas de tus dedos, puedes deslizar estas capas de músculos. Primero desliza una capa sobre la otra, trazando un pequeño círculo.

8. Mientras estás haciendo el círculo, podrás observar que hay más resistencia al deslizar la piel en una dirección. Sigue empujando suavemente en esa dirección, y aguanta ahí hasta que haya una liberación bajo la forma de un suspiro o una deglución.

9. A continuación, empuja un poco más profundamente. Ahora, la capa inferior de músculo se adhiere a la capa muscular superior y a la piel. Puedes deslizar las dos capas juntas sobre la superficie del hueso.

10. Mientras vas trazando el círculo, tal vez observes que hay más resistencia a deslizar la piel en una dirección. Sigue empujando suavemente en esa dirección, y aguanta hasta que haya una liberación bajo la forma de un suspiro o una deglución.

Todos los huesos tienen un recubrimiento de tejido conectivo llamado *periostio* (del griego antiguo *peri-*, 'alrededor de', y *osteo*, 'hueso'). Este tejido es rico en terminaciones nerviosas de los nervios espinales o, como en este caso, de los nervios craneales.

11. Empuja todavía más profundamente con la punta del dedo sobre la cara hasta descansar suavemente sobre la superficie del hueso.

12. El masaje sobre la superficie del periostio tiene un efecto profundo en el sistema nervioso autónomo. Presiona ligeramente, pero lo suficiente para alcanzar la superficie

del hueso en el punto IG 20. Mueve la punta del dedo de un lado a otro sobre la superficie del hueso; luego mantén una presión suave sobre el hueso y espera hasta que sientas una liberación.

En el embrión, este hueso consistía en dos huesos, el maxilar y el premaxilar. Aunque se hayan fundido en uno solo, la mayoría de las personas aún pueden sentir que antes fueron dos huesos separados.

Este masaje de los nervios craneales V y VII estimula los nervios de la piel y los músculos de la cara. No borra todas las arrugas, pero relaja los músculos faciales, reduce algunas arrugas y deja el rostro con un aspecto más joven y fresco. Y sin efectos negativos como las cicatrices de la cirugía estética o las acumulaciones tóxicas de bótox.

Y lo más importante es que este masaje ayuda a la cara a mostrarse más expresiva, comunicativa y adaptable. Más participativa socialmente, en definitiva. Nuestra cara debería ser flexible y capaz de expresar distintas respuestas emocionales en varias situaciones. Las expresiones del rostro constituyen una parte vital de nuestra comunicación con los demás.

Además de permitirnos expresar nuestras propias emociones, la flexibilidad facial es importante para la participación social. Cuando nuestra cara está relajada y miramos la cara de otra persona, automáticamente nuestra cara hace micromovimientos que reflejan la expresión facial de esa persona. Estos movimientos son muy pequeños y cambian con gran rapidez.

Estos cambios de tensión de nuestra piel y nuestros músculos faciales retroalimentan al cerebro a través de las vías aferentes de los nervios craneales V y VII, para darnos una información subconsciente inmediata sobre lo que están sintiendo los demás. Este es un requisito previo para tener empatía con aquellos que nos rodean.

Si los músculos faciales de debajo de la piel están generalmente relajados, la persona habitualmente tiene un rostro liso y agradable, lo que se considera una cara hermosa o bonita. Desgraciadamente, muchos quedan bloqueados en los mismos patrones emocionales y faciales durante años. Sus músculos faciales tiran de la piel, creando arrugas o una papada. Si la persona permanece en el mismo estado emocional y no relaja sus músculos faciales, estas arrugas se hacen más profundas con el tiempo.

Además de esta técnica, acariciar suavemente la piel de la cara estimula el nervio craneal V y reduce la tensión de todos los músculos faciales.

## ESTIRAMIENTO FACIAL NATURAL EN CUATRO MINUTOS, SEGUNDA PARTE

Acabamos de centrarnos en el IG 20, un punto de acupuntura del meridiano del intestino grueso situado a un lado de las ventanas de la nariz. Estimular este punto mejora el equilibrio y el tono de los músculos de la parte inferior de la cara alrededor de la boca y de la nariz. Ahora nos centraremos en los ojos. Esta técnica es parecida en muchos aspectos a la que se acaba de describir. Encontrarás el punto de acupuntura V2 en el ángulo interior de la ceja. Con frecuencia la gente se masajea este punto de manera natural, sin pensarlo, cuando está cansada. El masaje de la piel y los músculos de la cara en este punto a menudo es relajante (figura 24).

Establece contacto con el V2 con el pulgar o con otro dedo. En este punto, el V2, trabajarás en cada una de las capas: la piel, las dos capas de músculos y el periostio.

Este es también un punto gatillo para el *orbicularis oculi*, un músculo fino, plano, que rodea la abertura del ojo. Se suele decir que los ojos son el espejo del alma. Antes de trabajar sobre el V2, el músculo podría estar demasiado tenso, lo cual provoca que el ojo esté algo entrecerrado, o podría estar bajo de tono, lo cual provoca que el ojo esté demasiado abierto. Al finalizar habrá un mejor equilibrio entre la mirada hacia fuera y la mirada hacia dentro. Verás a las demás personas con mayor claridad, y estas a su vez lo tendrán más fácil para establecer contacto visual contigo y te verán de manera diferente.

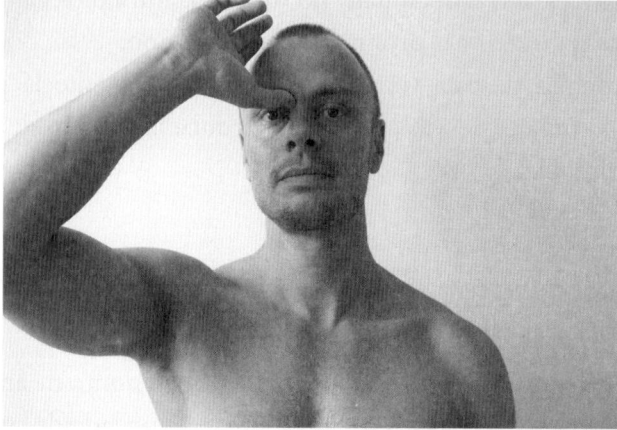

**Figura 24.** Masaje del V2

A un nivel más profundo, este punto de acupuntura se encuentra al borde de un pequeño hueso facial llamado *hueso lagrimal*. Hay personas que tienen los ojos secos y aparentemente desprovistos de vida, mientras que hay otras que pueden experimentar un flujo de lágrimas desagradable.

Tocando este hueso en el punto V2 y manteniendo el contacto sobre el hueso lagrimal, se equilibrará el flujo de humedad a los ojos y los dejará brillantes y chispeantes. La finalidad del masaje de estiramiento facial es dejar una sonrisa en los labios y un brillo en los ojos.

1. Encuentra el punto del ángulo interior de la ceja que sea más sensible que las zonas circundantes.

2. Con la yema del dedo, roza la piel varias veces, con suavidad.

3. Deja que la punta del dedo descanse ligeramente sobre la piel en el punto V2 (ver la figura 24) y mantén este contacto con la superficie de la piel hasta conseguir una liberación bajo la forma de un suspiro o una deglución.

4. A continuación, presiona ligeramente la capa de músculos faciales. Aquí es donde el músculo plano y redondo *orbicularis oculi*, que rodea el ojo, se conecta con los huesos de la cara. Deja que la piel se adhiera al dedo y traza un pequeño círculo, deslizando la piel ligeramente y buscando la dirección en la que se encuentre la resistencia.

5. Mantén el dedo sobre esa resistencia hasta conseguir la liberación bajo la forma de un suspiro o una deglución.

6. Profundiza todavía más, hasta sentir la superficie del hueso. Frótalo varias veces.

7. Mantén el contacto con el hueso y espera la liberación.

Si el *orbidularis oculi* está demasiado tenso y entrecierra los ojos, esta operación debería hacer que se abran de una forma más normal. Si los ojos están demasiado abiertos, esta técnica debería bajar un poco los párpados, pero los ojos seguirán estando abiertos.

Este es el segundo de dos puntos de belleza en el masaje clásico tailandés.

## CORTAR TODAS «LAS CABEZAS DE LA HIDRA»

La finalidad de todos estos ejercicios de autoayuda y técnicas manuales es ayudar a sacar a la gente del estado vagal dorsal o de la activación crónica de la cadena simpática y volver a situarla en un estado vagal ventral. Solo de esta manera podremos cortar todas «las cabezas de la hidra» y restablecer nuestra capacidad de contar con una buena salud física y emocional.

# Apéndice

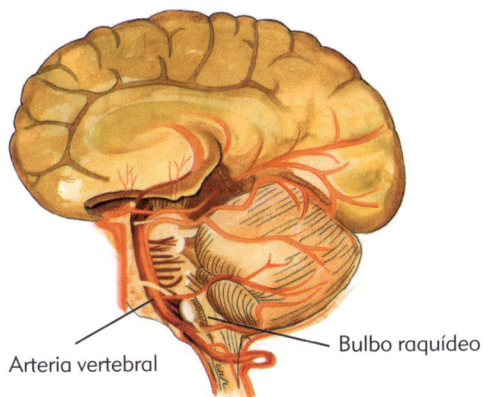

Arteria vertebral

Bulbo raquídeo

Cerebro

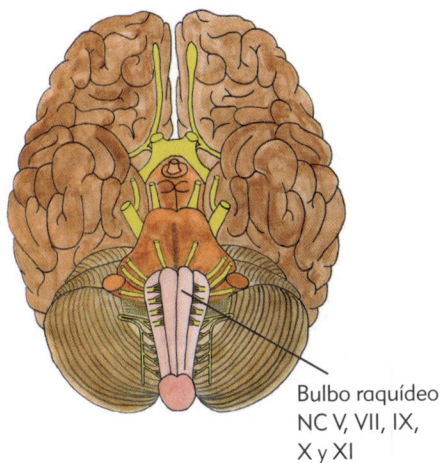

Bulbo raquídeo
NC V, VII, IX,
X y XI

Nervios craneales

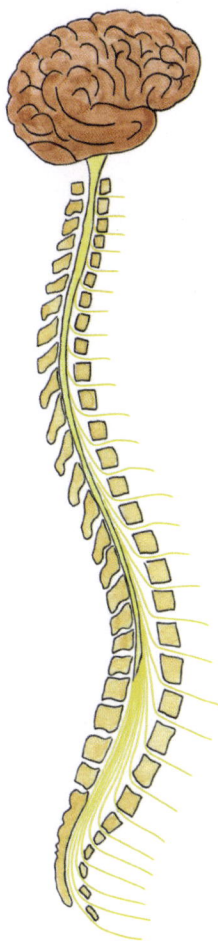

Médula espinal

El bulbo raquídeo se extiende desde el cerebro. Se sitúa en la parte inferior de este órgano y constituye el principio de la médula espinal. Los nervios craneales, excepto el nervio I (olfativo) y II (óptico), nacen en él. La arteria vertebral envía sangre al bulbo raquídeo y a los cinco nervios craneales.

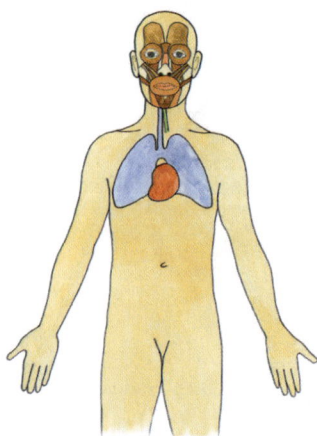

## Vago ventral

Las dos partes del nervio vago van al corazón, a los pulmones y a las vías respiratorias. Además de esto, la rama ventral del vago se extiende a los músculos de la garganta (laringe y faringe) y tiene que ver con los movimientos de la cara. En el dibujo, el rojo representa el corazón y el azul, los pulmones y los dos conductos (la tráquea y bronquios a la izquierda y el esófago a la derecha).

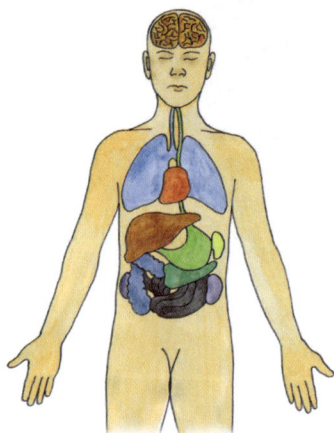

## Vago dorsal

Además de llegar al corazón y a los pulmones, la rama dorsal del nervio vago va a los órganos subdiafragmáticos de la digestión (excepto el colon descendente): el estómago, el hígado, el páncreas, el bazo, el colon ascendente y el colon transverso. En el dibujo, el azul representa los pulmones, el rojo el corazón, el verde el estómago, el marrón el hígado, el gris verdoso el páncreas, el azul más oscuro el colon ascendente y el colon transverso, el amarillo el bazo y el gris el intestino delgado.

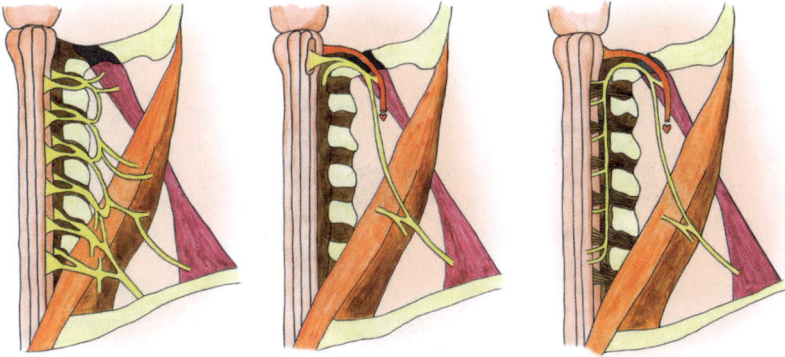

## CN XI

Estas ilustraciones muestran las distintas ramas del NC XI. El dibujo de la izquierda muestra las ramas que parten de la médula espinal a la altura de las vértebras cervicales y van directamente a los músculos trapecio y esternocleidomastoideo. El dibujo central muestra las ramas que tienen su origen en la médula espinal a la altura de las vértebras cervicales y van hacia el cráneo, donde entran y de donde luego salen a través del foramen yugular para ir a los dos músculos mencionados. En el dibujo de la derecha, la rama tiene su origen en el bulbo raquídeo, sale del cráneo por el foramen yugular y va a los dos músculos. Todos estos nervios que van a los distintos grupos de fibras musculares permiten que el movimiento del cuello sea flexible y preciso.

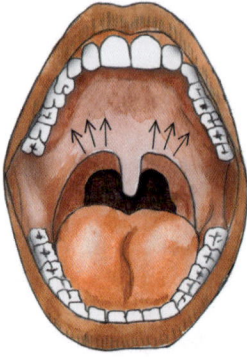 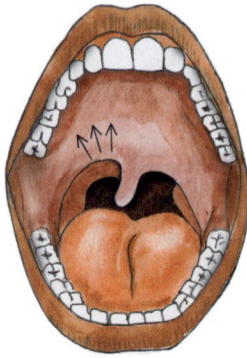 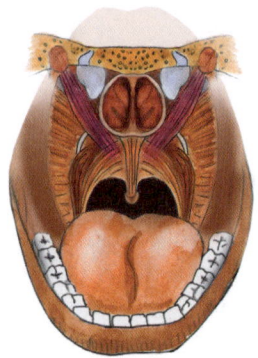

Úvula 1       Úvula 2       Úvula 3

Para comprobar la rama faríngea del nervio vago ventral: el músculo *levator veli palatini* debería estirar el paladar blando hacia arriba cuando decimos «ah-ah-ah» de manera percutiva. La úvula debería subir de manera simétrica, como en «Úvula 1». Si sube por un lado pero no por el otro, como en «Úvula 2», eso indicaría una disfunción de la rama faríngea del vago ventral en el lado que no sube de manera uniforme.

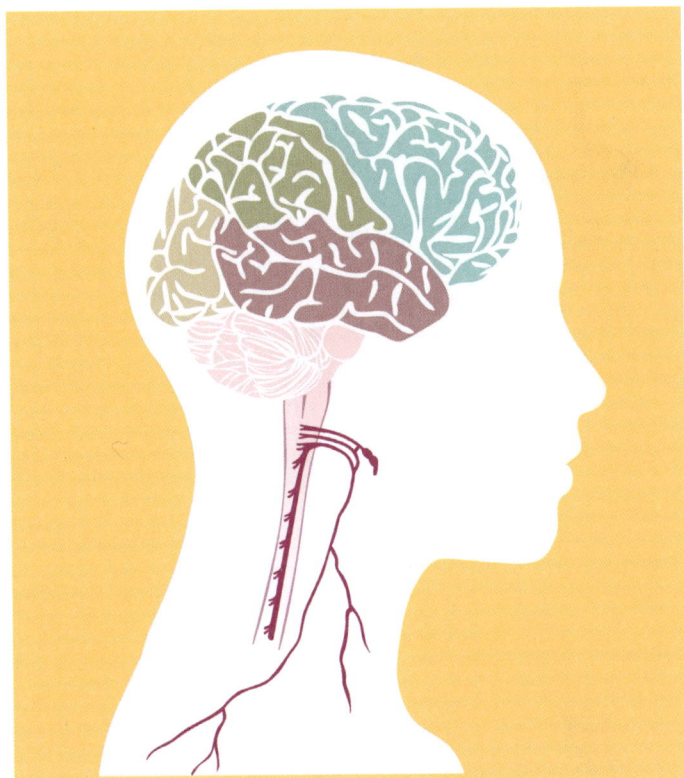

Sistema nervioso central

En esta ilustración se puede ver la representación del sistema nervioso central. Se muestra el cerebro, el bulbo raquídeo (un estrechamiento bajo el cerebro que sigue bajando por el cuerpo como médula espinal) y uno de los cinco nervios craneales que nace en el bulbo raquídeo.

Los doce nervios craneales parten de la superficie inferior del cerebro o del bulbo raquídeo. Nos interesan especialmente los NC V, VII, IX, X y XI. Todos estos nervios han de funcionar correctamente si queremos ser socialmente participativos. Para funcionar de la manera adecuada, estos nervios craneales necesitan un flujo de sangre apropiado. La rotación del atlas, del axis o de otras vértebras cervicales reduce la aportación de sangre al bulbo raquídeo, lo cual da como resultado una disfunción de estos nervios craneales.

El NC XI, uno de los cinco nervios necesarios para la participación social, también inerva los músculos trapecio y esternocleidomastoideo.

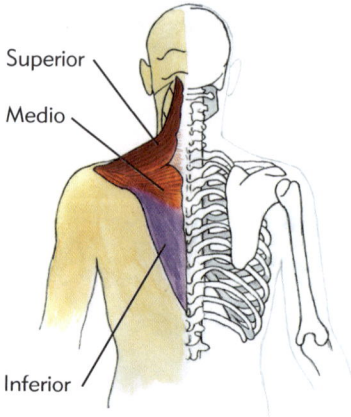

## Trapecio

El músculo trapecio tiene tres partes: la superior (en la ilustración, en rojo oscuro), la media (en rojo) y la inferior (en púrpura).

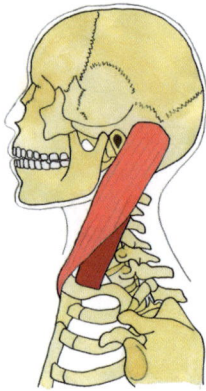

Superior

Medio

Inferior

## Esternocleidomastoideo

Aquí se puede ver un dibujo del músculo esternocleidomastoideo. Las dos partes de este músculo, en cada lado, nos permiten girar la cabeza a la derecha o a la izquierda. Trabajando juntos, el trapecio y el esternocleidomastoideo nos permiten mover la cabeza con precisión y posicionar los ojos, los oídos y las fosas nasales para recibir información importante del entorno.

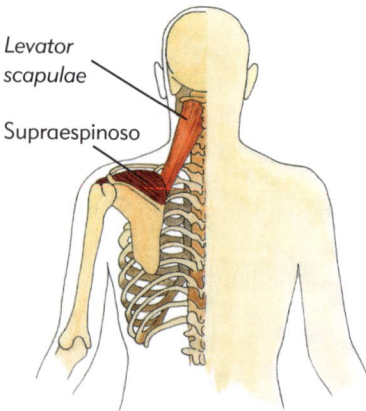

Levator
scapulae

Supraespinoso

## Supraespinoso

El músculo supraespinoso sigue el borde superior del omóplato.

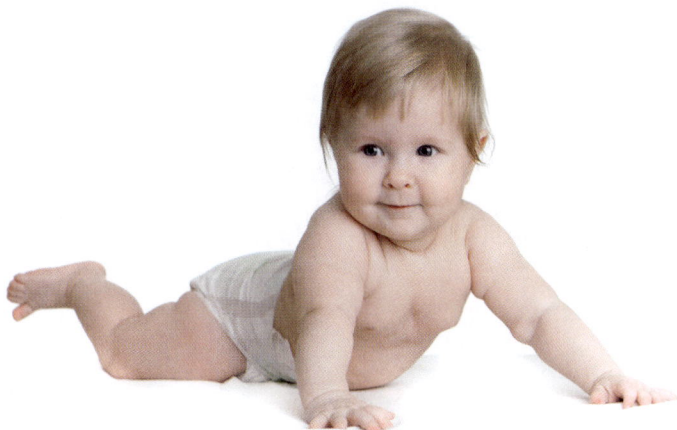

## Bebé bocabajo

Cuando un bebé está puesto bocabajo, uno de los primeros movimientos que hace es levantar la cabeza. Para ello, tensa las tres partes del músculo trapecio. Contrayendo las fibras del trapecio superior, levanta la cabeza hacia atrás. Contrayendo el trapecio medio, junta los omóplatos y estabiliza los brazos para que puedan soportar el peso del cuerpo. Contrayendo el trapecio inferior, puede arquear la columna en toda su longitud.

En la foto se puede ver que la cabeza está levantada y echada hacia atrás. Los omóplatos se unen en la espalda. Toda la columna está arqueada. Luego, cuando el bebé ha levantado la cabeza, añade la actividad del músculo esternocleidomastoideo para girarla. La acción combinada del trapecio y el esternocleidomastoideo le permite mover la cabeza y enfocar los sentidos de la vista, el olfato y el oído sobre objetos de interés que se encuentren delante de él.

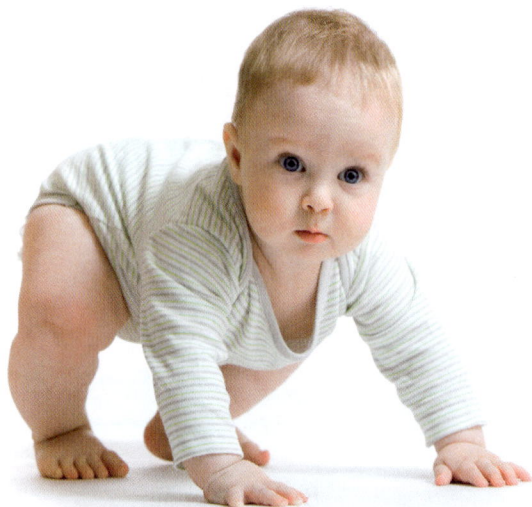

## Bebé a gatas

Cuando el bebé se levanta sobre las manos y las piernas para gatear, las tres partes del músculo trapecio (la superior, la media y la inferior) se contraen de la misma manera que cuando estaba bocabajo y levantaba la cabeza.

Sin embargo, esta relación cambia drásticamente cuando el bebé se levanta sobre sus piernas. El trapecio superior ya no estira la cabeza hacia arriba y hacia atrás como cuando gateaba.

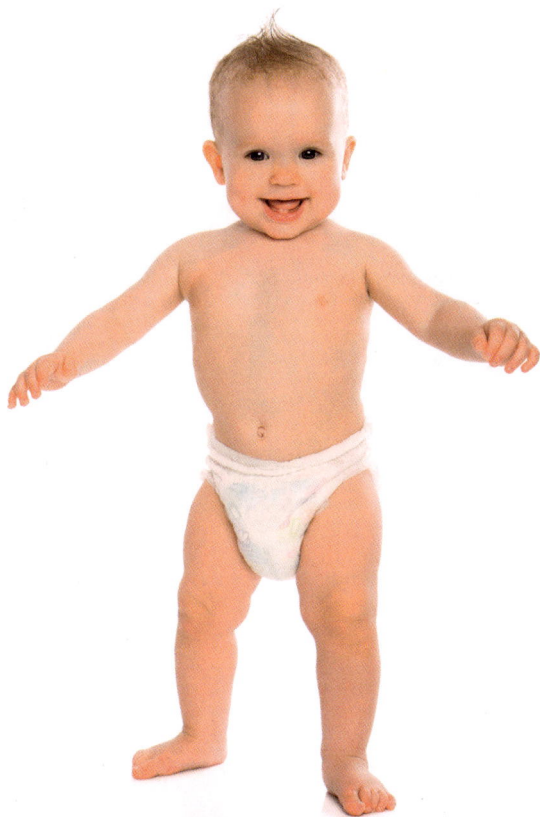

## Bebé de pie

Si la relación entre la cabeza y el cuerpo fuera la misma que cuando gateaba, la cabeza tendría que estar girada noventa grados y la cara miraría directamente hacia el cielo. Sin embargo, cuando el bebé está de pie, su cabeza gira para que pueda mirar al frente. Por consiguiente, la parte superior del trapecio recibe mucha menos tensión en la posición erecta en comparación con cuando está bocabajo o gateando. La posición de la cabeza adelantada se debe a que el trapecio superior está demasiado flácido. A medida que pasan los años, el trapecio superior se vuelve cada vez más flojo, y la cabeza sigue deslizándose hacia delante sobre la C1.

El ejercicio de torcer y girar el trapecio de la segunda parte de este libro ayuda a que la cabeza recupere una mejor alineación, porque estimula las tres partes de este músculo.

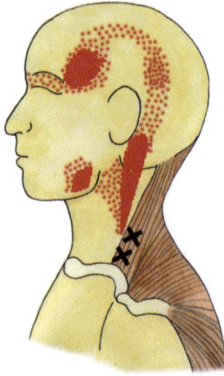

Dolor de cabeza 1

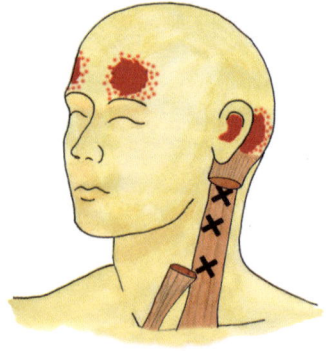

Dolor de cabeza 2

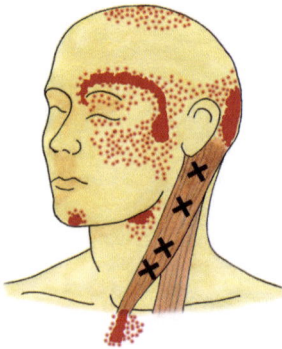

Dolor de cabeza 3

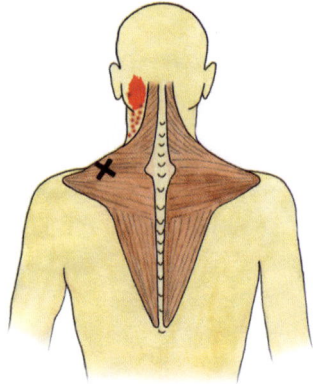

Dolor de cabeza 4

A partir de mis años de experiencia en mi clínica privada y en contradicción con la práctica médica aceptada ampliamente, creo que la disfunción del NC XI, que inerva los músculos trapecio y esternocleidomastoideo, tiene que ver con los dolores de cabeza de tipo migrañoso.

Las migrañas son dolores tensionales, y las hay de cuatro tipos. Cada una es causada por un distinto patrón de tensión, ya sea en el esternocleidomastoideo o en el trapecio. Si tienes una migraña, mira los cuatro dibujos y observa si reconoces el patrón de dolor (en rojo) que te está molestando.

Estas áreas de los músculos están inervadas por el NC XI, y el primer paso para tratar las migrañas es restablecer la funcionalidad correcta del NC XI utilizando el ejercicio básico (véase la segunda parte). A continuación encuentra los puntos gatillo apropiados (cada uno está marcado con una X) y masajéalos durante unos minutos, hasta sentir alivio.

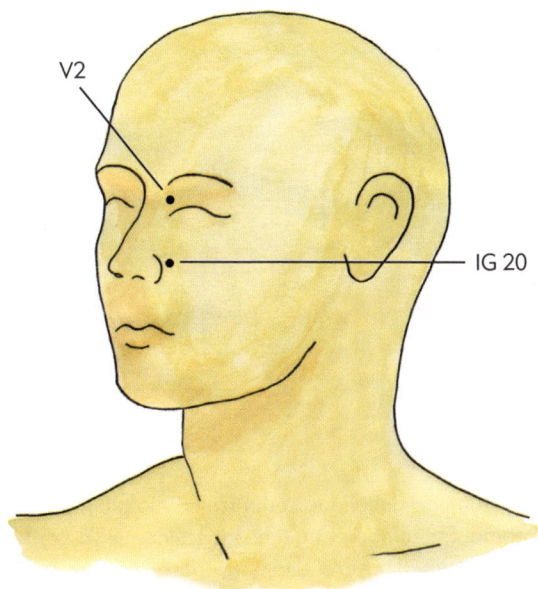

## Puntos de acupuntura

En el estiramiento facial natural, masajea los puntos de acupuntura que van a me-jorar la funcionalidad de los nervios craneales V y VII: el IG 20 (el punto de acupun-tura del intestino grueso, situado encima de la aleta de la nariz en cada lado) y el V2, en el interior de la ceja.

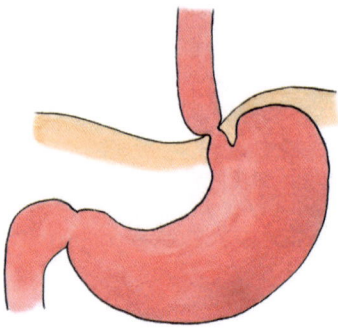 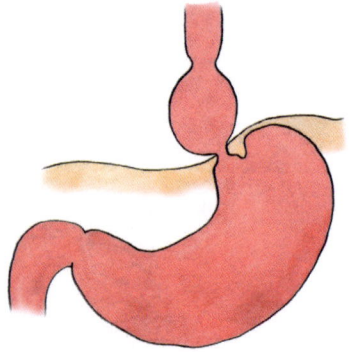

Estómago 1                              Estómago 2

Normalmente el estómago debería encontrarse en el abdomen, claramente por debajo del diafragma. El esófago es un tubo muscular que va desde la faringe (la parte de atrás de la garganta) hasta el estómago, pasando a través de una abertura (hiato) situada en el diafragma y que desemboca en el estómago. Cuando tragamos, el esófago lleva los alimentos desde la garganta hasta el estómago.

La ilustración «Estómago 2» muestra una hernia de hiato. El tercio superior del esófago está inervado por el nervio vago ventral. Si el vago ventral presenta una disfunción, el esófago se acorta, tirando del estómago hacia arriba contra la base del diafragma y dando lugar a una hernia de hiato. Una parte del estómago puede incluso subir hasta la cavidad torácica. Esto perturba el funcionamiento correcto del diafragma, que no puede bajar como debería hacerlo en la inspiración.

He encontrado un estado vagal dorsal junto con una hernia de hiato en casi todas las personas que han acudido a mi clínica con un diagnóstico de EPOC.

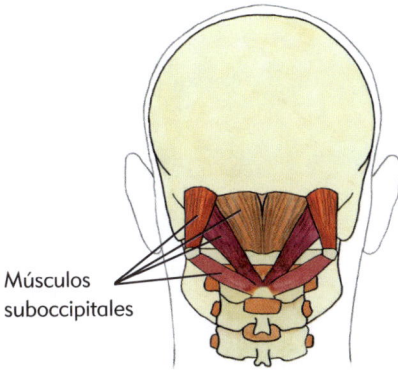

Músculos
suboccipitales

## Músculos suboccipitales

Los cuatro pares de músculos suboccipitales están situados debajo del hueso occipital, en la base del cráneo. El triángulo suboccipital es una zona del cuello unida por tres de estos pares de músculos: el *rectus capitis posterior major* (superior y medio), el *obliquus capitis superior* (superior y lateral) y el *obliquus capitis inferior* (inferior y lateral).

Mientras que el trapecio y el esternocleidomastoideo son responsables de los movimientos más burdos de la cabeza sobre el cuello, los músculos suboccipitales permiten un control más preciso de esos movimientos.

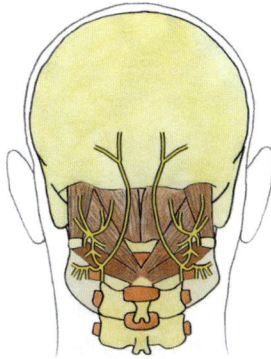

## Nervio suboccipital

Los músculos suboccipitales están inervados por el nervio suboccipital, que pasa a través del triángulo suboccipital y entronca con los músculos suboccipitales.

Utilizando las técnicas suaves del ejercicio básico podemos equilibrar las tensiones presentes en estos músculos. De ese modo los huesos pueden asumir una mejor posición entre sí, permitiendo un mayor flujo de sangre a través de las arterias vertebrales. A menudo tiene lugar una mejoría casi instantánea no solo de la posición de los huesos sino también de la funcionalidad de la rama ventral del nervio vago.

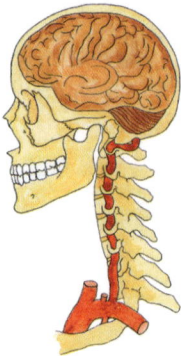

Arterias vertebrales

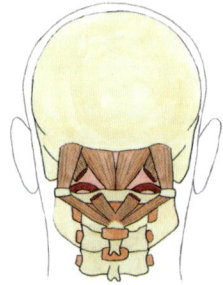

Músculos subocci-
pitales con vértebra

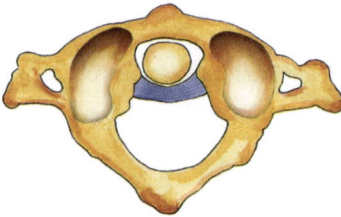

Atlas

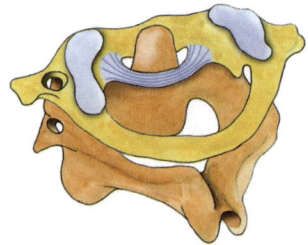

Axis y atlas

Los músculos suboccipitales tienen un papel determinante para estabilizar la cabeza sobre el cuello afianzando el cráneo sobre el atlas (la vértebra superior del cuello,
o C1) y el atlas sobre el axis (la segunda vértebra, o C2).

Las tensiones de los músculos del triángulo suboccipital pueden sacar al occipucio,
a la C1 y a la C2 de la posición óptima entre ellos. La tensión y el desequilibrio de
los músculos suboccipitales también pueden ejercer presión sobre los nervios y los
vasos sanguíneos del triángulo suboccipital.

La arteria vertebral (en rojo) pasa entre los músculos suboccipitales en su camino
hacia el bulbo raquídeo, de manera que la tensión en estos músculos también puede reducir el flujo de sangre hacia el bulbo raquídeo.

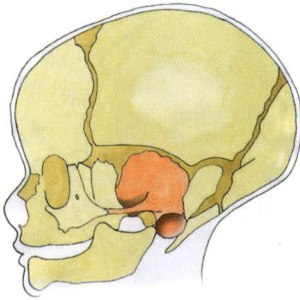

Cráneo de un bebé

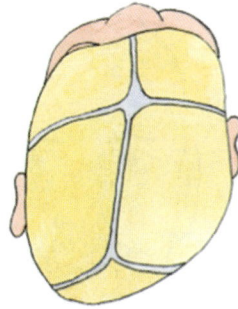

Cráneo de un bebé visto
desde arriba

La causa de que la parte posterior de la cabeza esté plana se debe a una tensión crónica en el músculo esternocleidomastoideo en un lado de la cabeza –el derecho, habitualmente–. Esta tensión muy probablemente está causada por una disfunción del NC XI.

Hay ocho huesos en el cráneo y catorce en la cara. En el momento del nacimiento, los huesos todavía no están calcificados y no se han unido en las suturas. Los mantienen juntos unas placas duras de tejido conectivo elástico. La flexibilidad de estos huesos y la elasticidad del tejido conectivo que hay entre ellos son importantes para el proceso del nacimiento. El cráneo está sometido a una presión tremenda mientras baja por el canal del parto, que no es recto. Su flexibilidad le permite cambiar de forma mientras pasa por ese tubo de forma irregular.

Después del nacimiento, los músculos del cuello y la fuerza de los fluidos que hay en el interior del cráneo empiezan a darle a este una forma más simétrica y redondeada. Sin embargo, la tracción crónica del músculo esternocleidomastoideo es suficiente para estirar los huesos del cráneo y deformarlos entre sí.

Un cambio en la forma de la parte posterior de la cabeza puede afectar a la aportación de sangre al cerebro –algunas partes reciben demasiada sangre y otras demasiado poca–. A partir de que tomé conciencia de la forma de la parte posterior de la cabeza, observé que todos mis clientes que se encontraban dentro del espectro autista o que sufrían TDAH tenían la parte posterior de la cabeza plana.

El dibujo «Cráneo de un bebé visto desde arriba» muestra un caso serio de deformación del cráneo, habitualmente causado por un esternocleidomastoideo tenso. Es posible reducir la deformación del cráneo liberando la tensión crónica de este músculo en un lado, incluso en adultos cuyos huesos del cráneo, según se cree, se han juntado al crecer de tal manera que la forma del cráneo es fija. ¡Nada más lejos de la verdad! Es sorprendente observar hasta qué punto se puede redondear la parte posterior plana de la cabeza, independientemente de la edad.

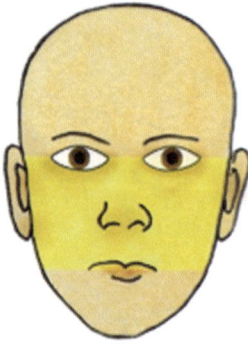

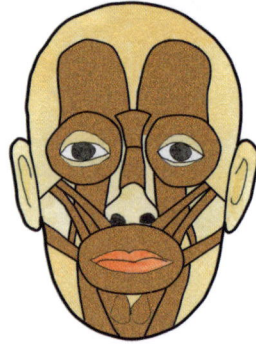

Cara                    Músculos faciales

Los músculos de la cara de muchas personas no tienen demasiado movimiento. El movimiento de los músculos faciales puede producirse espontáneamente o puede ser provocado de manera consciente, por ejemplo cuando sonreímos para una foto. Los cambios espontáneos de la expresión facial, especialmente cuando alguien está mirando directamente a otra persona, son una señal de participación social. Estos pequeños cambios tienen lugar a un ritmo de varias veces por segundo. Las expresiones individuales son demasiado rápidas para poder apreciarse, pero podemos ver que hay vida en esa cara.

Cuando alguien es socialmente participativo, los movimientos espontáneos de la cara se producen en la zona que se encuentra entre una línea imaginaria que pasase por la mitad de los ojos y otra que pasase entre los labios (es decir, la zona marcada en amarillo en el dibujo «Cara»).

# Notas

**Prefacio**
1. Jerzy Grotowski, ed. Eugenio Barba, *Towards a Poor Theatre* (Nueva York: Routledge Theatre Arts, 2002), 27.
2. Ida P. Rolf, *Rolfing: Reestablishing the Natural Alignment and Structural Integration of the Human Body for Vitality and Well-Being,* ed. rev. (Rochester, VT: Healing Arts Press, 1989).

**Introducción**
1. «The Nobel Prize in Physiology or Medicine 1937», *Nobel Media AB 2014* (4 de octubre de 2016), www.nobelprize.org/nobel_prizes/medicine/laureates/1937/.
2. Ronald Lawrence y Stanley Rosenberg, *Pain Relief with Osteomassage* (Santa Barbara, CA: Woodbridge Press, 1982).

**Capítulo 1**
1. Harold Magoun, *Osteopathy in the Cranial Field*, 3.ª edición (Indianápolis, IN: The Cranial Academy, 1976).
2. Lauren M. Wier y Roxanne M. Andrews, *Statistical Brief N° 107: The National Hospital Bill: The most expensive conditions by Payer,* 2008, Healthcare Cost and Utilization Project Statistical Brief n.º 107 (Rockville, MD:

Agency for Healthcare Research and Quality, 2011), www.hcup-us.
ahrq.gov/reports/statbriefs/sb107.pdf.

3.  M. Widehn, «Back Specialists are discouraging the Use of Surgery»,
    *American Academy of Pain Medicine*, 17.ª reunión anual, Miami Beach, FL
    (2001).

4.  Markus Melloh, Christoph Röder, Achim Elfering, Jean-Claude Theis,
    Urs Müller, Lukas P. Staub, Emin Aghayev, Thomas Zweig, Thomas
    Barz, Thomas Kohlmann, Simon Wieser, Peter Jüni y Marcel Zwahlen,
    «Differences across Health Care Systems in Outcome and Cost-Utility
    of Surgical and Conservative Treatment of Chronic Low Back Pain: A
    Study Protocol», *BMC Muskuloskeletal Disorders* 9, n.º 81 (2008).

5.  *Lumbar Spinal Stenosis*, American Academy of Orthopaedic Surgeons
    (2010), www.knowyourback.org/Pages/SpinalConditions/Degenerati-
    veConditions/LumbarSpinalStenosis.aspx.

6.  Michael Gershon, *The Second Brain* (Nueva York: Harper Collins Pu-
    blishers, 1999).

## Capítulo 2

1.  B. Zahorska-Markiewicz, E. Kuagowska, C. Kucio y M. Klin, «Heart
    Rate Variability in Obesity», *International Journal of Obesity and Related
    Metabolic Disorders* 17, n.º 1 (enero de 1993): 21-23.

2.  Gernot Ernst, *Heart Rate Variability* (Londres: Springer-Verlag, 2014),
    261.

3.  Stephen W. Porges, «Orienting in a Defensive World: Mammalian Mo-
    difications of our Evolutionary Heritage –A Polyvagal Theory», *Psycho-
    physiology* 32 (1995): 301-318.

4.  Fischer, Philip, «Postural Orthostatic Tachycardia Syndrome (POTS)»,
    podcast de la Clínica Mayo (3 de abril de 2008), http://newsnetwork.
    mayoclinic.org/discussion/postural-orthostatic-tachycardia-syndro-
    me-pots-24cc80/.

5.  P. J. Carek, S. E. Laibstain y S. M. Carek, «Exercise for the Treatment
    of Depression and Anxiety», *The International Journal of Psychiatry in Me-
    dicine* 41, n.º 1 (2011): 15-28.

## Capítulo 3

1.  Stephen W. Porges, «Neuroception: A Subconscious System for Detec-
    ting Threats and Safety», *Zero to Three* 24, n.º 5 (mayo de 2004): 19-24.

2.  Ben Hogan, *Five Lessons: The Modern Fundamentals of Golf* (Nueva York:
    Simon and Schuster, 1957). En español: *Las cinco lecciones de Ben Hogan:
    los fundamentos modernos del golf* (Badalona, España: Paidotribo, 2009).

## Capítulo 4

1. Vasilios Papaioannou, Ioannis Pneumatikos y Nikos Maglaveras, «Association of Heart Rate Variability and Inflammatory Response in Patients with Cardiovascular Diseases: Current Strengths and Limitations», *Psychosomatic Medicine* 67, supl. 1 (2005): S29-S33.

2. B. Pomeranz, R. J. Macauley, M. A. Caudill, I. Kutz, D. Adam y D. Gordon, «Assessment of Autonomic Function in Humans by Heart Rate Spectral Analysis», *American Journal of Physiology* 248 (1985): H151-H153.

3. U. I. Zulfiqar, D. A. Jurivich, W. Gao y D. H. Singer, «Relation of High Heart Rate Variability to Healthy Longevity», *American Journal of Cardiology* 105, n.° 8 (15 de abril de 2010), erratum 106, n.° 1 (1 de julio de 2010): 142.

4. P. Jönsson, «Respiratory Sinus Arrhythmia is a Function of State Anxiety in Healthy Individuals», *International Journal of Psychophysiology* 63 (2007): 348-354.

5. P. Nickel y F. Nachreiner, «Sensitivity and Diagnosticity of the 0,1-Hz Component of Heart Rate Variability as an Indicator of Mental Workload», *Human Factors* 45, n.° 4 (2003): 575-590.

6. J. F. Brosschot, E. van Dijk y J. F. Thayer, «Daily Worry is Related to Low Heart Rate Variability During Waking and the Subsequent Nocturnal Sleep Period», *Inernational Journal of Psychophysiology* 63 (2007): 39-47.

7. A. J. Camm, M. Malik, J. T. Bigger, G. Breithardt, S. Cerutti, R. J. Cohen, P. Coumel, E. L. Fallen, H. L. Kennedy, R. E. Kleiger, F. Lombardi, A. Malliani, A. J. Moss, J. N. Rottman, G. Schmidt, P. J. Schwartz y D. H. Singer (Task Force of the European Society of Cardiology y North American Society of Electrophysiology), «Heart Rate Variability: Standards of Measurement, Physiological Interpretation, and Clinical Use», *Circulation* 93 (1996): 1043-1065.

8. Arpi Minassian, Mark A. Geyer, Dewleen G. Baker, Caroline M. Nievergelt, Daniel T. O'Connor, Victoria B. Risbrough y el Marine Resiliency Study Team, «Heart Rate Variability in a Large Group of Active-Duty Marines and Relationship of Posttraumatic Stress», *Psychosomatic Medicine* 76, n.° 4 (mayo de 2014): 292-301.

9. Vasilios Papaioannou, Ioannis Pneumatikos y Nikos Maglaveras, «Association of Heart Rate Variability and Inflammatory Response in Patients with Cardiovascular Diseases: Current Strengths and Limitations», *Psychosomatic Medicine* 67, supl. 1 (2005): S29-S33.

10. Masari Amano, Tomo Kando, U. E. Hidetoshi y Toshio Moriani, «Exercise Training and Autonomic Nervous System Activity in Obese Individuals», *Medicine and Science in Sports and Exercise* 33 (2001): 1287-1291.

11. Amelia M. Stanton, Tierney A. Lorenz, Carey S. Pulverman y Cindy M. Meston, «Heart Rate Variability: A Risk Factor for Female Sexual Dysfunction», *Applied Psychophysiology and Biofeedback* 40 (2015): 229-237.

12. Ji Yong Lee, Kkwan-Joong Joo, Jin Tae Kim, Sung Tae Cho, Dae Sung Cho, Yong-Yeun Won y Jong Bo Choi, «Heart Rate Variability in Men with Erectile Dysfunction», *International Neurourology Journal* 15, n.º 2 (junio de 2011): 87-91.

13. Jacqueline M. Dekker, Richard S. Crow, Aaron R. Folsom, Peter J. Hannan, Duanping Liao, Cees A. Swenne y Evert G. Schouten, «Clinical Investigation and Reports: Low Heart Rate Variability in a 2-minute Rhythm Strip Predicts Risk of Coronary Heart Disease and Mortality from Several Causes: the ARIC Study», *Circulation* 102 (2000): 1239-1244.

14. Robert M. Carney, Kenneth E. Freedland y Richard C. Veith, «Depression, the Autonomic Nervous System and Coronary Heart Disease», *Psychosomatic Medicine* 67 (mayo-junio de 2005): S29-S33. Los estudios de pacientes psiquiátricos deprimidos pero por lo demás sanos han hallado niveles elevados de catecolaminas en plasma y otros marcadores de alteración del funcionamiento del SNA en comparación con los grupos de control. Los estudios de pacientes deprimidos con una enfermedad cardiaca coronaria (ECC) también han puesto en evidencia la disfunción del SNA, que incluía un ritmo cardiaco elevado, una baja variabilidad del ritmo cardiaco, respuestas exageradas del ritmo cardiaco al estrés físico, alta variabilidad en la repolarización ventricular y baja sensibilidad de los barorreceptores. Todos estos indicadores de disfunción del SNA se han asociado a mayores riesgos de mortalidad y de morbilidad cardiaca en los pacientes con ECC.

15. M. Malik, P. Barthel, R. Schneider, K. Ulm y G. Schmidt, «Heart Rate Turbulence after Ventricular Premature Beats as a Predictor of Mortality after Acute Myocardial Infarction», *The Lancet* 353, n.º 9162 (24 de abril de 1999): 1390-1396.

16. U. S. Department of Health and Human Services, National Center for Health Statistics, «Health, United States 2015: Special Feature on Racial and Ethnic Health Disparities» (consultado en junio de 2016), www.cdc.gov/nchs/hus/.

17. A. B. Kulur, N. Haleagrahara, P. Adhikary y P. S. Jeganathan, «Effect of Diaphragmatic Breathing on Heart Rate Variability in Ischemic Heart Disease with Diabetes», *Arquivos Brasilieros Cardiologia* 92, n.º 6 (junio de 2009): 423-429, 440-447, 457-463.

18. Stephen Porges desarrolló, patentó y comercializó un monitor del tono vagal para medir la VRC a través de una pequeña empresa llamada Delta-Biometrics, Inc. Esa empresa ya no existe; de todos modos, actualmente hay muchos dispositivos para medir el tono vagal fabricados por otras compañías.

19. James Oschman es científico, investigador y autor del libro de éxito *Medicina energética: la base científica* (Buenos Aires, Argentina: Uriel Satori, 2008. La versión original, en inglés, es del año 2000.

20. El Listening Project Protocol está actualmente disponible a través de Integrated Listening Systems como «Safe and Sound Protocol: A Portal to Social Engagement», http://integratedlistening.com/ssp-safe-sound-protocol.

21. John T. Cottingham, Stephen W. Porges y Todd Lyon, «Effects of Soft Tissue Mobilization (Rolfing Pelvic Lift) on Parasympathetic Tone in Two Age Groups», *Physical Therapy* 68, n.º 3 (marzo de 1988): 352-356.

## Capítulo 5

1. D. Buskila y H. Cohen, «Comorbidity of Fibromyalgia and Psychiatric Disorders», *Current Pain and Headaches Reports* 11, n.º 5 (octubre de 2007): 333-338.

2. P. Schweinhardt, K. M. Sauro y M. C. Bushnell, «Fibromyalgia: a disorder of the brain?», *Neuroscientist* 14, n.º 5 (2008): 415-421.

3. Un análisis sistemático de la efectividad de los antidepresivos no pudo demostrar una eficacia superior que la psicoterapia y terapias alternativas como el ejercicio, la acupuntura y la relajación, o que controles de intervención activa tales como la acupuntura simulada o terapias no específicas para la depresión. Arif Khan, Charles Faucett, P. Lichtenberg. I. A. Kirsch y W. A. Brown, «A systematic Review of Comparative Efficacy of Treatments and Controls for Depression», *PLOS* (30 de julio de 2012), http://dx.doi.org/10.1371/journal.pone.0041778.

4. Monica J. Fletcher, Jane Upton, Judith Taylor-Fishwick, Sonia A. Buist, Christine Jenkins, John Hutton, Neil Barnes, Thys Van Der Molen, John W. Walsh, Paul Jones y Samantha Walker, «COPD Uncovered: An International Survey on the Impact of Chronic Obstructive Pulmonary Disease (COPD) on a Working-Age Population», *BMC Public Health Journal* 11, n.º 612 (2011), www.biomedcentral.com/1471-2458/11/612#B1, doi: 10.1186/1471-2458-11-612.

5. *The 10 Leading Causes of Death in the World, 2000 and 2012*, World Health Organization Fact Sheet n.º 310, Ginebra (Suiza), Organización Mundial de la Salud, 2013.

6.  Robert I. Miller y Sterling K. Clarren, «Long-term Developmental Outcomes in Patients with Deformational Plagiocephaly», *Pediatrics* 105, n.º 2 (febrero de 2000): e26.

7.  David G. Simons, Janet G. Travell y Lois S. Simons, *Myofascial Pain and Dysfunction: The Trigger Point Manual*, 6.ª edición, vol. 2 (Londres: Churchill Livingstone, 2008). En español: *Dolor y disfunción miofascial: el manual de los puntos gatillo*, vol. 2 (España: Editorial Médica Panamericana, 2004).

8.  Ida P. Rolf, *Rolfing: Reestablishing the Natural Alignment and Structural Integration of the Human Body for Vitality and Well-Being*, ed. rev. (Rochester, VT: Healing Arts Press, 1989). En español: *Rolfing: la integración de las estructuras del cuerpo humano* (Barcelona, España: Urano, 1994).

9.  John T. Cottingham, Stephen W. Porges y Todd Lyon, «Effects of Soft Tissue Mobilization (Rolfing Pelvic Lift) on Parasympathetic Tone in Two Age Groups», *Physical Therapy* 68, n.º 3 (marzo de 1988): 352-356. Se habla exhaustivamente de su experimento en el capítulo cuatro.

10. C. C. Lunardi, F. A. Marques da Silva, Rodrigues Mendes, Marques A. P. Stelmach y Fernandes Carvalho, «Is there an Association between Postural Balance and Pulmonary Function in Adults with Asthma?», *Clinics* 68, n.º 11 (Sao Paulo, Brasil: Department of Physical Therapy, School of Medicine, University of Sao Paulo, noviembre de 2013).

11. D. M. Kado, M. H. Huang, H. S. Karlamangla, E. Barrett-Connor y G. A. Greendale, «Hyperkyphotic Posture Predicts Mortality in Older Community-Dwelling Men and Women: A Prospective Study», *Journal of American Geriatric Society* 52, n.º 10 (octubre de 2004): 1662-1667.

12. *Mayo Clinic Newsletter* (3 de noviembre de 2000).

13. Alf Breig, *Adverse Mechanical Tension in the Central Nervous Systrem: An Analysis of Cause and Effect: Relief by Functional Neurosurgery* (Estocolmo: Almqvist & Wiksell International, 1978).

14. Roger W. Sperry, «Roger Sperry's Brain Research», *Bulletin of the Theosophy Science Study Group* 26, n.º 3-4. Ver también su análisis *The Formation of Nerve Connections*, de R. M. Gaze, en el *Quarterly Review of Biology* 46 (junio de 1971): 198.

15. A. I. Kapandji, *The Physiology of the Joints*, 6.ª ed., vol. 3 (Londres: Churchill Livingstone, 2008). En español: *Fisiología articular*, tomo 3 (España: Editorial Médica Panamericana, 2011).

16. T. A. Smitherman, R. Burch, H. Sheikh y E. Loder, «The Prevalence, Impact, and Treatment of Migraine and Severe Headaches in the United States: A Review of Statistics from National Surveillance Studies», *Headache* 53, n.º 3 (7 de marzo de 2013): 427-436.

17. L. D. Goldberg, «The Cost of Migraine and its Treatment», *American Journal of Managed Care* 11, n.º 2 supl. (junio de 2005): S62-67.
18. David G. Simons, Janet G. Travell y Lois S. Simons, *Myofascial Pain and Dysfunction: The Trigger Point Manual*, 6.ª ed., vol. 2 (Londres: Churchill Livingstone, 2008). En español: *Dolor y disfunción miofascial: el manual de los puntos gatillo*, vol. 2 (España: Editorial Médica Panamericana, 2004).
19. M. S. Robbins y R. B. Lipton, «The Epidemiology of Primary Headache Disorders», *Seminal Neurology* 30 (abril de 2010): 107-119.
20. Jes Olesen, *Headaches*, 3.ª ed. (Filadelfia: Lippincott, Williams & Wilkins, 2006), 246-247.

**Capítulo 6**
1. R. C. Kessler, W. T. Chiu, O. Demler, K. R. Merikangas y E. E. Walters, «Prevalence, Severity, and Comorbidity of 12-Month DSM-IV Disorders in the National Comorbidity Survey Replication», *Archives of General Psychiatry* 62, n.º 6 (junio de 2005): 617-627.
2. Phil Barker, *Psychiatric and Mental Health Nursing: The Craft of Caring* (Londres: Arnold, 2003).
3. Michael Passer, Ronald Smith, Nigel Holt, Andy Bremner, Ed Sutherland y Michael Vliek, *Psychology* (Reino Unido: McGraw-Hill Higher Education, 2009).
4. *The National Intimate Partner and Sexual Violence Survey* (Atlanta, GA: National Center for Injury Prevention and Control, Centers for Disease Control and Prevention, 2017), www.cdc.gov/violenceprevention/nisvs/.
5. M. J. Breiding, J. Chen y M.C. Black, *Intimate Partner Violence in the United States —2010* (Atlanta, GA: National Center for Injury Prevention and Control, Centers for Disease Control and Prevention, 2014), www.cdc.gov/violenceprevention/pdf/cdc_nisvs_ipv_report_2013_v17_single_a.pdf.
6. T. Frodi, E. Meisenzahl, T. Zetsche, R. Bottlender, C. Born, C. Groll, M. Jäger, G. Leinsinger, K. Hahn y H. J. Möller, «Enlargement of the Amygdala in Patients with a First Episode of Major Depression», *Biological Psychiatry* 51, n.º 9 (1 de mayo de 2002): A1.
7. Bruce S. McEwen, «L1 Stress Induced, Hippocampal, Amygdala and Prefrontal Cortex Plasticity and Mood Disorders», *Behavioral Pharmacology* 15, n.º 5-6 (2001): A1.
8. Thomas Insel, «Antidepressants: a Complicated Picture», *The National Institute of Mental Health Directors Blog* (6 de diciembre de 2011), www.nimh.nih.gov/about/directors/thomas-insel/blog/2011/antidepressants-a-complicated-picture.shtml.

9. Peter Wehrwein, «Astounding Increase in Antidepressant Use by Americans», *Harvard Health Blog* (20 de octubre de 2011), www.health.harvard.edu/blog/astounding-increase-in-antidepressant-use-by-americans-20110203624.

10. Andreas Vilhelmsson, «Depression and Antidepressants: a Nordic Perspective», *Frontiers in Public Health* 1, n.º 30 (26 de agosto de 2013), doi: 10.3389/fpubh.2013.00030.

11. Craig W. Lindsley, ed., «2013 Statistics for Global Prescription Medications», *ACS Chemical Neuroscience* 5, n.º 4 (16 de abril de 2014): 250-251, www.ncbi.nlm.nih.gov/pmc/articles/PMC3990946/, doi: 10.1021/cn500063v.

12. Jay C. Fournier, Robert J. DeRubeis, Steven D. Hollon, Sona Dimidjian, Jay D. Amsterdam, Richard C. Shelton y Jan Fawcett, «Antidepressant Drug Effects and Depression Severity: A Patient-Level Meta-analysis», *Journal of the American Medical Association* 303 (2010): 47-53.

13. Mark Olfson y Steven C. Marcus, «National Patterns in Antidepressant Medication Treatment», *Archives of General Psychiatry* 66, n.º 8 (2009): 848-856, doi: 10.1001/archgenpsychiatry.2009.81.

14. R. C. Kessler, P. A. Berglund, O. Demler, R. Jin, K. R. Merikangas y E. E. Walters, «Lifetime Prevalence and Age-of-Onset Distributions of DSM-IV Disorders in the National Comorbidity Survey Replication», *Archives of General Psychiatry* 62, n.º 6 (junio de 2005): 593-602.

**Capítulo 7**

1. Centers for Disease Control and Prevention, «Prevalence of Autism Spectrum Disorder among Children Aged 8 Years –Autism and Developmental Disabilities Monitoring Network», *Surveillance Summaries* (28 de marzo de 2010): 1-21.

2. Centers for Disease Control and Prevention Autism and Developmental Disabilities Monitoring Network Surveillance Year 2010 Principal Investigators, Jon Baio, EdS, autor correspondiente, «Prevalence of Autism Spectrum Disorder among Children Aged 8 Years –Autism and Developmental Disabilities Monitoring Network, 11 Sites, United States, 2010», *Morbidity and Mortality Weekly Report* 63, n.º SS02 (28 de marzo de 2014): 1-21.

3. Ariane V. Buescher, Zuleyha Cidav, Martin Knapp y David S. Mandell, «Costs of Autism Spectrum Disorders in the United Kingdom and the United States», *Journal of the American Medical Association Pediatrics* 168, n.º 8 (agosto de 2014): 721-729.

4. Tara A. Lavelle, Milton C. Weinstein, Joseph P. Newhouse, Kerim Munir, Karen A. Kuhlthau y Lisa A. Prosser, «Economic Burden of

Childhood Autism Spectrum Disorders», *Pediatrics* 133, n.º 3 (1 de marzo de 2014): e520-29.

5.  Nicole Ostrow, «Autism Costs more than 2 Million Dollars over Patient's Lifetime», *Bloomberg Business* (10 de junio de 2014), www.bloomberg.com/news/articles/2014-06-09/autism-costs-more-than-2-million-over-patient-s-life.

6.  Ver también Erik Borg y S. Allen Counter, «The Middle-Ear Muscles», *Scientific American* 261, n.º 2 (agosto de 1989): 74-80.

7.  El Protocolo del Proyecto de Escucha está ahora disponible a través de Integrated Listening Systems como «Safe Sounds Protocol: a Portal to Social Engagement», http://integratedlistening.com/ssp-safe-sound-protocol.

8.  Porges, S. W., Macellaio, M., Stanfill, S. D., McCue, K., Lewis, G.F., Harden, E.R. y Heilman, K.J., «Respiratory Sinus Arrhythmia and Auditory Processing in Autism: Modifiable Deficits of an Integrated Social Engagement System?», *International Journal of Psychophysiology* 88, n.º 3 (2013): 261-270.

9.  Stephen W. Porges, Olga V. Bazhenova, Elgiz Bal, Nancy Carlson, Yevgeniya Sorokin, Keri J. Heilman, Edwin H. Cook y Gregory F. Lewis, «Reducing Auditory Hypersensitivities in Autism Spectrum Disorder: Preliminary Findings Evaluating the Listening Project Protocol», *Frontiers in Pediatrics* 2, n.º 80 (1 de agosto de 2014), doi: 10.3389/fped.2014.00080.

10. Baso estas informaciones en conversaciones con Porges y su asistente de laboratorio, que comprobaron el funcionamiento de mi músculo estapedio en dos visitas diferentes. Ver también Erik Borg y S. Allen Counter, «The Middle-Ear Muscles», *Scientific American* 261, n.º 2, (1 de agosto de 1989): 74-80.

11. R. I. Miller y S. K. Clarren, «Long-Term Developmental Outcomes in Patients with Deformational Plagiocephaly», *Pediatrics* 105, n.º 2 (febrero de 2000), http://pediatrics.aappublications.org/content/105/2/e26.short.

12. Thomas W. Myers, *Anatomy Trains: Myofascial Meridians for Manual and Movement Therapists*, 3.ª ed. (Londres: Churchill Livingstone, 2014). En español: *Vías anatómicas. Meridianos miofasciales para terapeutas manuales y del movimiento*, 3.ª ed. (Elsevier, 2015).

**Segunda parte**

1.  J. Douglas Bremner, «Neuroimaging Studies in Post-Traumatic Stress Disorder», *Current Psychiatry Reports* 4 (2002): 254-263.

# ÍNDICE TEMÁTICO

# SOBRE EL AUTOR

Stanley Rosenberg es un autor y terapeuta corporal nacido en Estados Unidos. Practicante de Rolfing desde 1983 y terapeuta craneosacral desde 1987, estudió la terapia craneosacral biomecánica durante muchos años con Alain Gehin y practicó la terapia craneosacral en el Upledger Institute. También asistió a cursos de terapia craneosacral biodinámica con Giorgia Milne, estudió sus aplicaciones para tratar a niños con Benjamin Shield y realizó cursos de osteopatía con Jean-Pierre Barral.

Durante muchos años tuvo una escuela en Dinamarca, en la que enseñó integración estructural, liberación miofascial, liberación de tejido cicatricial, terapia craneosacral biomecánica, masaje visceral y biotensegridad. Es autor de cuatro libros, publicados en Dinamarca: *Nevermore Pain in the Back, Nevermore Stiff Neck, Pain Relief with Osteomassage* y *Hwa Yu Tai Chi*. Además de su trabajo como terapeuta corporal, ha trabajado en el teatro —enseñando yoga, acrobacia y técnicas vocales a los actores— en varias instituciones, como la Universidad de Yale, la Universidad Brandeis, el Swarthmore College y las escuelas de teatro nacionales de Dinamarca e Islandia. Para mayor información sobre las técnicas presentadas en este libro, se puede consultar su web: www.stanleyrosenerg.com